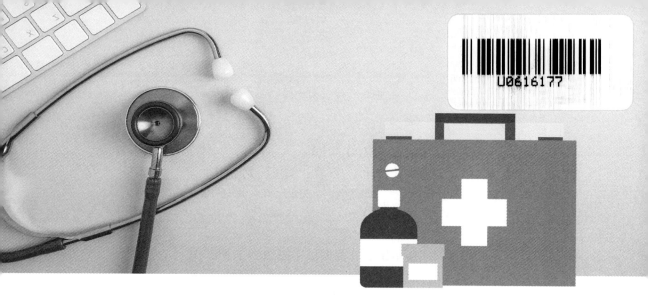

临床护理实践指导

Clinical Nursing Practice Guidance

主　审　张新强　李昌林　周　瀚

主　编　石　慧　陶　岚　龙玉娟

副主编　刘　璇　刘　平　余　洁

　　　　叶　沙　廖雄毅　伍春岚

　　　　唐碧霞　游彦莉　郑　华

西南交通大学出版社

·成都·

图书在版编目（CIP）数据

临床护理实践指导 / 石慧，陶岚，龙玉娟主编.
成都：西南交通大学出版社，2025.8. -- ISBN 978-7
-5774-0490-5

Ⅰ. R47

中国国家版本馆 CIP 数据核字第 20255HD705 号

Linchuang Huli Shijian Zhidao

临床护理实践指导

主编　石　慧　陶　岚　龙玉娟

策 划 编 辑	张华敏
责 任 编 辑	张华敏
封 面 设 计	龙玉娟
出 版 发 行	西南交通大学出版社
	（四川省成都市金牛区二环路北一段 111 号
	西南交通大学创新大厦 21 楼）
营销部电话	028-87600564　028-87600533
邮 政 编 码	610031
网 　 　 址	https://www.xnjdcbs.com
印 　 　 刷	郫县犀浦印刷厂
成 品 尺 寸	185 mm × 260 mm
印 　 　 张	22.25
字 　 　 数	546 千
版 　 　 次	2025 年 8 月第 1 版
印 　 　 次	2025 年 8 月第 1 次
书 　 　 号	ISBN 978-7-5774-0490-5
定 　 　 价	88.00 元

课件咨询　028-81435775
图书如有印装质量问题　本社负责退换
版权所有　盗版必究　举报电话：028-87600562

本书编委会

主　任：张新强　李昌林　周　瀚

副主任：石　慧　陶　岚　龙玉娟　刘　璇

　　　　余　洁　叶　沙　廖雄毅　伍春岚

　　　　唐碧霞　刘　平　游彦莉　郑　华

成　员：（按姓氏笔画排序）

马　莉	王春梅	王蓉秋	邓丽鹃	邓　娜
冯　奕	司　维	毕立菊	吕俊媚	朱　艳
仲小琼	任　娟	刘春梅	刘　莉	刘　彬
刘　暾	孙毓毓	李　红	李　远	李志凡
李春燕	严　锦	苏婉平	张戊雪	张　玲
孟　岚	肖　昕	吴　英	吴　娟	吴　菁
何　丽	何天芬	杨　玲	宋定华	林道钰
郁满华	周　霞	郑　静	赵梓璇	赵　丹
胡彦婷	侯建媚	饶春艳	郭利萍	莫云君
唐凤娟	唐文韬	黄　铮	黄俊婷	黄媛媛
康　丹	蒋晓芳	葛春燕	曾晓琼	赖德敏

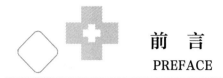

前　言
PREFACE

　　随着医疗行业的科技进步和发展，我国医疗健康事业取得了巨大成就。医疗质量与安全是医院的生命线，规范管理是医院高质量发展的基石，在临床护理工作中严格执行各项护理操作规范尤为重要。为此，成都市第七人民医院（成都医学院附属肿瘤医院）奉行"以患者为中心"的服务理念，为不断提高护理服务水平，在全体护理人员的共同努力下，编写了这本《临床护理实践指导》，旨在强化各级护理人员的业务水平，完善临床护理质量管理流程和各项规章制度。

　　本书是根据各科室专业疾病的护理特点，结合临床护理工作实践编写而成，全书着眼于临床护理工作细节，主要介绍了各级护理制度、岗位职责、临床护理常规、重点操作技术等。内容分为三篇，第一篇"总论"，包括护理制度、护士岗位职责；第二篇"基础护理常规"，包括患者出入院护理、分级护理、症状护理；第三篇"专科护理常规"，包括内科、外科、重症医学科、平台中心、急诊和门诊等护理常规。本书内容丰富，重点突出，条理清楚，全书以科学性、实用性、规范性和指导性为原则，体现了护理人员在操作技能、用药观察、特殊检查、人文护理等方面应具备的业务内涵和临床应对处置能力，力求为临床护理工作人员的日常护理工作提供指导和帮助，以提高临床护理工作人员的技术水平，强化执业内涵的培养，更好地为患者服务。

　　本书的一大特点是，将临床护理工作分解成病情观察、护理措施、健康教育等组成要素，用模块化流程图的形式呈现出来，既精练实用，又突出了临床护理工作的重点，可读性很强，对临床护理工作人员具有较强的实践指导意义。

　　本书既可作为临床护理工作指导用书，也可作为各级医院护理工作人员业务培训、岗位培训和继续教育的学习用书。

　　本书由成都市第七人民医院（成都医学院附属肿瘤医院）石慧、陶岚、龙玉娟任主编，刘璇、刘平、余洁、叶沙、廖雄毅、伍春岚、唐碧霞、游彦莉、郑华任副主编，张新强、李昌林、周瀚任主审。全书由石慧定稿。

　　在编写本书的过程中，我们参考和借鉴了部分同行专家的研究成果和文献资料，其中大部分已列于参考文献，在此向这些同行及专家们表示诚挚的谢意。另外，本书的出版还得到了成都市第七人民医院（成都医学院附属肿瘤医院）及众多临床护理专家的指导和大力支持，以及西南交通大学出版社的倾力相助，在此表示衷心感谢。

　　尽管我们在编写过程中付出了巨大的努力，但由于本书内容涉及众多专科领域，受专业水平及时间和条件所限，使我们难以做到尽善尽美，书中疏漏或不足之处在所难免，恳请各位读者、专家学者批评指正，以便我们进一步修订完善，谢谢！

编　者

2025 年 8 月

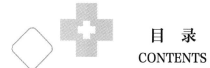

目 录
CONTENTS

第三篇　专科护理常规

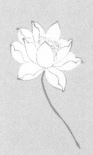

第一篇

总　论

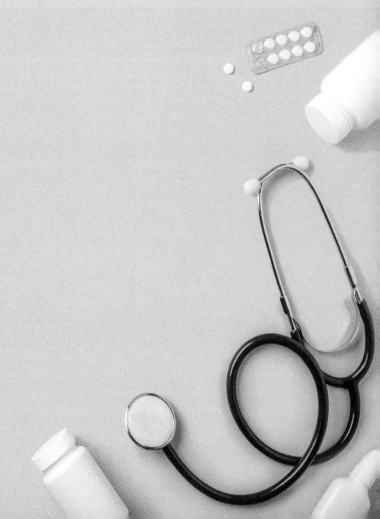

第一章　护理制度

第一节　护理质量与安全管理委员会工作制度

一、目　的

完善护理管理组织架构，决策护理管理相关问题，制定、修订护理管理相关标准。

二、内　容

（1）护理质量与安全管理委员会是医院护理管理体系中的专业组织，由院领导、护理部主任、病区护士长组成，在分管院长的领导下，开展护理质量与安全管理工作（如下图所示）。

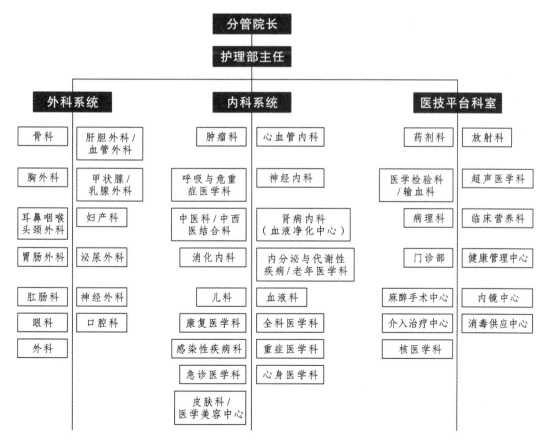

（2）护理质量与安全管理委员会成员因工作调动、变更，要求在二十日内下发人员调整通知。

（3）护理质量与安全管理委员会每季度召开一次会议，委员会成员应按委员会办公室的通知安排参加会议。会议形成的决议、决定应有委员会 2/3 以上成员参加方为有效。特殊情况下可临时召集开会或以书面形式决定有关事宜。

（4）护理质量与安全管理委员会会议由委员会主任或副主任负责主持，委员会办公室负责召集并提供会务资料，委员会秘书负责记录会议内容。

（5）护理质量与安全管理委员会的决议、决定提交分管院长或院长办公会讨论决定后生效。

第二节　护理值班和交接班制度

一、目　的

（1）使护理值班人员明确职责，保证值班期间的医疗护理安全。

（2）交班者将患者的相关医疗护理信息正确地传递给接班者，与接班者做好交接，以确保患者安全并提供有效的连续性医疗护理。

二、内　容

（一）护理值班制度

1. 值班时间

本制度所涉及的是医院办公时间、夜间及节假日值班工作时间。

2. 值班人员及要求

（1）一线值班由临床护理人员承担，当值人员必须是本院执业护理人员，非本院执业护理人员及无护士执业资质人员不得单独值班。各护理单元根据实际工作需要，确定临床一线值班人员数量及排班形式。

（2）二线值班由护理部审核的各科室骨干护士承担。

（3）护士长节假日查房及夜间查房由病区护士长及科护士长承担。

（4）护理部主任参与医院院级总值班。

（5）要求：各级值班人员应坚守岗位，按时交接班，确保通信畅通。

3. 值班人员职责

1）临床一线值班人员职责

（1）护理人员应坚守岗位，履行职责，保证各项护理工作准确、及时地进行。

（2）值班护士应掌握病室动态，严密观察患者，尤其是危重患者，手术后、急诊、新入患者的病情变化，若发现异常须立即通知医生并配合处理，认真做好护理记录。

（3）做好病室管理工作，遇有重大或特殊问题，及时向上级请示汇报。

2）护理二线值班人员职责

（1）负责处理非办公时间护理行政和业务方面的重要和临时事务，确保全院护理工作正常运转。

（2）巡视全院各病区，了解病区危重患者情况，协调解决突发情况。

（3）如遇大型抢救、重要疫情等重大突发事件，应立即向护理部汇报，及时按医院相关规定、流程进行协调处理。

（4）其他需要护理二线值班人员协调处理、解决的工作。

（5）做好值班期间的工作记录，由护理部定期汇总分析值班情况。

4. 值班时间及要求

1）临床一线

（1）值班人员必须按时到岗，不得迟到、早退。值班人员有特殊情况需要换班时，需报护士长同意。未经护士长同意，自行换班而造成脱岗、工作失误的，由排班表上排定的值班人员负责。

（2）护士长负责病区排班，排班表公开，便于护理人员查询，防止漏岗。

（3）节假日排班应在放假前3天上交护理部审核。当值人员不得擅自离岗。

2）护理二线

（1）值班人员必须按时到岗，不得迟到、早退。值班人员有殊情况需要换班时，需报护理部同意。

（2）值班人员做好值班室的安全和防火、防盗工作，注意维护室内卫生，爱护值班室设施。

（3）未经护理部同意，不得自行换班。

（4）二线值班表应于前一月的25日前发送到指定的微信工作群或邮箱，便于二线值班人员知晓，防止漏岗。

（5）当值人员不得擅自离岗，须按要求在指定的值班室留守。

（二）护理交接班制度

（1）实行班班交接，交接班形式包括书面交接班、口头交接班和床头交接班。

（2）交接班内容应当专册记录，并由交班人员和接班人员共同签字确认。

（3）患者手术当日和急、危重患者，必须床旁交班。

（4）交班前，值班护士应完成本班的各项工作，书写病室交班报告、护理记录，整理好用过的物品，白班应为夜班做好物品准备，方便夜班工作。

（5）每班必须按时交接班。接班护士提前 15 min 到达病区，了解所管患者病情，在接班时重点掌握所管患者的病情变化及治疗处置情况。

（6）在接班护士尚未逐项了解清楚之前，交班护士不得离开岗位。交接班过程中发现患者病情与治疗、护理处置及物品、药品等不相符，应立即查询。接班时发现问题，应由交班护士负责。

交接班内容

病区动态：当日住院患者总数、出院（转科、转院）、入院（转入）、手术（分娩）、病危、死亡人数等。

重点病情：

1. 新入患者的姓名、年龄、入院时间、原因、诊断、阳性症状/体征。

2. 手术后患者回病区时间、生命体征、观察及治疗、护理重点；分娩患者的分娩方式。

3. 当日手术患者的手术名称、麻醉方式、术前准备情况等。危重症患者的生命体征、病情变化，与护理相关的异常指标、特殊用药情况、管路及皮肤情况；死亡患者的抢救经过、死亡时间。

特殊检查、治疗：

1. 交清已完成特殊检查、治疗后患者的病情。

2. 当日准备进行特殊检查、治疗的患者姓名、检查或治疗名称及准备情况。

护理要点：针对患者的主要问题，交清观察重点及实施治疗、护理的效果。

物品清点：交班护士与接班护士当面清点必查药品和物品，若数量不符应及时与交班护士核对。

床旁交接班：查看新入患者及危重、抢救、昏迷、大手术、瘫痪患者的意识、生命体征、输液、皮肤、各种管路、特殊治疗及专科护理的执行情况。

医嘱执行情况：

1. 各种检查标本采集及各种治疗处置完成情况，对尚未完成的工作，应向接班者交代清楚。

2. 交、接班者共同巡视检查病区是否整洁、安静、安全。

3. 晨交班结束时，护士长应对交班内容、工作情况进行综合评价，护士长不定期就交班内容进行提问。

4. 医护共同晨交班时间原则上不超过 20 min。如需传达会议内容或小讲课，也应在 30 min 内完成。

第三节　护理安全（不良）事件制度

一、目 的

增强护理人员的风险管理意识，减少护理缺陷的发生，持续改进护理质量。

二、内 容

护理安全（不良）事件是指在护理工作中发生的、不在计划中的、未预计或通常不希望发生的事件，包括患者在住院期间发生跌倒、坠床、非预期的压力性损伤、用药错误、走失、误吸或窒息、烫伤及其他与患者安全相关的、非正常的护理意外事件。

（一）报告范围

凡是在医院内发生的或在院外转运患者时发生的不良事件与隐患缺陷，均属于主动报告的范围。

药品不良反应、医疗器械不良事件、输血不良反应、院内感染个案报告等不属于本护理不良事件报告内容范围，需按医院相关规定的报告表格和程序上报。

医疗质量安全不良事件分级分类标准如下表所示：

医疗质量安全不良事件严重程度分级

严重程度分类	给患者造成损害的程度
Ⅳ类事件（隐患事件）：未发生不良事件	A级：环境或条件可能引发不良事件
Ⅲ类事件（无后果事件）：发生不良事件，但未造成患者伤害	B级：不良事件发生但未累及患者
	C级：不良事件累及患者但没有造成伤害
	D级：不良事件累及患者，需进行监测以确保患者不被伤害，或需通过干预阻止伤害发生
Ⅱ类事件（有后果事件）：发生不良事件，且造成患者伤害	E级：不良事件造成患者暂时性伤害并需进行治疗或干预
	F级：不良事件造成患者暂时性伤害并需住院或延长住院时间
	G级：不良事件造成患者永久性伤害
	H级：不良事件发生并导致患者需要治疗挽救生命
Ⅰ类事件（警告事件）：发生不良事件，造成患者死亡	I级：不良事件发生导致患者死亡

（二）报告的原则

（1）非惩罚性、主动报告的原则。

（2）护理部鼓励护理人员主动、自愿报告不良事件，包括报告本人或本科室的，也可以报告其他人或其他科室的；可以实名报告也可以匿名报告。对主动报告的科室和个人的有关信息，护理部将严格保密。

（三）上报程序

（1）发生一般不良事件（Ⅲ、Ⅳ类事件）：当事人员应立即报告护士长（组长或高年资护理人员），护士长在 24 h 内口头上报护理部，48 h 内在 HIS 系统中填报《护理不良事件报告表》，于 1 周内组织科室内部进行原因分析、提出改进措施。

（2）严重不良事件（Ⅰ、Ⅱ类事件）：当事人员应立即报告护士长（组长或高年资护理人员），护士长立即（不得超过 6 h）上报护理部或院总值班，24 h 内在 HIS 系统中填报《护理不良事件报告表》，护理部依据事件情况，报告分管院领导，于 3~5 天内组织科室内部进行原因分析、提出改进措施。

（3）各科室上报的护理安全（不良）事件由护理部审核后，及时将相关问题反馈至片区护士长处，由片区护士长督促整改。

（四）报告途径

（1）口头报告：发生严重不良事件时，当事人/知情人员应立即向护士长、科主任、护理部（或总值班）口头报告事件情况。

（2）电话报告：当事人/知情人员应立即电话上报护理部/医务部。

（3）网络报告：当事人/知情人员应在 HIS 系统中填报《护理不良事件报告表》上报护理部。

（五）奖励及考核

（1）鼓励自愿上报、主动上报。护理部每月对收集到的不良事件报告汇总，主动报告护理安全（不良）事件并积极整改的科室与个人，每上报 1 次奖励 50 元。

（2）当事人或科室如存在对护理安全（不良）事件瞒报、迟报的情况，按《医疗安全不良事件报告制度（2024 版）》予以处理。

（六）护理安全（不良）事件的防范及处理

（1）护理部及各科室具备防范、处理护理不良事件的预案，并不断修改完善。

（2）发生护理安全（不良）事件后，当事人员应立即报告护士长和当班医师，并立即采取抢救措施，以减少和降低所造成的不良后果。

（3）发生护理安全（不良）事件的各种有关记录、检验报告、药品、器械等均应妥善保管，不得擅自涂改、销毁，必要时封存，以备鉴定。

（4）护理安全（不良）事件发生后，按性质、情节、后果轻重分别组织全科、全院有关人员进行讨论，分析原因，提高认识，吸取教训，改进工作。

（5）护理部及时了解不良事件的情况，给予处理意见，尽量降低对患者的损害。

（6）护理部每季度在质量管理委员会会议上反馈、讨论护理不良事件，提出相应整改措施及处理意见。

第二章 护士岗位职责

第一节 N0护士岗位

一、基本资料	
岗位名称	N0护士
所属部门	护理部

二、工作内容

（一）工作职责与任务

承担新护士的工作。

1. 在责任护士的指导下，根据病情和患者自理能力，协助完成生活照顾性基础护理及非技术护理工作；

2. 测量和记录患者生命体征，物理降温；

3. 护送患者检查、治疗，病情稳定患者转科等；

4. 负责整理、维护各种护理仪器设备和用品；

5. 分类收集医疗废物，保护病房整洁与通风，整理各房间，终末消毒等；

6. 无护士执业证者不得独立从事创伤性或侵入性以及无菌性护理技术操作，不得独立承担危重患者的护理工作。

（二）工作质量标准

1. 严格遵守《医疗机构工作人员廉洁从业九项准则》《医疗机构从业人员行为规范》等医疗卫生行业各项规章和制度，以患者为中心，全心全意为人民健康服务，遵纪守法，依法执业，廉洁自律，恪守医德；

2. 护理核心制度、各项护理操作规程落实到位，无差错、纠纷、投诉；

3. 分级护理落实到位，满足患者基本生活照顾及专业性照顾；

4. 跌倒、坠床、压力性损伤等患者的安全评估落实到位，汇报、处理及时；

5. 有效执行院感防控措施；积极主动参与护理查房、疑难病例讨论；

6. 护理文书书写规范；有效落实健康教育、心理护理、风险告知、康复指导；

7. 按计划完成规范化培训，考试合格；

8. 指导下级护士、保洁人员及运送人员的工作认真、主动。

三、任职条件

（一）资质要求

1. 未取得护士执业证书的人员或已取得护士执业证书，但从事临床工作≤12个月；

2. 规培轮转期间。

（二）能力要求

基本掌握基础护理技能和常见疾病护理常规，在上级护士指导下能胜任本岗位工作职责。

四、工作联系

相应科室护士长。

第二节　N1 护士岗位

一、基本资料	
岗位名称	N1 护士
所属部门	护理部

二、工作内容

（一）工作职责与任务

承担新护士的工作。

1. 在责任护士的指导下，根据病情和患者自理能力，协助完成生活照顾性基础护理及非技术护理工作。如：

（1）协助护士整理病历或办公用品，联系工作（接听电话，联系和预约检查会诊、复诊等），协助办理出入院手续等；

（2）测量和记录患者生命体征；

（3）物理降温；

（4）护送患者检查、治疗，病情稳定患者转科等；

（5）负责整理、维护各种护理仪器设备和用品；

（6）分类收集医疗废物，保护病房的整洁与通风，整理、清洁、消毒各房间，终末消毒等。

2. 在高年资护士的指导下独立承担危重患者的护理工作。

（二）工作质量标准

1. 严格遵守《医疗机构工作人员廉洁从业九项准则》《医疗机构从业人员行为规范》等医疗卫生行业各项规章和制度，以患者为中心，全心全意为人民健康服务，遵纪守法，依法执业，廉洁自律，恪守医德；

2. 护理核心制度、各项护理操作规程落实到位，无差错、纠纷、投诉；

3. 分级护理落实到位，跌倒、坠床、压力性损伤等患者的安全评估及防范措施落实到位；

4. 急救技能熟练，配合急危重症患者的救治；护理文件书写规范；

5. 积极主动参与护理查房、疑难病例讨论；

6. 实习生及进修生带教工作有效落实，能正确指导下级护士临床实践；

7. 专业学习积极主动，成绩优异；能参与科室科研、高新技术的开发；

8. 指导下级护士、保洁人员及运送人员的工作认真、主动。

三、任职条件

（一）资质要求

取得护士执业证工作年限≥1年且能独立值班者。

（二）能力要求

具备独立分管病情较稳定患者的能力（掌握护理基础理论和各种护理操作、技术及常用急救技术，能解决本专科常见护理问题；能独立进行一般护理，能独立承担护理值班和责任护士工作）。

四、工作联系

相应科室护士长。

第三节 N2 护士岗位

一、基本资料	
岗位名称	N2 护士
所属部门	护理部

二、工作内容

（一）工作职责与任务

承担责任护士、责任组长的工作或兼任教学护士、质控护士等工作。

1. 负责二级护理和一级护理的患者，协助危重患者的护理。

2. 负责分管患者的各项护理和治疗工作：

（1）运用护理程序开展工作，对分管患者进行病情及生活自理能力评估，落实护理措施，提供康复和健康指导，并评估护理效果；

（2）参与急危重症患者的抢救。

3. 承担实习/进修护士的临床教学任务，或承担科室业务小讲课。

4. 参与临床科室管理，为患者制定安全防护措施（如防跌倒、保护性约束等）。

（二）工作质量标准

1. 严格遵守《医疗机构工作人员廉洁从业九项准则》《医疗机构从业人员行为规范》等医疗卫生行业各项规章和制度，以患者为中心，全心全意为人民健康服务，遵纪守法，依法执业，廉洁自律，恪守医德；

2. 护理核心制度、各项护理操作规程落实到位，无不良事件、纠纷、投诉；

3. 分级护理落实到位，跌倒、坠床，压力性损伤等患者的安全评估及防范措施落实到位；

4. 急救技能熟练，能有效配合和指导下级护士完成急危重患者的抢救及突发事件的处理；

6. 学习认真、主动，专科理论和技能考核成绩良好；

7. 临床带教方法适当、内容全面，教学满意度达 90% 以上；

8. 主动对下级护士进行风险提示及高危环节管理指导；

9. 参与科研课题研究，每年刊出护理论文或科普文章至少一篇。

三、任职条件

（一）资质要求

≥3 年的护师或 ≥5 年的护士。

（二）能力要求

1. 具备独立分管病情较重患者的能力（熟练掌握基础护理、专科护理及常用急救技术，能独立准确评估、判断和处理本专业护理问题）；

2. 具备参与临床教学和管理工作的能力。

四、工作联系

相应科室护士长。

第四节　N3 护士岗位

一、基本资料

岗位名称	N3 护士
所属部门	护理部

二、工作内容

（一）工作职责与任务

承担责任护士、责任组长的工作，或兼任教学护士、质控护士等工作。

1. 负责科室急危重症患者的护理；

2. 负责分管患者的各项护理和治疗工作，运用护理程序开展工作，对分管患者进行病情及生活自理能力评估，落实护理措施，提供康复和健康指导，并评估护理效果；

3. 承担实习/进修护士的临床教学任务；

4. 参与临床科室管理，为患者制定安全防护措施，如防跌倒、坠床、保护性约束等，协助护士长做好科室持续质量控制；

5. 组织或主持护理业务查房、护理教学查房、重危患者护理会诊和护理个案讨论，根据工作需要，定期组织本小组护理业务学习或承担全院护理业务讲座。

（二）工作质量标准

1. 严格遵守《医疗机构工作人员廉洁从业九项准则》《医疗机构从业人员行为规范》等医疗卫生行业各项规章和制度，以患者为中心，全心全意为人民健康服务，遵纪守法，依法执业，廉洁自律，恪守医德；

2. 护理制度、操作规程落实到位，无不不良事件、纠纷、投诉；

3. 分级护理落实到位，跌倒、坠床、压力性损伤等患者的安全评估及防范措施落实到位；

4. 通过循证方法解决本专科疑难护理问题，护理工作安全、优质、高效；

5. 急救技能熟练，能组织危重患者的抢救工作及处理突发事件；

6. 能获取护理学科前沿信息，及时制订、完善和修订护理常规、流程，适应专科发展；

7. 能结合临床实际案例，针对性地进行临床带教工作，教学满意度达 90% 以上；

8. 按要求完成科研课题或新技术研发，每年刊出护理论文一篇。

三、任职条件

（一）资质要求

聘任主管护师职称者，或聘任护师且取得专科护士执业证并从事该专业 5 年及以上。

（二）能力要求

1. 具备独立分管危重症患者的能力（临床专科护理业务知识扎实，基础与专科护理技术熟练，掌握本专业及危重症患者的护理技术）；

2. 具备临床教学科研、科室管理和专科指导的能力；

3. 具备承担科室护理质量控制小组相关工作、参与或主持护理质量改善活动、不良事件讨论的能力。

四、工作联系

相应科室护士长。

第五节　N4 护士岗位

一、基本资料

岗位名称	N4 护士
所属部门	护理部

二、工作内容

（一）工作职责与任务

承担责任护士、责任组长的工作，或兼任教学护士、质控护士等工作。

1. 承担本专科复杂疑难患者的专科护理和个案管理。

2. 与护士长密切配合，负责或指导本专科护理业务技术管理工作：

（1）参与危重症/疑难病例讨论，分析并及时解决患者的护理问题，必要时组织院内护理会诊；

（2）组织或参与制定本专科护理工作常规、工作流程、护理质量标准、护理质量持续改进项目等。

3. 通过查房、会诊、专科护理门诊等方式拓展护理实践领域和专业工作范畴，主管或参与全院相应专科护理学术小组的工作。

4. 掌握本专业护理学科发展的前沿动态，积极组织专科的学术活动，根据本专科发展的需要确定本专科工作和研究方向，有计划地推广应用专科护理新理论、新技术。

（二）工作质量标准

1. 严格遵守《医疗机构工作人员廉洁从业九项准则》《医疗机构从业人员行为规范》等医疗卫生行业各项规章和制度，以患者为中心，全心全意为人民健康服务，遵纪守法，依法执业，廉洁自律，恪守医德；

2. 护理核心制度、各项护理操作规程落实到位，无不良事件、纠纷、投诉；

3. 分级护理落实到位，跌倒、坠床、压力性损伤等患者的安全评估及防范措施落实到位；

4. 通过循证方法解决本专科疑难护理问题，护理工作安全、优质、高效；

5. 急救技能熟练，能组织危重患者的抢救工作及处理突发事件；

6. 能获取护理学科前沿信息，及时制订、完善和修订护理常规、流程，适应专科发展；

7. 能结合临床实际案例，针对性地进行临床带教工作，教学满意度应达90%以上；

8. 按要求完成科研课题或高新技术研发，每年完成一项科研项目。

三、任职条件

（一）资质要求

聘任副主任护师及以上。

（二）能力要求

1. 负责疑难、危重患者专科护理（有丰富的临床护理工作经验，能循证解决本专科复杂疑难护理问题，熟练掌握专科护理理论知识和技能；掌握专科危重患者的救治原则与抢救技能，在突发事件及急重症患者救治中发挥重要作用）；

2. 承担护理咨询、全院护理会诊、专科指导、护理研究等工作（有指导专业护士有效开展专科护理的能力；有组织和指导临床教学的能力，是本专科学术带头人，及时跟踪并掌握国内外本专科新理论、新技术。

四、工作联系

相应科室护士长。

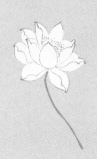

第二篇

基础护理常规

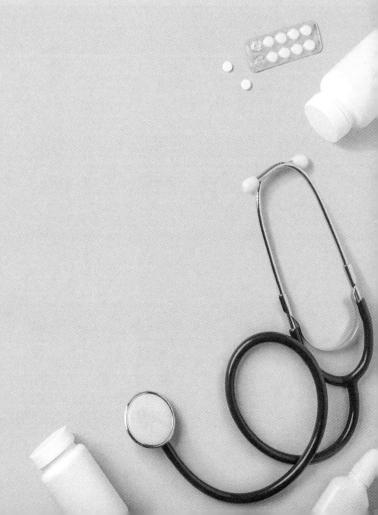

第三章 患者出入院护理

第一节 患者入院护理

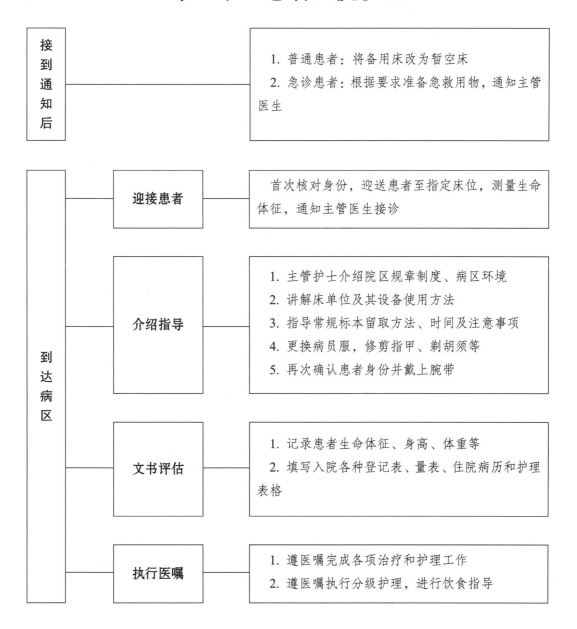

接到通知后		1. 普通患者：将备用床改为暂空床 2. 急诊患者：根据要求准备急救用物，通知主管医生

到达病区	迎接患者	首次核对身份，迎送患者至指定床位，测量生命体征，通知主管医生接诊
	介绍指导	1. 主管护士介绍院区规章制度、病区环境 2. 讲解床单位及其设备使用方法 3. 指导常规标本留取方法、时间及注意事项 4. 更换病员服，修剪指甲、剃胡须等 5. 再次确认患者身份并戴上腕带
	文书评估	1. 记录患者生命体征、身高、体重等 2. 填写入院各种登记表、量表、住院病历和护理表格
	执行医嘱	1. 遵医嘱完成各项治疗和护理工作 2. 遵医嘱执行分级护理，进行饮食指导

第二节　患者出院护理

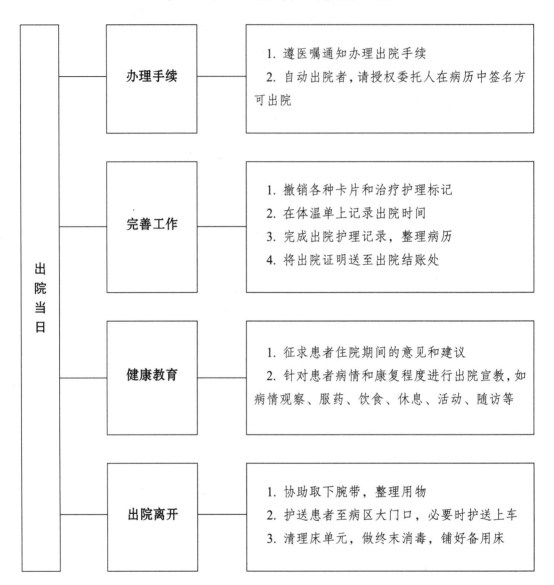

出院当日

办理手续
1. 遵医嘱通知办理出院手续
2. 自动出院者,请授权委托人在病历中签名方可出院

完善工作
1. 撤销各种卡片和治疗护理标记
2. 在体温单上记录出院时间
3. 完成出院护理记录,整理病历
4. 将出院证明送至出院结账处

健康教育
1. 征求患者住院期间的意见和建议
2. 针对患者病情和康复程度进行出院宣教,如病情观察、服药、饮食、休息、活动、随访等

出院离开
1. 协助取下腕带,整理用物
2. 护送患者至病区大门口,必要时护送上车
3. 清理床单元,做终末消毒,铺好备用床

第四章 分级护理常规

第一节 特级护理

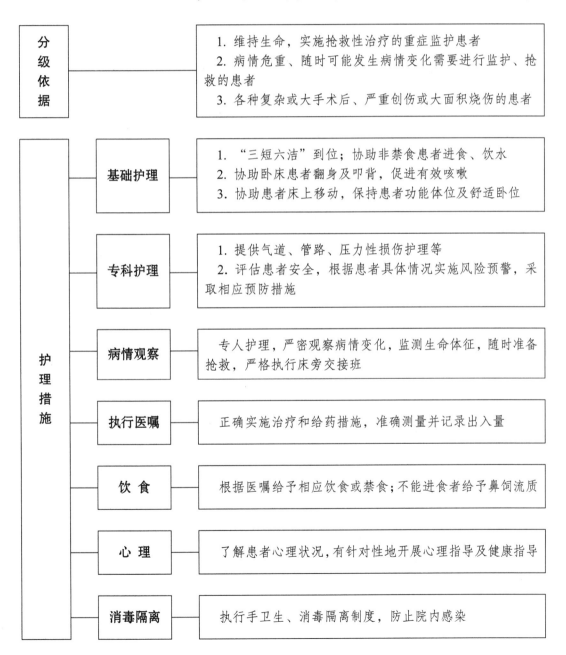

分级依据		1. 维持生命，实施抢救性治疗的重症监护患者 2. 病情危重、随时可能发生病情变化需要进行监护、抢救的患者 3. 各种复杂或大手术后、严重创伤或大面积烧伤的患者
护理措施	基础护理	1. "三短六洁"到位；协助非禁食患者进食、饮水 2. 协助卧床患者翻身及叩背，促进有效咳嗽 3. 协助患者床上移动，保持患者功能体位及舒适卧位
	专科护理	1. 提供气道、管路、压力性损伤护理等 2. 评估患者安全，根据患者具体情况实施风险预警，采取相应预防措施
	病情观察	专人护理，严密观察病情变化，监测生命体征，随时准备抢救，严格执行床旁交接班
	执行医嘱	正确实施治疗和给药措施，准确测量并记录出入量
	饮食	根据医嘱给予相应饮食或禁食；不能进食者给予鼻饲流质
	心理	了解患者心理状况，有针对性地开展心理指导及健康指导
	消毒隔离	执行手卫生、消毒隔离制度，防止院内感染

第二节　一级护理

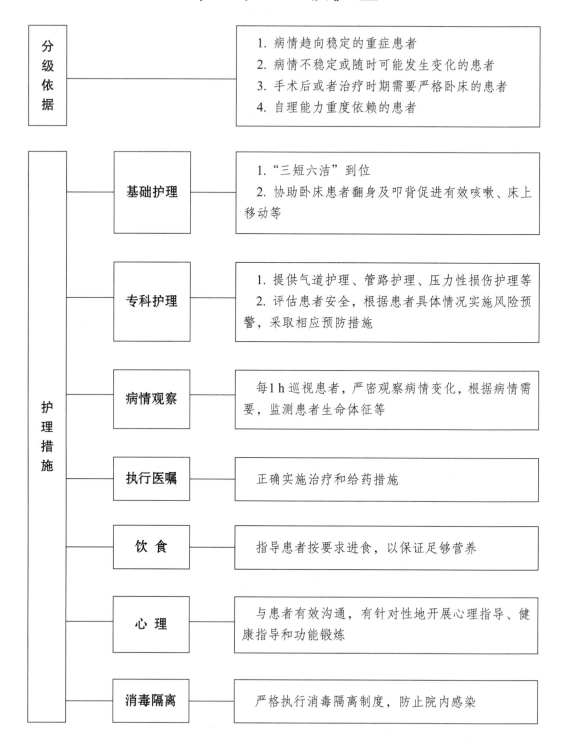

分级依据	1. 病情趋向稳定的重症患者
	2. 病情不稳定或随时可能发生变化的患者
	3. 手术后或者治疗时期需要严格卧床的患者
	4. 自理能力重度依赖的患者

护理措施	基础护理	1. "三短六洁"到位
		2. 协助卧床患者翻身及叩背促进有效咳嗽、床上移动等
	专科护理	1. 提供气道护理、管路护理、压力性损伤护理等
		2. 评估患者安全，根据患者具体情况实施风险预警，采取相应预防措施
	病情观察	每1 h巡视患者，严密观察病情变化，根据病情需要，监测患者生命体征等
	执行医嘱	正确实施治疗和给药措施
	饮食	指导患者按要求进食，以保证足够营养
	心理	与患者有效沟通，有针对性地开展心理指导、健康指导和功能锻炼
	消毒隔离	严格执行消毒隔离制度，防止院内感染

第三节　二级护理

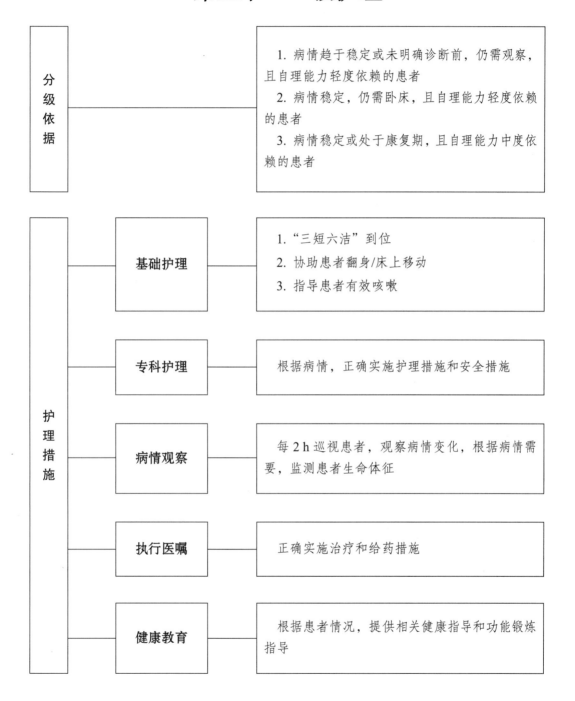

分级依据

1. 病情趋于稳定或未明确诊断前，仍需观察，且自理能力轻度依赖的患者
2. 病情稳定，仍需卧床，且自理能力轻度依赖的患者
3. 病情稳定或处于康复期，且自理能力中度依赖的患者

护理措施

基础护理
1. "三短六洁"到位
2. 协助患者翻身/床上移动
3. 指导患者有效咳嗽

专科护理
根据病情，正确实施护理措施和安全措施

病情观察
每2 h巡视患者，观察病情变化，根据病情需要，监测患者生命体征

执行医嘱
正确实施治疗和给药措施

健康教育
根据患者情况，提供相关健康指导和功能锻炼指导

第四节　三级护理

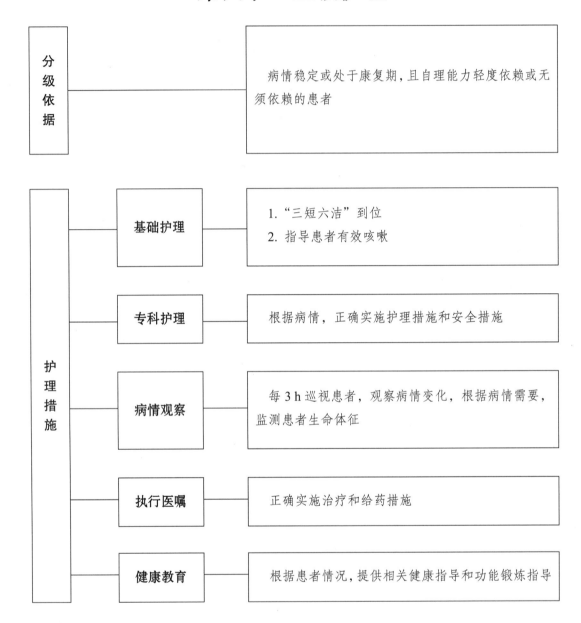

| 分级依据 | 病情稳定或处于康复期，且自理能力轻度依赖或无须依赖的患者 |

护理措施	基础护理	1. "三短六洁"到位 2. 指导患者有效咳嗽
	专科护理	根据病情，正确实施护理措施和安全措施
	病情观察	每 3 h 巡视患者，观察病情变化，根据病情需要，监测患者生命体征
	执行医嘱	正确实施治疗和给药措施
	健康教育	根据患者情况，提供相关健康指导和功能锻炼指导

第五章 症状护理常规

第一节 呼吸困难

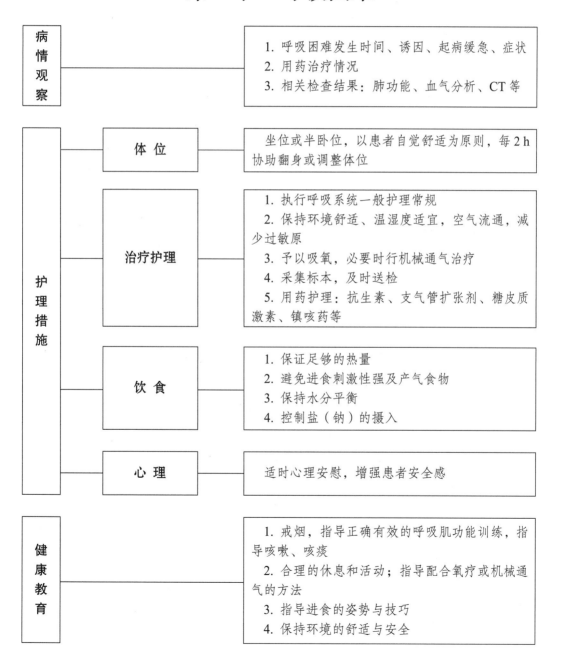

病情观察		1. 呼吸困难发生时间、诱因、起病缓急、症状 2. 用药治疗情况 3. 相关检查结果：肺功能、血气分析、CT 等
护理措施	体 位	坐位或半卧位，以患者自觉舒适为原则，每 2 h 协助翻身或调整体位
	治疗护理	1. 执行呼吸系统一般护理常规 2. 保持环境舒适、温湿度适宜，空气流通，减少过敏原 3. 予以吸氧，必要时行机械通气治疗 4. 采集标本，及时送检 5. 用药护理：抗生素、支气管扩张剂、糖皮质激素、镇咳药等
	饮 食	1. 保证足够的热量 2. 避免进食刺激性强及产气食物 3. 保持水分平衡 4. 控制盐（钠）的摄入
	心 理	适时心理安慰，增强患者安全感
健康教育		1. 戒烟，指导正确有效的呼吸肌功能训练，指导咳嗽、咳痰 2. 合理的休息和活动；指导配合氧疗或机械通气的方法 3. 指导进食的姿势与技巧 4. 保持环境的舒适与安全

第二节 咳嗽、咳痰

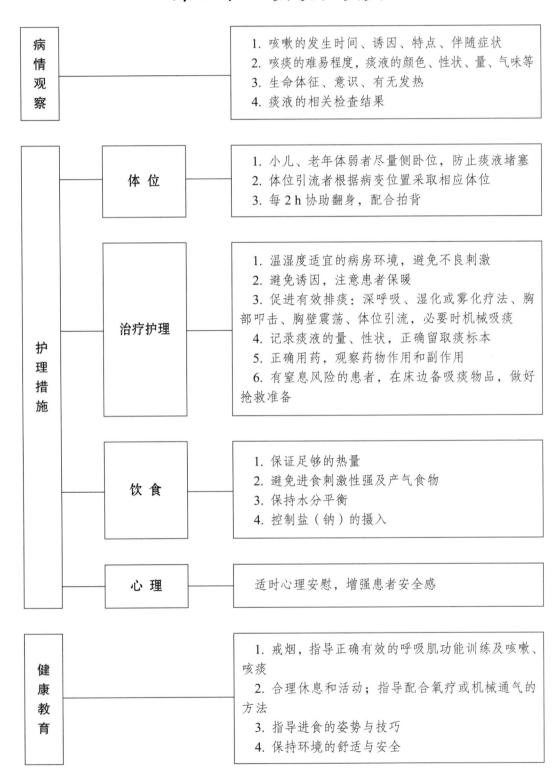

病情观察

1. 咳嗽的发生时间、诱因、特点、伴随症状
2. 咳痰的难易程度，痰液的颜色、性状、量、气味等
3. 生命体征、意识、有无发热
4. 痰液的相关检查结果

护理措施

体位

1. 小儿、老年体弱者尽量侧卧位，防止痰液堵塞
2. 体位引流者根据病变位置采取相应体位
3. 每2h协助翻身，配合拍背

治疗护理

1. 温湿度适宜的病房环境，避免不良刺激
2. 避免诱因，注意患者保暖
3. 促进有效排痰：深呼吸、湿化或雾化疗法、胸部叩击、胸壁震荡、体位引流，必要时机械吸痰
4. 记录痰液的量、性状，正确留取痰标本
5. 正确用药，观察药物作用和副作用
6. 有窒息风险的患者，在床边备吸痰物品，做好抢救准备

饮食

1. 保证足够的热量
2. 避免进食刺激性强及产气食物
3. 保持水分平衡
4. 控制盐（钠）的摄入

心理

适时心理安慰，增强患者安全感

健康教育

1. 戒烟，指导正确有效的呼吸肌功能训练及咳嗽、咳痰
2. 合理休息和活动；指导配合氧疗或机械通气的方法
3. 指导进食的姿势与技巧
4. 保持环境的舒适与安全

第三节 咯 血

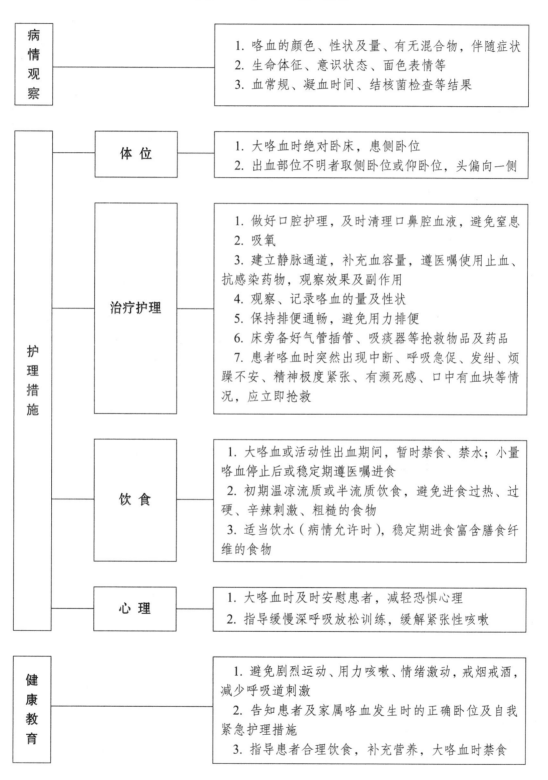

病情观察

1. 咯血的颜色、性状及量、有无混合物，伴随症状
2. 生命体征、意识状态、面色表情等
3. 血常规、凝血时间、结核菌检查等结果

护理措施

体位

1. 大咯血时绝对卧床，患侧卧位
2. 出血部位不明者取侧卧位或仰卧位，头偏向一侧

治疗护理

1. 做好口腔护理，及时清理口鼻腔血液，避免窒息
2. 吸氧
3. 建立静脉通道，补充血容量，遵医嘱使用止血、抗感染药物，观察效果及副作用
4. 观察、记录咯血的量及性状
5. 保持排便通畅，避免用力排便
6. 床旁备好气管插管、吸痰器等抢救物品及药品
7. 患者咯血时突然出现中断、呼吸急促、发绀、烦躁不安、精神极度紧张、有濒死感、口中有血块等情况，应立即抢救

饮食

1. 大咯血或活动性出血期间，暂时禁食、禁水；小量咯血停止后或稳定期遵医嘱进食
2. 初期温凉流质或半流质饮食，避免进食过热、过硬、辛辣刺激、粗糙的食物
3. 适当饮水（病情允许时），稳定期进食富含膳食纤维的食物

心理

1. 大咯血时及时安慰患者，减轻恐惧心理
2. 指导缓慢深呼吸放松训练，缓解紧张性咳嗽

健康教育

1. 避免剧烈运动、用力咳嗽、情绪激动，戒烟戒酒，减少呼吸道刺激
2. 告知患者及家属咯血发生时的正确卧位及自我紧急护理措施
3. 指导患者合理饮食，补充营养，大咯血时禁食

第四节 恶心、呕吐

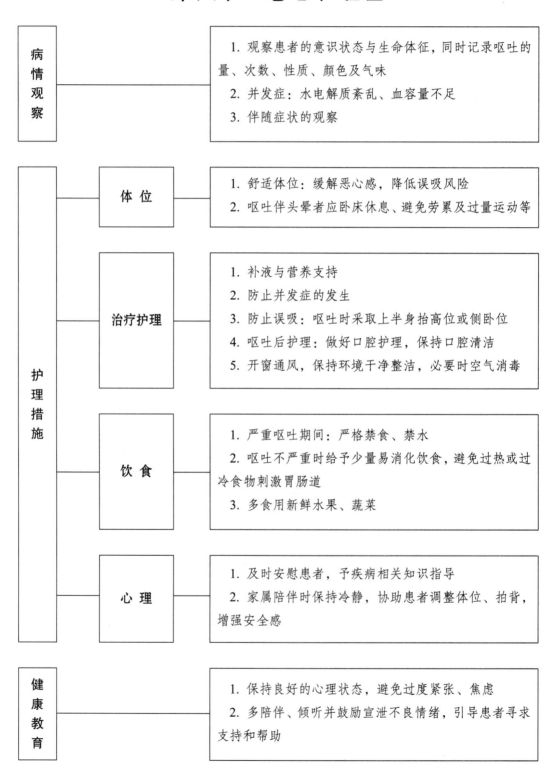

病情观察

1. 观察患者的意识状态与生命体征，同时记录呕吐的量、次数、性质、颜色及气味
2. 并发症：水电解质紊乱、血容量不足
3. 伴随症状的观察

护理措施

体位

1. 舒适体位：缓解恶心感，降低误吸风险
2. 呕吐伴头晕者应卧床休息、避免劳累及过量运动等

治疗护理

1. 补液与营养支持
2. 防止并发症的发生
3. 防止误吸：呕吐时采取上半身抬高位或侧卧位
4. 呕吐后护理：做好口腔护理，保持口腔清洁
5. 开窗通风，保持环境干净整洁，必要时空气消毒

饮食

1. 严重呕吐期间：严格禁食、禁水
2. 呕吐不严重时给予少量易消化饮食，避免过热或过冷食物刺激胃肠道
3. 多食用新鲜水果、蔬菜

心理

1. 及时安慰患者，予疾病相关知识指导
2. 家属陪伴时保持冷静，协助患者调整体位、拍背，增强安全感

健康教育

1. 保持良好的心理状态，避免过度紧张、焦虑
2. 多陪伴、倾听并鼓励宣泄不良情绪，引导患者寻求支持和帮助

第五节　呕　血

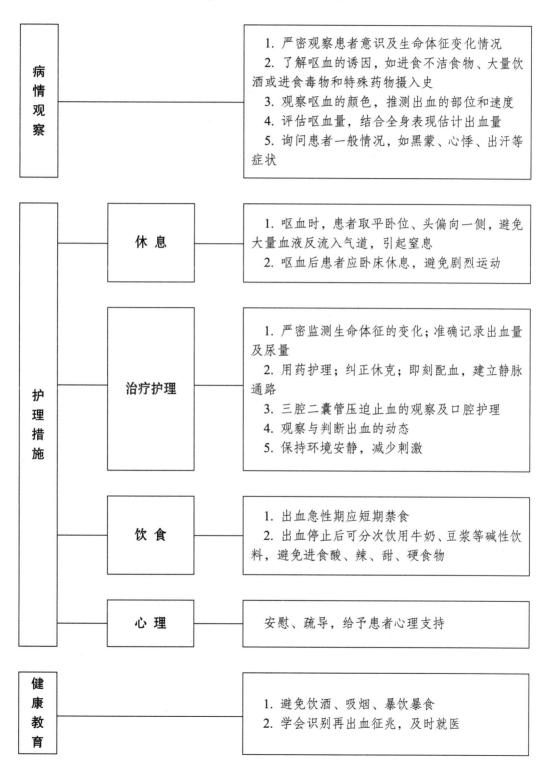

病情观察		1. 严密观察患者意识及生命体征变化情况 2. 了解呕血的诱因，如进食不洁食物、大量饮酒或进食毒物和特殊药物摄入史 3. 观察呕血的颜色，推测出血的部位和速度 4. 评估呕血量，结合全身表现估计出血量 5. 询问患者一般情况，如黑蒙、心悸、出汗等症状
护理措施	休息	1. 呕血时，患者取平卧位、头偏向一侧，避免大量血液反流入气道，引起窒息 2. 呕血后患者应卧床休息，避免剧烈运动
	治疗护理	1. 严密监测生命体征的变化；准确记录出血量及尿量 2. 用药护理；纠正休克；即刻配血，建立静脉通路 3. 三腔二囊管压迫止血的观察及口腔护理 4. 观察与判断出血的动态 5. 保持环境安静，减少刺激
	饮食	1. 出血急性期应短期禁食 2. 出血停止后可分次饮用牛奶、豆浆等碱性饮料，避免进食酸、辣、甜、硬食物
	心理	安慰、疏导，给予患者心理支持
健康教育		1. 避免饮酒、吸烟、暴饮暴食 2. 学会识别再出血征兆，及时就医

第六节 腹 泻

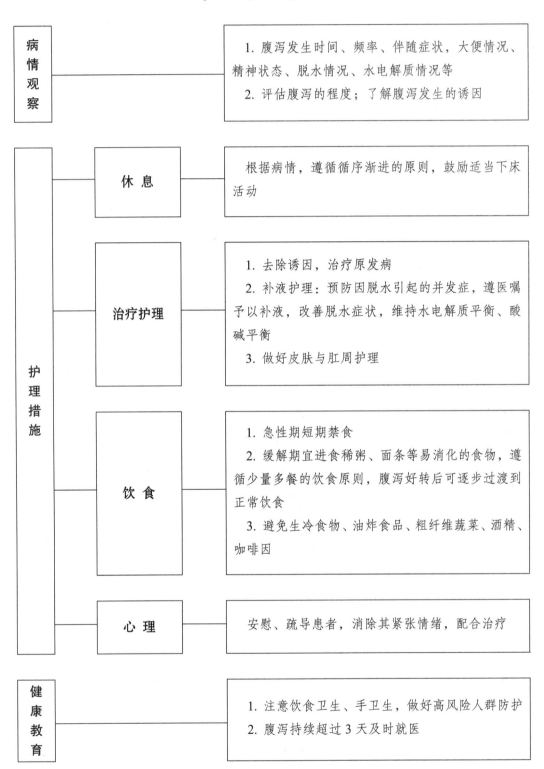

病情观察

1. 腹泻发生时间、频率、伴随症状，大便情况、精神状态、脱水情况、水电解质情况等
2. 评估腹泻的程度；了解腹泻发生的诱因

护理措施

休 息

根据病情，遵循循序渐进的原则，鼓励适当下床活动

治疗护理

1. 去除诱因，治疗原发病
2. 补液护理：预防因脱水引起的并发症，遵医嘱予以补液，改善脱水症状，维持水电解质平衡、酸碱平衡
3. 做好皮肤与肛周护理

饮 食

1. 急性期短期禁食
2. 缓解期宜进食稀粥、面条等易消化的食物，遵循少量多餐的饮食原则，腹泻好转后可逐步过渡到正常饮食
3. 避免生冷食物、油炸食品、粗纤维蔬菜、酒精、咖啡因

心 理

安慰、疏导患者，消除其紧张情绪，配合治疗

健康教育

1. 注意饮食卫生、手卫生，做好高风险人群防护
2. 腹泻持续超过 3 天及时就医

第七节　腹　胀

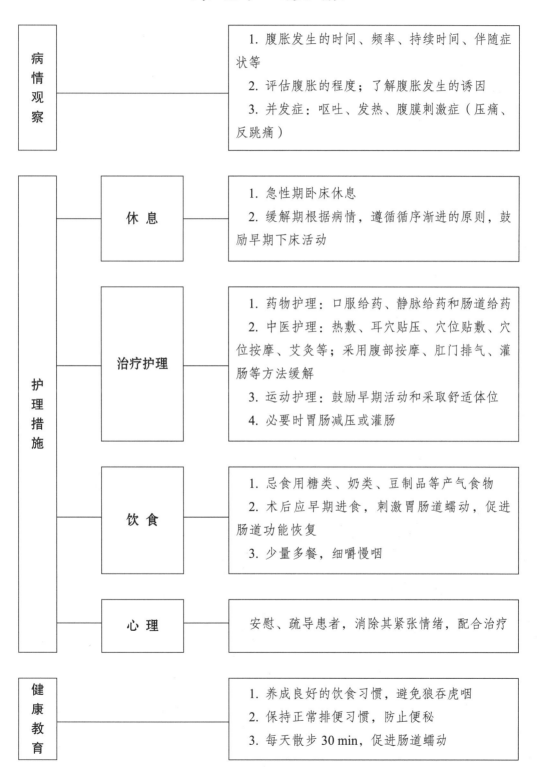

病情观察		1. 腹胀发生的时间、频率、持续时间、伴随症状等 2. 评估腹胀的程度；了解腹胀发生的诱因 3. 并发症：呕吐、发热、腹膜刺激症（压痛、反跳痛）
护理措施	休息	1. 急性期卧床休息 2. 缓解期根据病情，遵循循序渐进的原则，鼓励早期下床活动
	治疗护理	1. 药物护理：口服给药、静脉给药和肠道给药 2. 中医护理：热敷、耳穴贴压、穴位贴敷、穴位按摩、艾灸等；采用腹部按摩、肛门排气、灌肠等方法缓解 3. 运动护理：鼓励早期活动和采取舒适体位 4. 必要时胃肠减压或灌肠
	饮食	1. 忌食用糖类、奶类、豆制品等产气食物 2. 术后应早期进食，刺激胃肠道蠕动，促进肠道功能恢复 3. 少量多餐，细嚼慢咽
	心理	安慰、疏导患者，消除其紧张情绪，配合治疗
健康教育		1. 养成良好的饮食习惯，避免狼吞虎咽 2. 保持正常排便习惯，防止便秘 3. 每天散步 30 min，促进肠道蠕动

第八节　急性左心衰竭

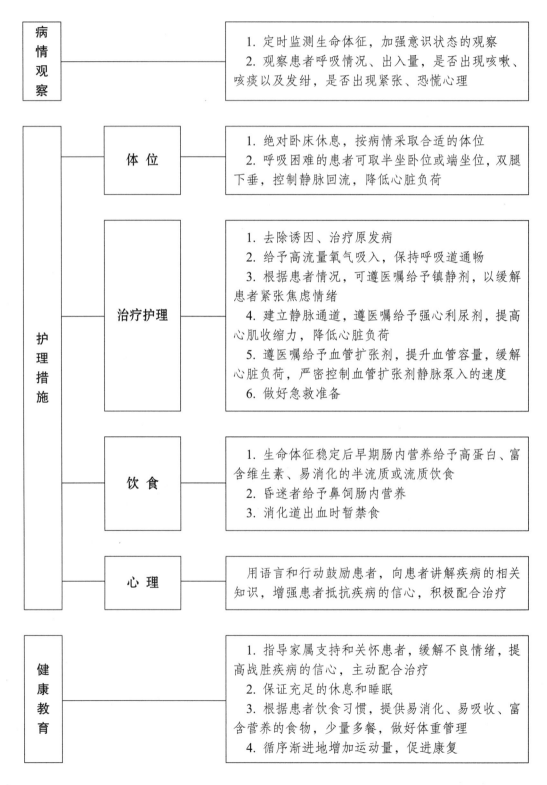

病情观察

1. 定时监测生命体征，加强意识状态的观察
2. 观察患者呼吸情况、出入量，是否出现咳嗽、咳痰以及发绀，是否出现紧张、恐慌心理

护理措施

体位

1. 绝对卧床休息，按病情采取合适的体位
2. 呼吸困难的患者可取半坐卧位或端坐位，双腿下垂，控制静脉回流，降低心脏负荷

治疗护理

1. 去除诱因、治疗原发病
2. 给予高流量氧气吸入，保持呼吸道通畅
3. 根据患者情况，可遵医嘱给予镇静剂，以缓解患者紧张焦虑情绪
4. 建立静脉通道，遵医嘱给予强心利尿剂，提高心肌收缩力，降低心脏负荷
5. 遵医嘱给予血管扩张剂，提升血管容量，缓解心脏负荷，严密控制血管扩张剂静脉泵入的速度
6. 做好急救准备

饮食

1. 生命体征稳定后早期肠内营养给予高蛋白、富含维生素、易消化的半流质或流质饮食
2. 昏迷者给予鼻饲肠内营养
3. 消化道出血时暂禁食

心理

用语言和行动鼓励患者，向患者讲解疾病的相关知识，增强患者抵抗疾病的信心，积极配合治疗

健康教育

1. 指导家属支持和关怀患者，缓解不良情绪，提高战胜疾病的信心，主动配合治疗
2. 保证充足的休息和睡眠
3. 根据患者饮食习惯，提供易消化、易吸收、富含营养的食物，少量多餐，做好体重管理
4. 循序渐进地增加运动量，促进康复

第九节　休　克

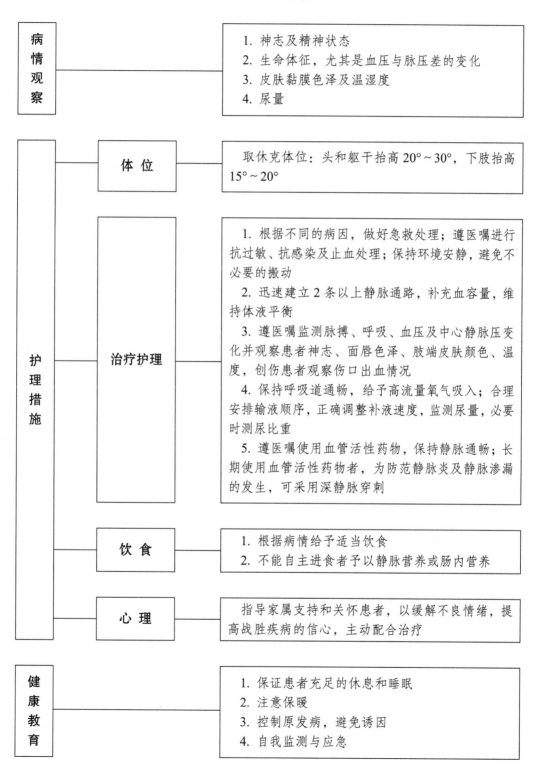

病情观察		1. 神志及精神状态 2. 生命体征，尤其是血压与脉压差的变化 3. 皮肤黏膜色泽及温湿度 4. 尿量
护理措施	体位	取休克体位：头和躯干抬高 20°～30°，下肢抬高 15°～20°
	治疗护理	1. 根据不同的病因，做好急救处理；遵医嘱进行抗过敏、抗感染及止血处理；保持环境安静，避免不必要的搬动 2. 迅速建立 2 条以上静脉通路，补充血容量，维持体液平衡 3. 遵医嘱监测脉搏、呼吸、血压及中心静脉压变化并观察患者神志、面唇色泽、肢端皮肤颜色、温度，创伤患者观察伤口出血情况 4. 保持呼吸道通畅，给予高流量氧气吸入；合理安排输液顺序，正确调整补液速度，监测尿量，必要时测尿比重 5. 遵医嘱使用血管活性药物，保持静脉通畅；长期使用血管活性药物者，为防范静脉炎及静脉渗漏的发生，可采用深静脉穿刺
	饮食	1. 根据病情给予适当饮食 2. 不能自主进食者予以静脉营养或肠内营养
	心理	指导家属支持和关怀患者，以缓解不良情绪，提高战胜疾病的信心，主动配合治疗
健康教育		1. 保证患者充足的休息和睡眠 2. 注意保暖 3. 控制原发病，避免诱因 4. 自我监测与应急

第十节 弥散性血管内凝血

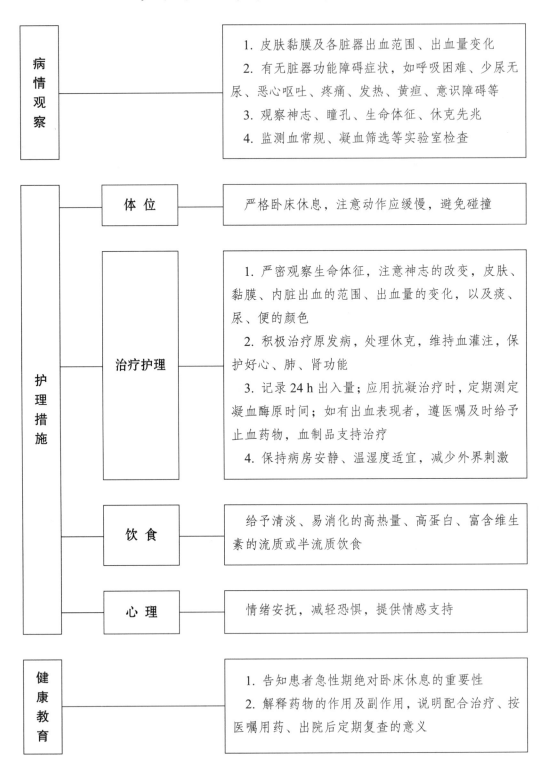

病情观察
1. 皮肤黏膜及各脏器出血范围、出血量变化
2. 有无脏器功能障碍症状，如呼吸困难、少尿无尿、恶心呕吐、疼痛、发热、黄疸、意识障碍等
3. 观察神志、瞳孔、生命体征、休克先兆
4. 监测血常规、凝血筛选等实验室检查

护理措施

体位
严格卧床休息，注意动作应缓慢，避免碰撞

治疗护理
1. 严密观察生命体征，注意神志的改变，皮肤、黏膜、内脏出血的范围、出血量的变化，以及痰、尿、便的颜色
2. 积极治疗原发病，处理休克，维持血灌注，保护好心、肺、肾功能
3. 记录 24 h 出入量；应用抗凝治疗时，定期测定凝血酶原时间；如有出血表现者，遵医嘱及时给予止血药物，血制品支持治疗
4. 保持病房安静、温湿度适宜，减少外界刺激

饮食
给予清淡、易消化的高热量、高蛋白、富含维生素的流质或半流质饮食

心理
情绪安抚，减轻恐惧，提供情感支持

健康教育
1. 告知患者急性期绝对卧床休息的重要性
2. 解释药物的作用及副作用，说明配合治疗、按医嘱用药、出院后定期复查的意义

第十一节 高 热

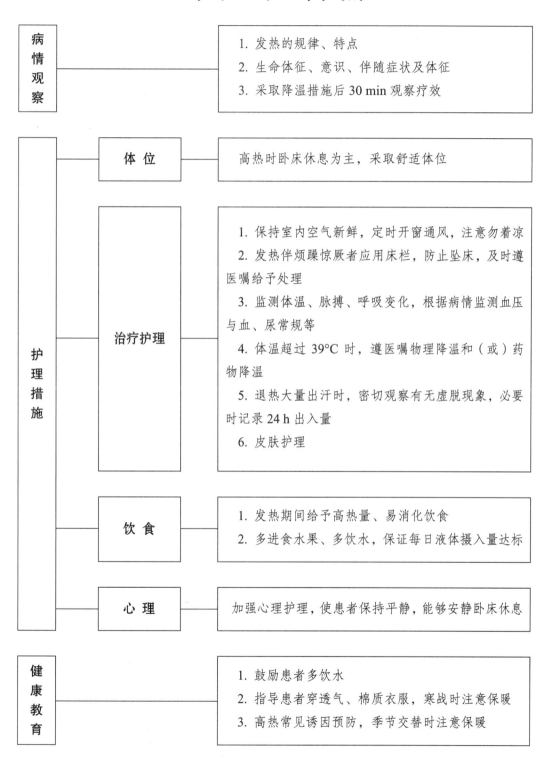

| 病情观察 | | 1. 发热的规律、特点
2. 生命体征、意识、伴随症状及体征
3. 采取降温措施后 30 min 观察疗效 |

护理措施	体 位	高热时卧床休息为主，采取舒适体位
	治疗护理	1. 保持室内空气新鲜，定时开窗通风，注意勿着凉 2. 发热伴烦躁惊厥者应用床栏，防止坠床，及时遵医嘱给予处理 3. 监测体温、脉搏、呼吸变化，根据病情监测血压与血、尿常规等 4. 体温超过 39℃ 时，遵医嘱物理降温和（或）药物降温 5. 退热大量出汗时，密切观察有无虚脱现象，必要时记录 24 h 出入量 6. 皮肤护理
	饮 食	1. 发热期间给予高热量、易消化饮食 2. 多进食水果、多饮水，保证每日液体摄入量达标
	心 理	加强心理护理，使患者保持平静，能够安静卧床休息

| 健康教育 | | 1. 鼓励患者多饮水
2. 指导患者穿透气、棉质衣服，寒战时注意保暖
3. 高热常见诱因预防，季节交替时注意保暖 |

第十二节 颅内高压

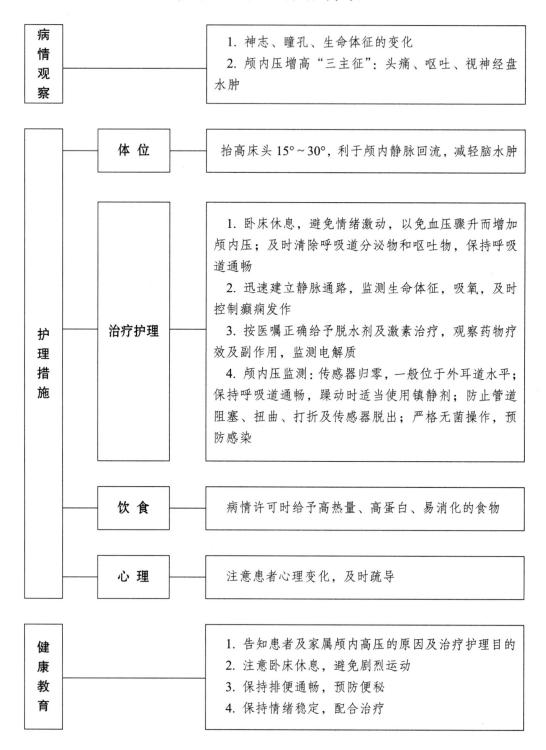

病情观察	1. 神志、瞳孔、生命体征的变化 2. 颅内压增高"三主征"：头痛、呕吐、视神经盘水肿

护理措施	体 位	抬高床头15°~30°，利于颅内静脉回流，减轻脑水肿
	治疗护理	1. 卧床休息，避免情绪激动，以免血压骤升而增加颅内压；及时清除呼吸道分泌物和呕吐物，保持呼吸道通畅 2. 迅速建立静脉通路，监测生命体征，吸氧，及时控制癫痫发作 3. 按医嘱正确给予脱水剂及激素治疗，观察药物疗效及副作用，监测电解质 4. 颅内压监测：传感器归零，一般位于外耳道水平；保持呼吸道通畅，躁动时适当使用镇静剂；防止管道阻塞、扭曲、打折及传感器脱出；严格无菌操作，预防感染
	饮 食	病情许可时给予高热量、高蛋白、易消化的食物
	心 理	注意患者心理变化，及时疏导

健康教育	1. 告知患者及家属颅内高压的原因及治疗护理目的 2. 注意卧床休息，避免剧烈运动 3. 保持排便通畅，预防便秘 4. 保持情绪稳定，配合治疗

第十三节　抽　搐

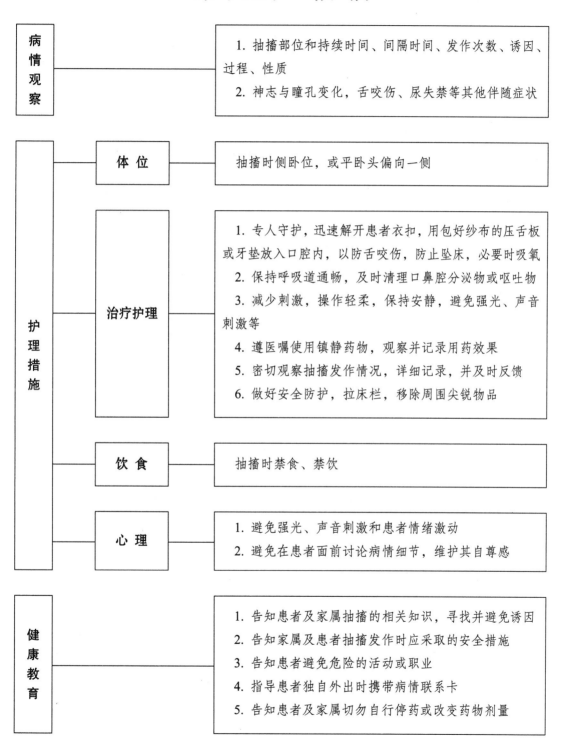

病情观察		1. 抽搐部位和持续时间、间隔时间、发作次数、诱因、过程、性质 2. 神志与瞳孔变化，舌咬伤、尿失禁等其他伴随症状
护理措施	体　位	抽搐时侧卧位，或平卧头偏向一侧
	治疗护理	1. 专人守护，迅速解开患者衣扣，用包好纱布的压舌板或牙垫放入口腔内，以防舌咬伤，防止坠床，必要时吸氧 2. 保持呼吸道通畅，及时清理口鼻腔分泌物或呕吐物 3. 减少刺激，操作轻柔，保持安静，避免强光、声音刺激等 4. 遵医嘱使用镇静药物，观察并记录用药效果 5. 密切观察抽搐发作情况，详细记录，并及时反馈 6. 做好安全防护，拉床栏，移除周围尖锐物品
	饮　食	抽搐时禁食、禁饮
	心　理	1. 避免强光、声音刺激和患者情绪激动 2. 避免在患者面前讨论病情细节，维护其自尊感
健康教育		1. 告知患者及家属抽搐的相关知识，寻找并避免诱因 2. 告知家属及患者抽搐发作时应采取的安全措施 3. 告知患者避免危险的活动或职业 4. 指导患者独自外出时携带病情联系卡 5. 告知患者及家属切勿自行停药或改变药物剂量

第十四节 压力性损伤

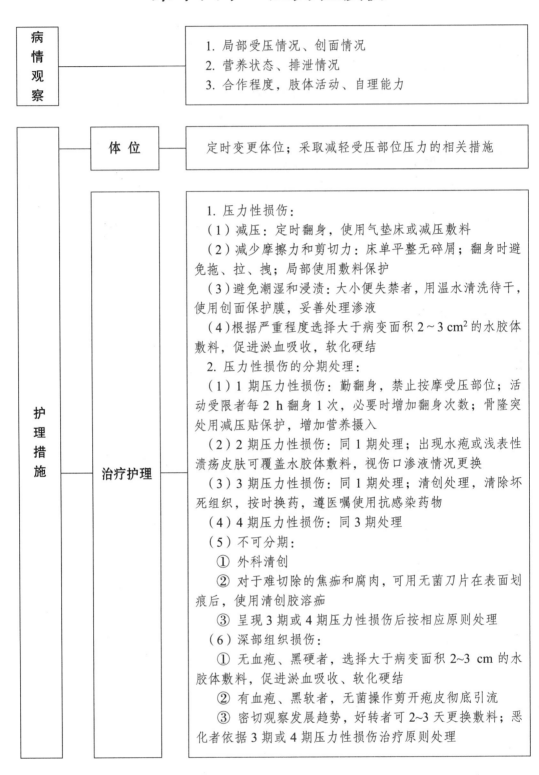

病情观察
1. 局部受压情况、创面情况
2. 营养状态、排泄情况
3. 合作程度，肢体活动、自理能力

体位
定时变更体位；采取减轻受压部位压力的相关措施

护理措施

治疗护理

1. 压力性损伤：
（1）减压：定时翻身，使用气垫床或减压敷料
（2）减少摩擦力和剪切力：床单平整无碎屑；翻身时避免拖、拉、拽；局部使用敷料保护
（3）避免潮湿和浸渍：大小便失禁者，用温水清洗待干，使用创面保护膜，妥善处理渗液
（4）根据严重程度选择大于病变面积 $2\sim3$ cm² 的水胶体敷料，促进淤血吸收，软化硬结
2. 压力性损伤的分期处理：
（1）1 期压力性损伤：勤翻身，禁止按摩受压部位；活动受限者每 2 h 翻身 1 次，必要时增加翻身次数；骨隆突处用减压贴保护，增加营养摄入
（2）2 期压力性损伤：同 1 期处理；出现水疱或浅表性溃疡皮肤可覆盖水胶体敷料，视伤口渗液情况更换
（3）3 期压力性损伤：同 1 期处理；清创处理，清除坏死组织，按时换药，遵医嘱使用抗感染药物
（4）4 期压力性损伤：同 3 期处理
（5）不可分期：
① 外科清创
② 对于难切除的焦痂和腐肉，可用无菌刀片在表面划痕后，使用清创胶溶痂
③ 呈现 3 期或 4 期压力性损伤后按相应原则处理
（6）深部组织损伤：
① 无血疱、黑硬者，选择大于病变面积 $2\sim3$ cm 的水胶体敷料，促进淤血吸收、软化硬结
② 有血疱、黑软者，无菌操作剪开疱皮彻底引流
③ 密切观察发展趋势，好转者可 $2\sim3$ 天更换敷料；恶化者依据 3 期或 4 期压力性损伤治疗原则处理

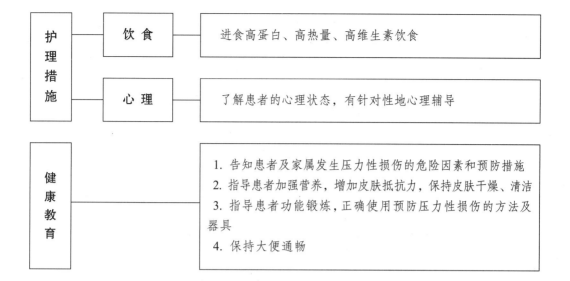

第十五节　疼痛

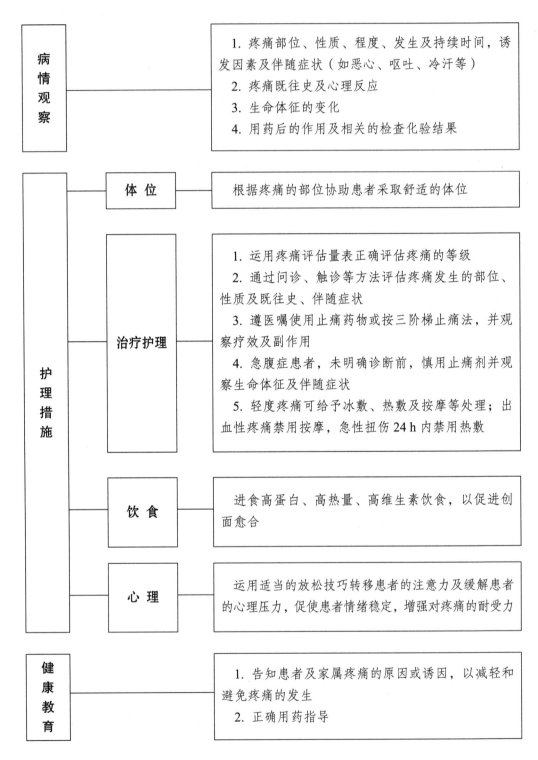

病情观察

1. 疼痛部位、性质、程度、发生及持续时间，诱发因素及伴随症状（如恶心、呕吐、冷汗等）
2. 疼痛既往史及心理反应
3. 生命体征的变化
4. 用药后的作用及相关的检查化验结果

护理措施

体位

根据疼痛的部位协助患者采取舒适的体位

治疗护理

1. 运用疼痛评估量表正确评估疼痛的等级
2. 通过问诊、触诊等方法评估疼痛发生的部位、性质及既往史、伴随症状
3. 遵医嘱使用止痛药物或按三阶梯止痛法，并观察疗效及副作用
4. 急腹症患者，未明确诊断前，慎用止痛剂并观察生命体征及伴随症状
5. 轻度疼痛可给予冰敷、热敷及按摩等处理；出血性疼痛禁用按摩，急性扭伤 24 h 内禁用热敷

饮食

进食高蛋白、高热量、高维生素饮食，以促进创面愈合

心理

运用适当的放松技巧转移患者的注意力及缓解患者的心理压力，促使患者情绪稳定，增强对疼痛的耐受力

健康教育

1. 告知患者及家属疼痛的原因或诱因，以减轻和避免疼痛的发生
2. 正确用药指导

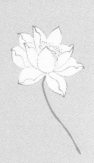

第三篇

专科护理常规

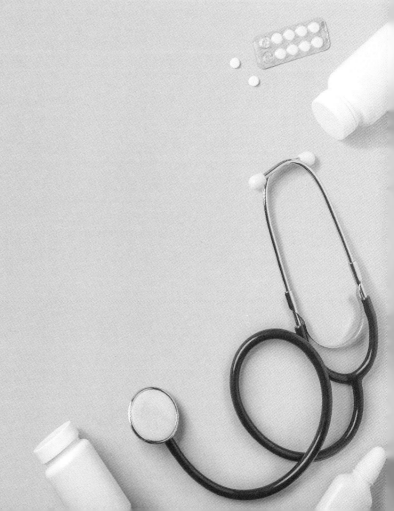

第六章　内科护理常规

第一节　呼吸与危重症医学科护理常规

一、呼吸与危重症医学科一般护理

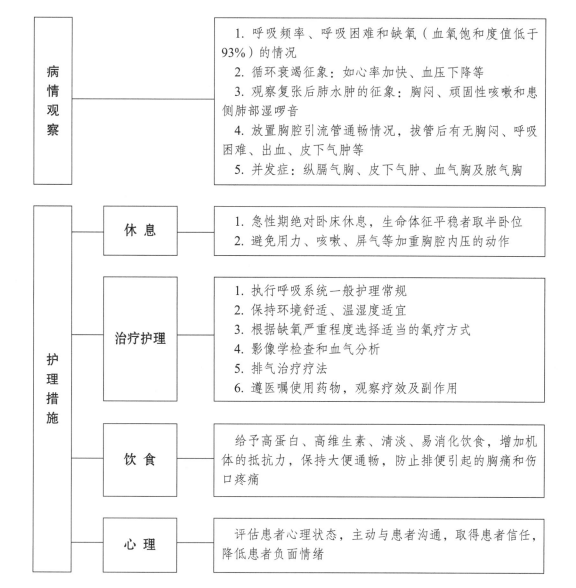

病情观察		1. 呼吸频率、呼吸困难和缺氧（血氧饱和度值低于93%）的情况 2. 循环衰竭征象：如心率加快、血压下降等 3. 观察复张后肺水肿的征象：胸闷、顽固性咳嗽和患侧肺部湿啰音 4. 放置胸腔引流管通畅情况，拔管后有无胸闷、呼吸困难、出血、皮下气肿等 5. 并发症：纵膈气胸、皮下气肿、血气胸及脓气胸
护理措施	休息	1. 急性期绝对卧床休息，生命体征平稳者取半卧位 2. 避免用力、咳嗽、屏气等加重胸腔内压的动作
	治疗护理	1. 执行呼吸系统一般护理常规 2. 保持环境舒适、温湿度适宜 3. 根据缺氧严重程度选择适当的氧疗方式 4. 影像学检查和血气分析 5. 排气治疗疗法 6. 遵医嘱使用药物，观察疗效及副作用
	饮食	给予高蛋白、高维生素、清淡、易消化饮食，增加机体的抵抗力，保持大便通畅，防止排便引起的胸痛和伤口疼痛
	心理	评估患者心理状态，主动与患者沟通，取得患者信任，降低患者负面情绪

二、呼吸与危重症医学科专病护理

（一）支气管哮喘

概述	支气管哮喘简称哮喘，是由多种细胞（如嗜酸性粒细胞、肥大细胞、T 淋巴细胞、中性粒细胞、气道上皮细胞等）和细胞组分参与的气道慢性炎症性疾病，慢性炎症与气道高反应性相关，通常出现广泛多变的可逆性气流受限，反复发作的喘息、气急、胸闷和咳嗽等症状，多在夜间和清晨发作或加重

护理措施	休息	尽快脱离过敏原，提供舒适环境和体位，重症患者取端坐位，保持室内清洁、空气流通
	治疗护理	1. 氧疗：遵医嘱给予鼻导管或面罩吸氧，必要时予以机械通气 2. 遵医嘱用药：观察药物疗效和不良反应，包括 β_2 受体激动剂、糖皮质激素、茶碱类等 3. 指导有效咳嗽，痰液黏稠者给予雾化吸入 4. 指导正确使用定量气雾剂和干粉吸入剂 5. 病情观察：观察哮喘发作的前驱症状，如鼻咽痒、喷嚏、流涕、眼痒等；发作时，观察意识状态、呼吸频率、呼吸困难等情况；监测动脉血气分析和肺功能情况
	饮食	1. 提供清淡、易消化、足够热量的饮食，避免食用与哮喘发作有关的食物，如鱼、虾、蟹、牛奶等 2. 鼓励患者多饮水，急性发作者每天饮水 2500～3000 ml
	心理	安慰、疏导，心理支持，消除过度紧张情绪

健康教育	1. 指导患者了解哮喘本质及发病机制 2. 针对个体情况，指导患者找出促激发因素，避免接触过敏原 3. 指导患者熟悉哮喘发作的先兆表现及相应的处理办法，动员家属参与哮喘管理 4. 用药指导：了解常用平喘药物的作用、正确用量、用法及不良反应，掌握不同吸入装置的正确用法

（二）慢性支气管炎

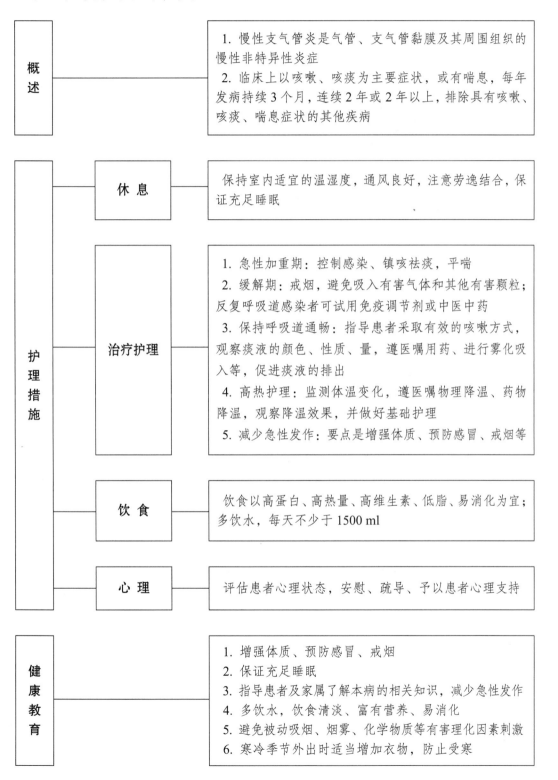

概述	1. 慢性支气管炎是气管、支气管黏膜及其周围组织的慢性非特异性炎症 2. 临床上以咳嗽、咳痰为主要症状，或有喘息，每年发病持续 3 个月，连续 2 年或 2 年以上，排除具有咳嗽、咳痰、喘息症状的其他疾病

护理措施	休息	保持室内适宜的温湿度，通风良好，注意劳逸结合，保证充足睡眠
	治疗护理	1. 急性加重期：控制感染、镇咳祛痰，平喘 2. 缓解期：戒烟，避免吸入有害气体和其他有害颗粒；反复呼吸道感染者可试用免疫调节剂或中医中药 3. 保持呼吸道通畅：指导患者采取有效的咳嗽方式，观察痰液的颜色、性质、量，遵医嘱用药、进行雾化吸入等，促进痰液的排出 4. 高热护理：监测体温变化，遵医嘱物理降温、药物降温，观察降温效果，并做好基础护理 5. 减少急性发作：要点是增强体质、预防感冒、戒烟等
	饮食	饮食以高蛋白、高热量、高维生素、低脂、易消化为宜；多饮水，每天不少于 1500 ml
	心理	评估患者心理状态，安慰、疏导、予以患者心理支持

健康教育	1. 增强体质、预防感冒、戒烟 2. 保证充足睡眠 3. 指导患者及家属了解本病的相关知识，减少急性发作 4. 多饮水，饮食清淡、富有营养、易消化 5. 避免被动吸烟、烟雾、化学物质等有害理化因素刺激 6. 寒冷季节外出时适当增加衣物，防止受寒

（三）肺结核

| 概述 | 肺结核是结核分枝杆菌引起的肺部慢性传染性疾病 |

护理措施	休息	自主卧位休息，呼吸困难者予半卧位休息，危重患者绝对卧床休息
	治疗护理	1. 高热护理：监测体温，做好基础护理，物理降温 2. 观察痰液的颜色、性质、量，指导正确咳嗽、排痰方法 3. 胸痛者可患侧卧位，剧烈咳嗽者可遵医嘱给予镇咳药 4. 遵医嘱使用抗生素，注意发热、皮疹胃肠道不适等不良反应 5. 重症患者护理：翻身、拍背，保持气道通畅，体位引流，予氧气吸入 4~6 L/min，一旦有休克征象，积极配合进行抢救
	饮食	评估患者心理状态，有无焦虑等不良情绪，安慰患者，使其保持情绪稳定，增强战胜疾病的信心
	心理	1. 注意休息，劳逸结合 2. 参加体育锻炼，避免受凉、酗酒、吸烟 3. 易感人群可接种流感或肺炎疫苗

| 健康教育 | 1. 按要求对痰液及污染物进行消毒处理，进行咳嗽礼仪宣教
2. 强调坚持规律、全程、合理用药的重要性
3. 指导患者合理安排休息，保证营养摄入，戒烟酒，避免情绪波动及呼吸道感染，保持居室通风、干燥
4. 督促治疗期间定期复查胸片和肝、肾功能，定期随访 |

（四）呼吸衰竭

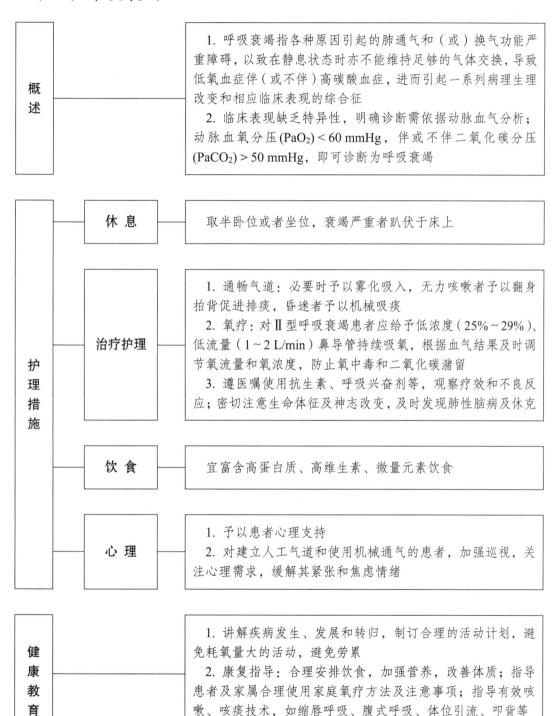

概述		1. 呼吸衰竭指各种原因引起的肺通气和（或）换气功能严重障碍，以致在静息状态时亦不能维持足够的气体交换，导致低氧血症伴（或不伴）高碳酸血症，进而引起一系列病理生理改变和相应临床表现的综合征 2. 临床表现缺乏特异性，明确诊断需依据动脉血气分析；动脉血氧分压 (PaO_2) < 60 mmHg，伴或不伴二氧化碳分压 $(PaCO_2)$ > 50 mmHg，即可诊断为呼吸衰竭
护理措施	休息	取半卧位或者坐位，衰竭严重者趴伏于床上
	治疗护理	1. 通畅气道：必要时予以雾化吸入，无力咳嗽者予以翻身拍背促进排痰，昏迷者予以机械吸痰 2. 氧疗：对Ⅱ型呼吸衰竭患者应给予低浓度（25%～29%）、低流量（1～2 L/min）鼻导管持续吸氧，根据血气结果及时调节氧流量和氧浓度，防止氧中毒和二氧化碳潴留 3. 遵医嘱使用抗生素、呼吸兴奋剂等，观察疗效和不良反应；密切注意生命体征及神志改变，及时发现肺性脑病及休克
	饮食	宜富含高蛋白质、高维生素、微量元素饮食
	心理	1. 予以患者心理支持 2. 对建立人工气道和使用机械通气的患者，加强巡视，关注心理需求，缓解其紧张和焦虑情绪
健康教育		1. 讲解疾病发生、发展和转归，制订合理的活动计划，避免耗氧量大的活动，避免劳累 2. 康复指导：合理安排饮食，加强营养，改善体质；指导患者及家属合理使用家庭氧疗方法及注意事项；指导有效咳嗽、咳痰技术，如缩唇呼吸、腹式呼吸、体位引流、叩背等 3. 指导患者正确使用药物，交代注意事项

（五）自发性气胸

概述	胸膜腔为不含气体的密闭潜在腔隙，当气体进入胸膜腔，造成积气状态时，称为气胸；气胸可分为自发性、外伤性和医源性3类；自发性气胸指肺组织及脏层胸膜的自发破裂，或者胸膜下肺大疱自发破裂，使肺及支气管内的气体进入胸膜腔所致的气胸，可分为原发性和继发性，前者发生于无基础肺疾病的健康人

护理措施	休息	急性期绝对卧床休息；生命体征平稳者取半卧位；避免用力咳嗽、屏气等加重胸腔内压
	治疗护理	1. 向患者简要说明排气疗法的目的、意义、过程及注意事项 2. 保持有效引流：引流装置液平面低于胸腔出口平面60 cm，防止反流，并妥善固定，避免扭曲、受压；防止引流液和渗出物堵塞引流管；观察水封瓶液面有无气体逸出，水柱是否随呼吸上下波动 3. 鼓励患者每2 h进行一次深呼吸、咳嗽，促进肺复张，但应避免剧烈咳嗽 4. 拔管：引流管无气体逸出1~2天后，遵医嘱夹闭1天；患者无气急、呼吸困难，X线胸片示肺已全部复张，可拔除引流管
	饮食	高蛋白、高维生素、清淡、易消化饮食，保持排便通畅，防止排便引起胸痛和伤口疼痛
	心理	评估患者心理状态，主动与患者沟通，取得患者信任，降低患者负面情绪

健康教育	1. 向患者介绍自发性气胸的发生机理，积极治疗肺基础疾病；防止气胸诱发因素：避免抬举重物、剧烈咳嗽、屏气、用力排便、预防便秘 2. 痊愈后1个月内不要进行剧烈活动，如打球、跑步；避免情绪激动，吸烟者戒烟；注意保暖，避免感冒；一旦出现突发性胸痛、胸闷、气急时，应及时就诊

（六）慢性阻塞性肺疾病急性加重期（AECOPD）

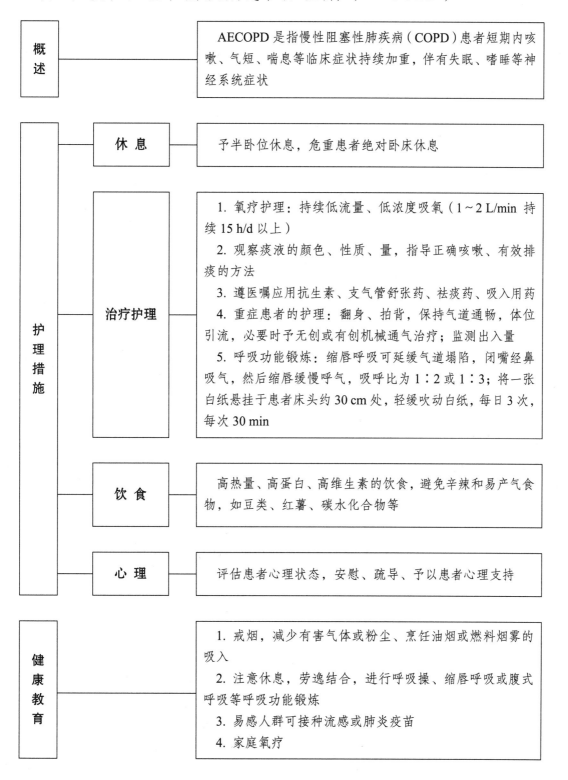

概述	AECOPD 是指慢性阻塞性肺疾病（COPD）患者短期内咳嗽、气短、喘息等临床症状持续加重，伴有失眠、嗜睡等神经系统症状

护理措施	休息	予半卧位休息，危重患者绝对卧床休息
	治疗护理	1. 氧疗护理：持续低流量、低浓度吸氧（1～2 L/min 持续 15 h/d 以上） 2. 观察痰液的颜色、性质、量，指导正确咳嗽、有效排痰的方法 3. 遵医嘱应用抗生素、支气管舒张药、祛痰药、吸入用药 4. 重症患者的护理：翻身、拍背，保持气道通畅，体位引流，必要时予无创或有创机械通气治疗；监测出入量 5. 呼吸功能锻炼：缩唇呼吸可延缓气道塌陷，闭嘴经鼻吸气，然后缩唇缓慢呼气，吸呼比为 1∶2 或 1∶3；将一张白纸悬挂于患者床头约 30 cm 处，轻缓吹动白纸，每日 3 次，每次 30 min
	饮食	高热量、高蛋白、高维生素的饮食，避免辛辣和易产气食物，如豆类、红薯、碳水化合物等
	心理	评估患者心理状态，安慰、疏导、予以患者心理支持

健康教育	1. 戒烟，减少有害气体或粉尘、烹饪油烟或燃料烟雾的吸入 2. 注意休息，劳逸结合，进行呼吸操、缩唇呼吸或腹式呼吸等呼吸功能锻炼 3. 易感人群可接种流感或肺炎疫苗 4. 家庭氧疗

（七）肺 癌

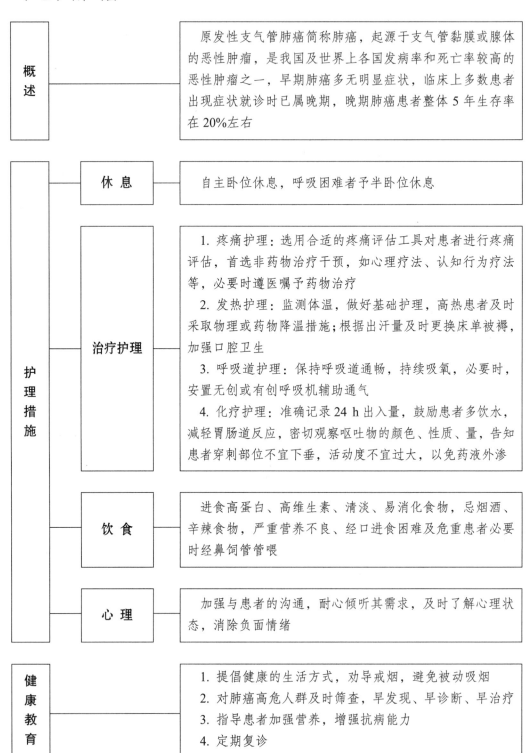

概述	原发性支气管肺癌简称肺癌，起源于支气管黏膜或腺体的恶性肿瘤，是我国及世界上各国发病率和死亡率较高的恶性肿瘤之一，早期肺癌多无明显症状，临床上多数患者出现症状就诊时已属晚期，晚期肺癌患者整体 5 年生存率在 20% 左右

护理措施	休息	自主卧位休息，呼吸困难者予半卧位休息
	治疗护理	1. 疼痛护理：选用合适的疼痛评估工具对患者进行疼痛评估，首选非药物治疗干预，如心理疗法、认知行为疗法等，必要时遵医嘱予药物治疗 2. 发热护理：监测体温，做好基础护理，高热患者及时采取物理或药物降温措施；根据出汗量及时更换床单被褥，加强口腔卫生 3. 呼吸道护理：保持呼吸道通畅，持续吸氧，必要时，安置无创或有创呼吸机辅助通气 4. 化疗护理：准确记录 24 h 出入量，鼓励患者多饮水，减轻胃肠道反应，密切观察呕吐物的颜色、性质、量，告知患者穿刺部位不宜下垂，活动度不宜过大，以免药液外渗
	饮食	进食高蛋白、高维生素、清淡、易消化食物，忌烟酒、辛辣食物，严重营养不良、经口进食困难及危重患者必要时经鼻饲管管喂
	心理	加强与患者的沟通，耐心倾听其需求，及时了解心理状态，消除负面情绪

健康教育	1. 提倡健康的生活方式，劝导戒烟，避免被动吸烟 2. 对肺癌高危人群及时筛查，早发现、早诊断、早治疗 3. 指导患者加强营养，增强抗病能力 4. 定期复诊

（八）肺 炎

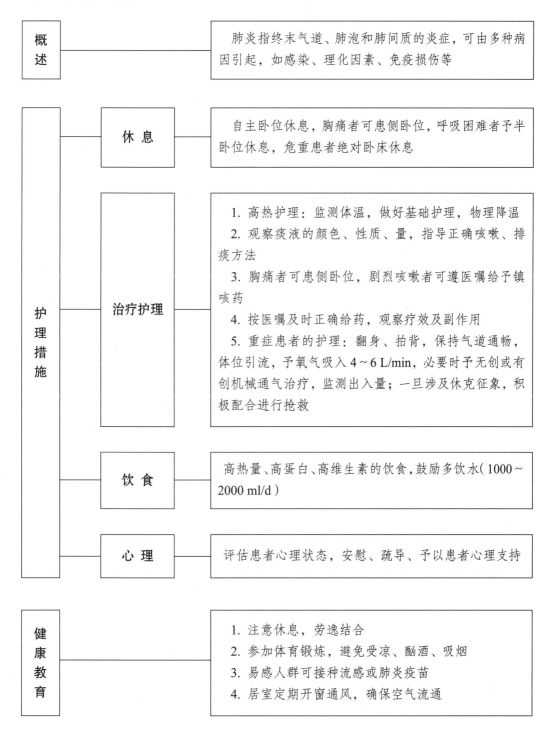

| 概述 | 肺炎指终末气道、肺泡和肺间质的炎症,可由多种病因引起,如感染、理化因素、免疫损伤等 |

护理措施	休息	自主卧位休息,胸痛者可患侧卧位,呼吸困难者予半卧位休息,危重患者绝对卧床休息
	治疗护理	1. 高热护理：监测体温,做好基础护理,物理降温 2. 观察痰液的颜色、性质、量,指导正确咳嗽、排痰方法 3. 胸痛者可患侧卧位,剧烈咳嗽者可遵医嘱给予镇咳药 4. 按医嘱及时正确给药,观察疗效及副作用 5. 重症患者的护理：翻身、拍背,保持气道通畅,体位引流,予氧气吸入 4～6 L/min,必要时予无创或有创机械通气治疗,监测出入量；一旦涉及休克征象,积极配合进行抢救
	饮食	高热量、高蛋白、高维生素的饮食,鼓励多饮水(1000～2000 ml/d)
	心理	评估患者心理状态,安慰、疏导、予以患者心理支持

| 健康教育 | 1. 注意休息,劳逸结合
2. 参加体育锻炼,避免受凉、酗酒、吸烟
3. 易感人群可接种流感或肺炎疫苗
4. 居室定期开窗通风,确保空气流通 |

第二节 心血管内科护理常规

一、心血管内科一般护理

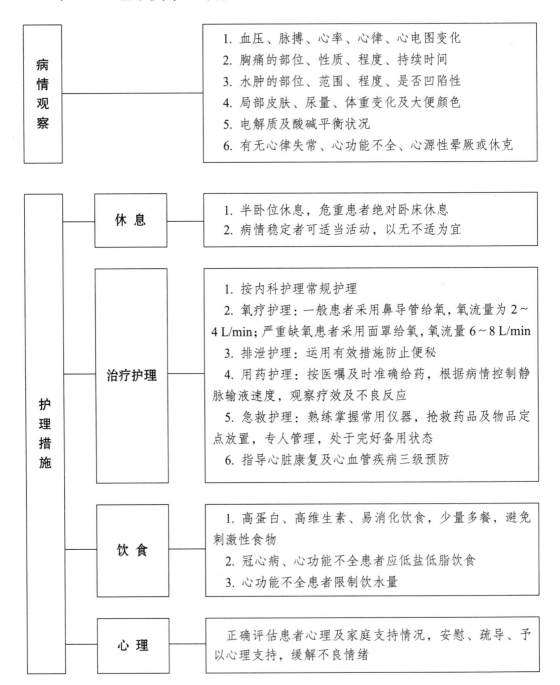

病情观察

1. 血压、脉搏、心率、心律、心电图变化
2. 胸痛的部位、性质、程度、持续时间
3. 水肿的部位、范围、程度、是否凹陷性
4. 局部皮肤、尿量、体重变化及大便颜色
5. 电解质及酸碱平衡状况
6. 有无心律失常、心功能不全、心源性晕厥或休克

护理措施

休息

1. 半卧位休息，危重患者绝对卧床休息
2. 病情稳定者可适当活动，以无不适为宜

治疗护理

1. 按内科护理常规护理
2. 氧疗护理：一般患者采用鼻导管给氧，氧流量为 2～4 L/min；严重缺氧患者采用面罩给氧，氧流量 6～8 L/min
3. 排泄护理：运用有效措施防止便秘
4. 用药护理：按医嘱及时准确给药，根据病情控制静脉输液速度，观察疗效及不良反应
5. 急救护理：熟练掌握常用仪器，抢救药品及物品定点放置，专人管理，处于完好备用状态
6. 指导心脏康复及心血管疾病三级预防

饮食

1. 高蛋白、高维生素、易消化饮食，少量多餐，避免刺激性食物
2. 冠心病、心功能不全患者应低盐低脂饮食
3. 心功能不全患者限制饮水量

心理

正确评估患者心理及家庭支持情况，安慰、疏导、予以心理支持，缓解不良情绪

二、心血管内科专病护理

（一）心绞痛

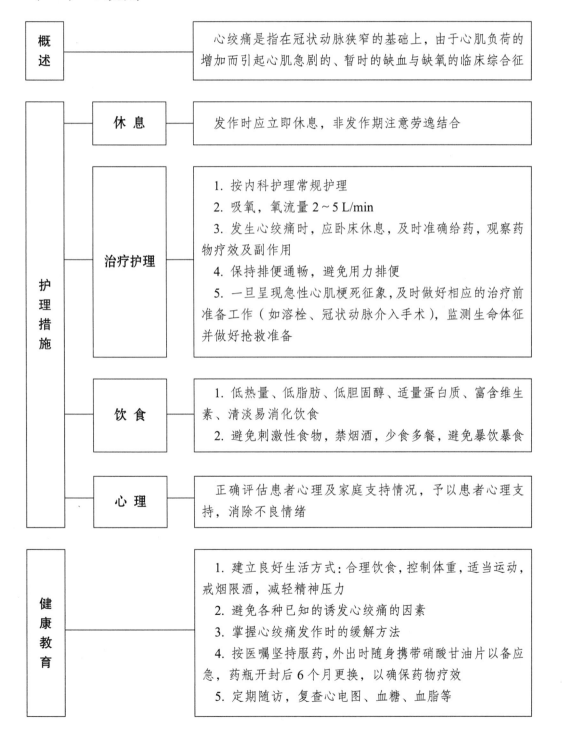

概述	心绞痛是指在冠状动脉狭窄的基础上，由于心肌负荷的增加而引起心肌急剧的、暂时的缺血与缺氧的临床综合征

护理措施	休息	发作时应立即休息，非发作期注意劳逸结合
	治疗护理	1. 按内科护理常规护理 2. 吸氧，氧流量 2～5 L/min 3. 发生心绞痛时，应卧床休息，及时准确给药，观察药物疗效及副作用 4. 保持排便通畅，避免用力排便 5. 一旦呈现急性心肌梗死征象，及时做好相应的治疗前准备工作（如溶栓、冠状动脉介入手术），监测生命体征并做好抢救准备
	饮食	1. 低热量、低脂肪、低胆固醇、适量蛋白质、富含维生素、清淡易消化饮食 2. 避免刺激性食物，禁烟酒，少食多餐，避免暴饮暴食
	心理	正确评估患者心理及家庭支持情况，予以患者心理支持，消除不良情绪

健康教育	1. 建立良好生活方式：合理饮食，控制体重，适当运动，戒烟限酒，减轻精神压力 2. 避免各种已知的诱发心绞痛的因素 3. 掌握心绞痛发作时的缓解方法 4. 按医嘱坚持服药，外出时随身携带硝酸甘油片以备应急，药瓶开封后 6 个月更换，以确保药物疗效 5. 定期随访，复查心电图、血糖、血脂等

（二）急性冠脉综合征

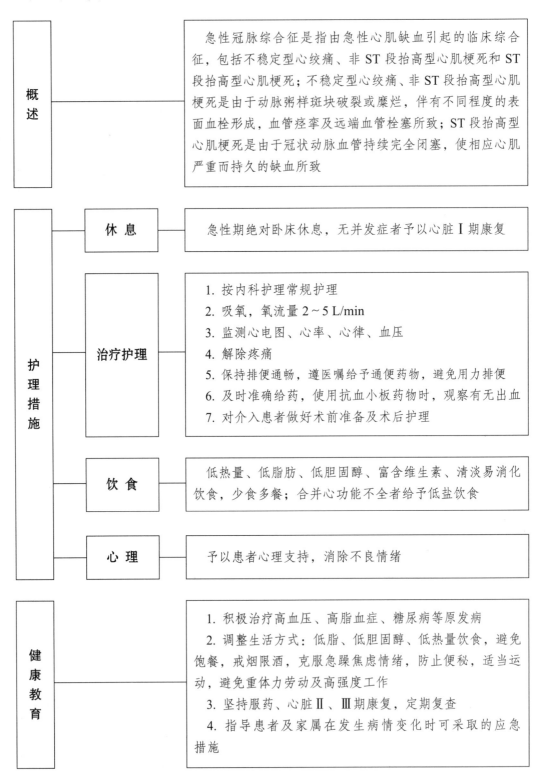

概述		急性冠脉综合征是指由急性心肌缺血引起的临床综合征，包括不稳定型心绞痛、非 ST 段抬高型心肌梗死和 ST 段抬高型心肌梗死；不稳定型心绞痛、非 ST 段抬高型心肌梗死是由于动脉粥样斑块破裂或糜烂，伴有不同程度的表面血栓形成，血管痉挛及远端血管栓塞所致；ST 段抬高型心肌梗死是由于冠状动脉血管持续完全闭塞，使相应心肌严重而持久的缺血所致
护理措施	休息	急性期绝对卧床休息，无并发症者予以心脏 I 期康复
	治疗护理	1. 按内科护理常规护理 2. 吸氧，氧流量 2～5 L/min 3. 监测心电图、心率、心律、血压 4. 解除疼痛 5. 保持排便通畅，遵医嘱给予通便药物，避免用力排便 6. 及时准确给药，使用抗血小板药物时，观察有无出血 7. 对介入患者做好术前准备及术后护理
	饮食	低热量、低脂肪、低胆固醇、富含维生素、清淡易消化饮食，少食多餐；合并心功能不全者给予低盐饮食
	心理	予以患者心理支持，消除不良情绪
健康教育		1. 积极治疗高血压、高脂血症、糖尿病等原发病 2. 调整生活方式：低脂、低胆固醇、低热量饮食，避免饱餐，戒烟限酒，克服急躁焦虑情绪，防止便秘，适当运动，避免重体力劳动及高强度工作 3. 坚持服药、心脏 II、III 期康复，定期复查 4. 指导患者及家属在发生病情变化时可采取的应急措施

（三）心律失常

概述	心律失常是指心脏冲动的频率、节律、起源部位、传导速度或激动次序的异常，包括窦性心律失常、房性心律失常、房室交界区心律失常、室性心律失常、心脏传导阻滞

护理措施	休息	1. 偶发、无器质性心脏病的心律失常，无须卧床休息，注意劳逸结合 2. 严重心律失常者应卧床休息
	治疗护理	1. 按内科护理常规护理 2. 严重心律失常的患者，监测生命体征、心律的类型和心率的变化。出现频发、多源性、成对的或呈 R-on-T 现象的室性期前收缩，阵发性室性心动过速，窦性停搏，二度Ⅱ型或三度房室传导阻滞等严重心律失常，必须立即报告医师，并配合抢救 3. 严格按医嘱给药，指导患者按时服药，并注意药物疗效及副作用 4. 对介入治疗的患者，及时做好术前准备及术后护理
	饮食	1. 宜进食富含纤维素的食物，以防便秘 2. 避免饱餐及摄入刺激性食物，如咖啡、浓茶，戒烟酒
	心理	正确评估患者心理及家庭支持情况，予以患者心理支持，消除紧张等不良心理，正确认识自身疾病

健康教育	1. 讲解心律失常的常见病因及防治知识 2. 避免诱因，如情绪紧张、过度劳累、急性感染、寒冷刺激、不良生活习惯（吸烟、饮浓茶和咖啡），注意劳逸结合，规律生活，情绪稳定 3. 注意饮食调节和营养补充，戒烟限酒，少食辛辣刺激性食物 4. 指导患者合理用药，坚持服药，不可随意增减药物的剂量及种类

（四）高血压

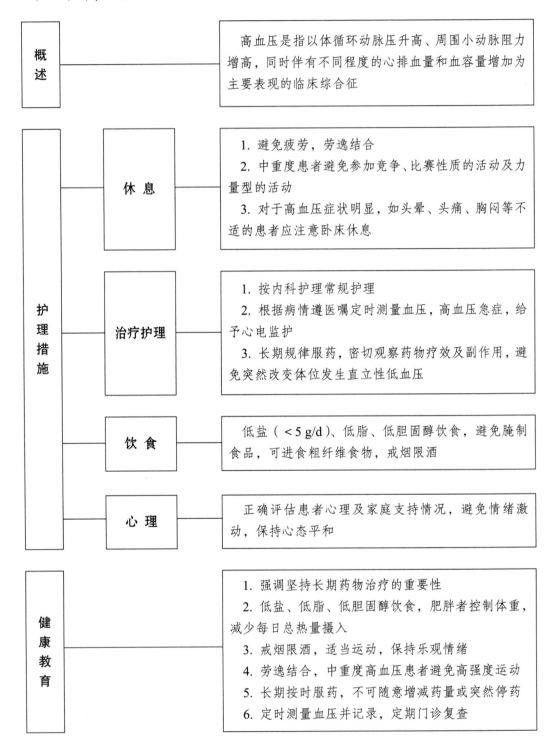

| 概述 | | 高血压是指以体循环动脉压升高、周围小动脉阻力增高，同时伴有不同程度的心排血量和血容量增加为主要表现的临床综合征 |

护理措施

休息
1. 避免疲劳，劳逸结合
2. 中重度患者避免参加竞争、比赛性质的活动及力量型的活动
3. 对于高血压症状明显，如头晕、头痛、胸闷等不适的患者应注意卧床休息

治疗护理
1. 按内科护理常规护理
2. 根据病情遵医嘱定时测量血压，高血压急症，给予心电监护
3. 长期规律服药，密切观察药物疗效及副作用，避免突然改变体位发生直立性低血压

饮食
低盐（<5 g/d）、低脂、低胆固醇饮食，避免腌制食品，可进食粗纤维食物，戒烟限酒

心理
正确评估患者心理及家庭支持情况，避免情绪激动，保持心态平和

健康教育
1. 强调坚持长期药物治疗的重要性
2. 低盐、低脂、低胆固醇饮食，肥胖者控制体重，减少每日总热量摄入
3. 戒烟限酒，适当运动，保持乐观情绪
4. 劳逸结合，中重度高血压患者避免高强度运动
5. 长期按时服药，不可随意增减药量或突然停药
6. 定时测量血压并记录，定期门诊复查

（五）心脏瓣膜病

概述	心脏瓣膜病是指由于炎症、黏液样变性、退行性改变、先天畸形、缺血性坏死、创伤等原因引起的单个或多个心脏瓣膜功能或结构异常，导致瓣膜口狭窄及（或）关闭不全的一类心脏病

护理措施	**休息**	1. 根据心功能情况合理安排休息和活动，避免剧烈活动 2. 风湿活动期应卧床休息，发生心力衰竭者绝对卧床休息
	治疗护理	1. 按内科护理常规护理 2. 根据医嘱及时准确给药并观察药物疗效及不良反应 3. 呼吸困难者给予氧气吸入，氧流量 2~4 L/min 4. 根据药物性质和心功能情况调整输液速度 5. 长期抗凝治疗，密切观察凝血功能的改变，注意有无皮肤黏膜出血、黑便、血尿等
	饮食	1. 低盐、低脂、高热量、高蛋白、高维生素、易消化饮食；少量多餐，多吃蔬果 2. 忌暴饮暴食、忌烟酒、浓茶、咖啡等 3. 心力衰竭者应限制钠盐的摄入
	心理	正确评估患者心理及家庭支持情况，保持心情舒畅，避免过度紧张和焦虑

健康教育	1. 避免剧烈活动和劳累；育龄妇女心功能Ⅲ级以上不宜妊娠，以免加重心脏负担，造成生命危险 2. 避免高脂肪、高胆固醇、高盐饮食，戒烟酒，保持排便通畅，控制体重；心力衰竭者应限制钠盐摄入 3. 遵医嘱服药，积极控制并发症，注意药物副作用 4. 保持心情舒畅，避免过度紧张和焦虑 5. 注意防寒保暖，预防呼吸道感染 6. 定期复查心电图、X 线、心脏超声等，如有不适及时就医

（六）心肌病

概述	心肌病是指由不同病因引起心肌病变，导致心肌机械和（或）心电功能障碍

护理措施	休息	1. 合并严重心力衰竭、心律失常及晕厥者绝对卧床休息 2. 扩张性心肌病患者避免劳累，注意休息 3. 肥厚型心肌病患者避免剧烈运动、突然用力或提取重物
	治疗护理	1. 按内科护理常规护理 2. 呼吸困难者给予氧气吸入，氧流量 2~4 L/min 3. 严格控制输液量与速度，根据药物性质调整输液速度 4. 有头晕或晕厥症状的患者注意卧床休息，同时避免突然改变体位 5. 合并栓塞的患者行长期抗凝治疗，密切观察凝血功能的改变，注意有无皮肤黏膜出血、黑便、血尿等
	饮食	高维生素、高蛋白质，低盐、低脂饮食，避免刺激性食物，少食多餐，戒烟酒
	心理	正确评估患者心理及家庭支持情况，给予解释和心理疏导，树立战胜疾病的信心，保持积极乐观心态

健康教育	1. 适当限制活动，避免劳累，预防上呼吸道感染，避免情绪激动、持重物、屏气及剧烈运动；有晕厥史或猝死家族史的患者应避免单独外出 2. 宜进高蛋白、高维生素、高纤维素的清淡饮食，心力衰竭时应低盐饮食，控制液体摄入，戒烟酒 3. 学会病情自我监测，如记录 24 h 尿量、每天测量体重、自测脉搏，测量血压 4. 遵医嘱坚持服药，不可随意减量及停药 5. 定期门诊随访，症状加重时及时就诊

（七）病毒性心肌炎

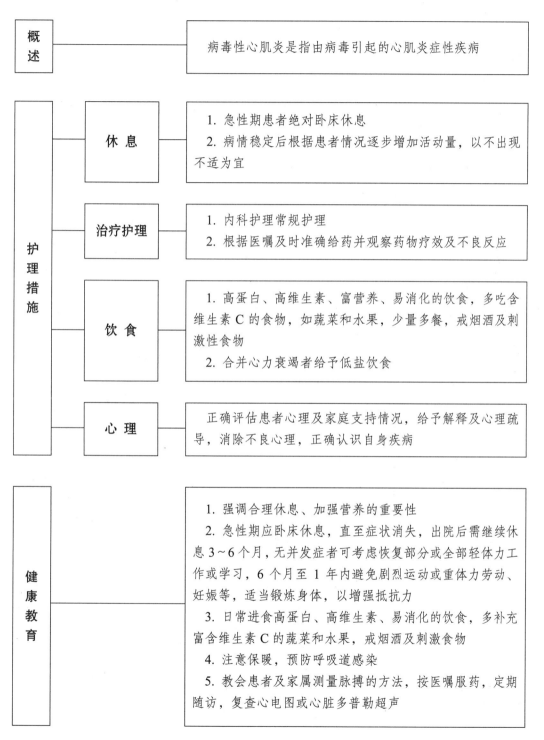

| 概述 | 病毒性心肌炎是指由病毒引起的心肌炎症性疾病 |

护理措施

休息
1. 急性期患者绝对卧床休息
2. 病情稳定后根据患者情况逐步增加活动量，以不出现不适为宜

治疗护理
1. 内科护理常规护理
2. 根据医嘱及时准确给药并观察药物疗效及不良反应

饮食
1. 高蛋白、高维生素、富营养、易消化的饮食，多吃含维生素C的食物，如蔬菜和水果，少量多餐，戒烟酒及刺激性食物
2. 合并心力衰竭者给予低盐饮食

心理
正确评估患者心理及家庭支持情况，给予解释及心理疏导，消除不良心理，正确认识自身疾病

健康教育
1. 强调合理休息、加强营养的重要性
2. 急性期应卧床休息，直至症状消失，出院后需继续休息3~6个月，无并发症者可考虑恢复部分或全部轻体力工作或学习，6个月至1年内避免剧烈运动或重体力劳动、妊娠等，适当锻炼身体，以增强抵抗力
3. 日常进食高蛋白、高维生素、易消化的饮食，多补充富含维生素C的蔬菜和水果，戒烟酒及刺激食物
4. 注意保暖，预防呼吸道感染
5. 教会患者及家属测量脉搏的方法，按医嘱服药，定期随访，复查心电图或心脏多普勒超声

（八）心包炎

概述		心包炎是指由感染、肿瘤、代谢性疾病、尿毒症、自身免疫病、外伤等引起的心包病理性改变

护理措施

	休息	1. 急性期卧床休息，协助患者取舒适的半卧位或坐位 2. 出现心脏压塞症状时采取前倾坐位 3. 症状缓解后逐渐增加活动量
	治疗护理	1. 按内科护理常规护理 2. 观察患者体温变化，及时做好降温处理，定时测量体温并做好记录 3. 疼痛处理：卧床休息，避免用力咳嗽、深呼吸或突然改变体位，遵医嘱给予解热镇痛剂或吗啡类药物，注意观察药物的疗效 4. 心包腔穿刺术的护理：保持引流管通畅、密闭无菌；引流袋低于胸壁引流口平面 60～100 cm；术后抬高床头；记录引流液量及性质；保持敷料清洁干燥 5. 心脏压塞患者的护理：观察血压、心律、心电图的改变，尤其是 ST 段的改变；配合医生进行抢救
	饮食	高热量、高蛋白、高维生素饮食，有水肿时限钠盐摄入
	心理	正确评估患者心理及家庭支持情况，做好心理安慰及疏导，减少心肌耗氧量

健康教育		1. 注意休息，避免劳累；防寒保暖，预防呼吸道感染 2. 加强营养，进食高热量、高蛋白、高维生素、易消化饮食，限钠盐摄入 3. 坚持足够疗程药物治疗（如抗结核治疗），不可擅自停药，注意药物不良反应，定期随访检查肝肾功能

（九）感染性心内膜炎

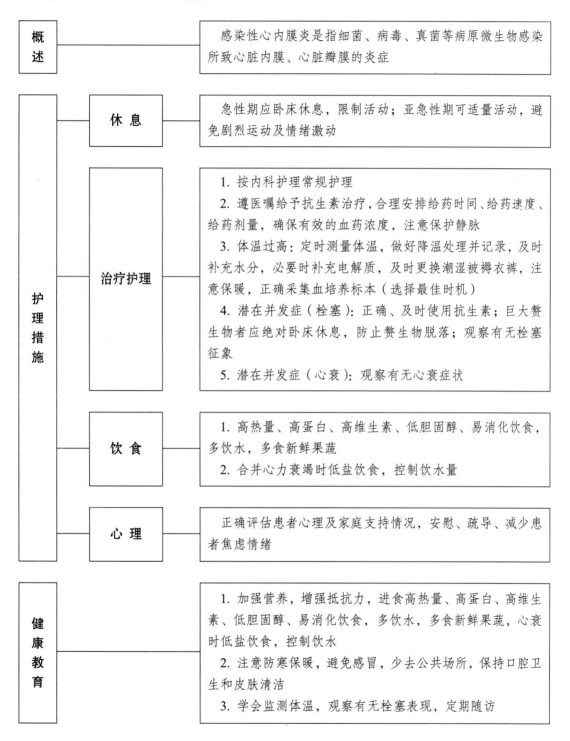

概述	感染性心内膜炎是指细菌、病毒、真菌等病原微生物感染所致心脏内膜、心脏瓣膜的炎症

护理措施	休息	急性期应卧床休息，限制活动；亚急性期可适量活动，避免剧烈运动及情绪激动
	治疗护理	1. 按内科护理常规护理 2. 遵医嘱给予抗生素治疗，合理安排给药时间、给药速度、给药剂量，确保有效的血药浓度，注意保护静脉 3. 体温过高：定时测量体温，做好降温处理并记录，及时补充水分，必要时补充电解质，及时更换潮湿被褥衣裤，注意保暖，正确采集血培养标本（选择最佳时机） 4. 潜在并发症（栓塞）：正确、及时使用抗生素；巨大赘生物者应绝对卧床休息，防止赘生物脱落；观察有无栓塞征象 5. 潜在并发症（心衰）：观察有无心衰症状
	饮食	1. 高热量、高蛋白、高维生素、低胆固醇、易消化饮食，多饮水，多食新鲜果蔬 2. 合并心力衰竭时低盐饮食，控制饮水量
	心理	正确评估患者心理及家庭支持情况，安慰、疏导、减少患者焦虑情绪

健康教育	1. 加强营养，增强抵抗力，进食高热量、高蛋白、高维生素、低胆固醇、易消化饮食，多饮水，多食新鲜果蔬，心衰时低盐饮食，控制饮水 2. 注意防寒保暖，避免感冒，少去公共场所，保持口腔卫生和皮肤清洁 3. 学会监测体温，观察有无栓塞表现，定期随访

（十）心力衰竭

概述	心力衰竭是指由于任何心脏结构或功能异常，导致心室充盈和（或）射血能力受损而引起的一组临床综合征，其主要临床表现是呼吸困难、乏力和体液潴留

护理措施	休息	根据心功能分级决定活动量，原则上以不出现临床症状为宜
	治疗护理	1. 按内科护理常规护理 2. 低氧血症者（$SPO_2 < 90\%$，$PaO_2 < 60$ mmHg）给氧护理： （1）鼻导管吸氧：低氧流量（1～2 L/min）开始，若无CO_2潴留，可采用高流量给氧（6～8 L/min） （2）面罩吸氧：适合伴呼吸性碱中毒的患者，给氧流量同鼻导管吸氧 （3）无创正压通气：当常规氧疗方法效果不满意，或在吸氧过程中出现呼吸窘迫、呼吸性酸中毒和（或）缺氧持续时，在无禁忌证的情况下应尽早使用无创正压通气 （4）有创机械通气：上述给氧治疗后病情未改善仍继续恶化、不能耐受无创正压通气或是存在相关禁忌证者，应气管插管，行有创机械通气 3. 排泄护理：防止便秘，对于便秘患者可采用腹部按摩、服用缓泻药或低压灌肠 4. 严格控制补液量，根据病情及药物性质调整补液速度，一般控制在20～30滴/min 5. 每日测量体重，如在3天内体重增加≥2 kg，应考虑为水钠潴留（隐性水肿） 6. 注意皮肤护理及口腔卫生，重度水肿患者，防止压力性损伤的发生

护理措施	饮食	1. 限制食盐及含钠食物 2. Ⅰ度心力衰竭患者每日钠摄入量应限制在 2 g（相当于氯化钠 5 g）左右 3. Ⅱ度心力衰竭患者每日钠摄入量应限制在 1 g（相当于氯化钠 2.5 g）左右 4. Ⅲ度心力衰竭患者每日钠摄入量应限制在 0.4 g（相当于氯化钠 1 g）左右 5. 注意在用高效利尿剂时，可放宽限制，以防发生电解质紊乱 6. 限制饮水量：高度水肿或伴有腹水者，应限制饮水量，24 h 饮水量不超过 800 ml，应尽量安排在白天间歇饮水，避免一次大量饮水，以免增加心脏负担
	心理	正确评估患者心理及家庭支持情况，予以患者心理支持，使其保持情绪稳定
健康教育		1. 指导患者积极治疗原发病，避免诱发因素 2. 饮食宜低盐、清淡、易消化、富营养，每餐不宜过饱，限制液体入量，适当食用蔬菜水果等，防止便秘，戒烟酒 3. 合理安排活动与休息，避免重体力劳动，适当活动 4. 育龄期女性应做好避孕措施，尽量避免服用避孕药 5. 保持情绪稳定，积极配合治疗 6. 定期随访，一旦病情变化或加重及时就诊

第三节　肿瘤科护理常规

一、肿瘤科一般护理

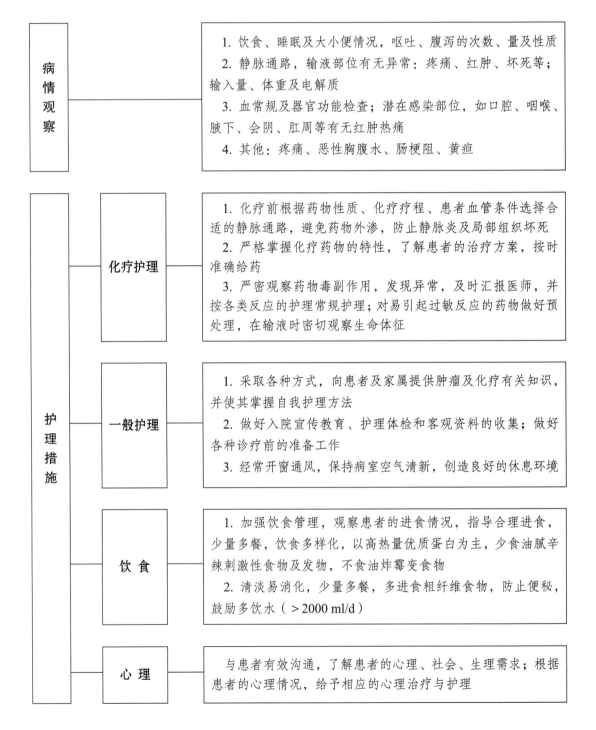

病情观察

1. 饮食、睡眠及大小便情况，呕吐、腹泻的次数、量及性质

2. 静脉通路，输液部位有无异常：疼痛、红肿、坏死等；输入量、体重及电解质

3. 血常规及器官功能检查；潜在感染部位，如口腔、咽喉、腋下、会阴、肛周等有无红肿热痛

4. 其他：疼痛、恶性胸腹水、肠梗阻、黄疸

护理措施

化疗护理

1. 化疗前根据药物性质、化疗疗程、患者血管条件选择合适的静脉通路，避免药物外渗，防止静脉炎及局部组织坏死

2. 严格掌握化疗药物的特性，了解患者的治疗方案，按时准确给药

3. 严密观察药物毒副作用，发现异常，及时汇报医师，并按各类反应的护理常规护理；对易引起过敏反应的药物做好预处理，在输液时密切观察生命体征

一般护理

1. 采取各种方式，向患者及家属提供肿瘤及化疗有关知识，并使其掌握自我护理方法

2. 做好入院宣传教育、护理体检和客观资料的收集；做好各种诊疗前的准备工作

3. 经常开窗通风，保持病室空气清新，创造良好的休息环境

饮食

1. 加强饮食管理，观察患者的进食情况，指导合理进食，少量多餐，饮食多样化，以高热量优质蛋白为主，少食油腻辛辣刺激性食物及发物，不食油炸霉变食物

2. 清淡易消化，少量多餐，多进食粗纤维食物，防止便秘，鼓励多饮水（＞2000 ml/d）

心理

与患者有效沟通，了解患者的心理、社会、生理需求；根据患者的心理情况，给予相应的心理治疗与护理

二、肿瘤科专病护理

（一）大咯血

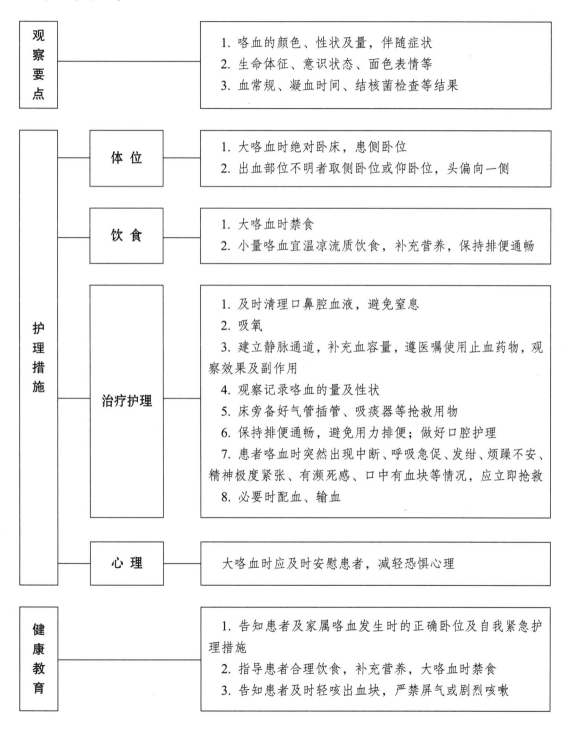

观察要点		1. 咯血的颜色、性状及量，伴随症状 2. 生命体征、意识状态、面色表情等 3. 血常规、凝血时间、结核菌检查等结果
护理措施	体位	1. 大咯血时绝对卧床，患侧卧位 2. 出血部位不明者取侧卧位或仰卧位，头偏向一侧
	饮食	1. 大咯血时禁食 2. 小量咯血宜温凉流质饮食，补充营养，保持排便通畅
	治疗护理	1. 及时清理口鼻腔血液，避免窒息 2. 吸氧 3. 建立静脉通道，补充血容量，遵医嘱使用止血药物，观察效果及副作用 4. 观察记录咯血的量及性状 5. 床旁备好气管插管、吸痰器等抢救用物 6. 保持排便通畅，避免用力排便；做好口腔护理 7. 患者咯血时突然出现中断、呼吸急促、发绀、烦躁不安、精神极度紧张、有濒死感、口中有血块等情况，应立即抢救 8. 必要时配血、输血
	心理	大咯血时应及时安慰患者，减轻恐惧心理
健康教育		1. 告知患者及家属咯血发生时的正确卧位及自我紧急护理措施 2. 指导患者合理饮食，补充营养，大咯血时禁食 3. 告知患者及时轻咳出血块，严禁屏气或剧烈咳嗽

（二）肺 癌

概述	原发性支气管肺癌简称肺癌，肿瘤细胞源于支气管黏膜或腺体，常有区域性淋巴结和血行转移，早期常有刺激性干咳和痰中带血等呼吸道症状

护理措施

用药护理	疼痛明显，应及早建议使用有效的镇痛药物；尽量口服给药，按时给药；镇痛药剂量根据患者的需要进行止痛药物滴定直至患者疼痛缓解；观察药物的不良反应，及时处理
治疗护理	1. 按肿瘤科常规护理 2. 吸氧，氧流量 2～5 L/min；监测心电图、心率、心律、血压；解除疼痛；保持排便通畅，避免用力排便；及时准确给药，使用抗血小板药物时，观察有无出血 3. 向化疗患者详细说明药物的作用与毒性反应；安全用药，使用中心静脉导管给药，严禁药物外渗；密切观察药物毒性反应（恶心呕吐的处理、骨髓抑制的处理等）
术前护理	1. 呼吸道护理：戒烟，保持呼吸道通畅，氧气吸入，雾化吸入，必要时体位引流 2. 腹式呼吸与咳嗽训练，叩背或体外震动
术后护理	1. 体位：清醒且血压稳定者，半坐卧位；鼓励患者深呼吸及有效咳嗽，必要时吸痰 2. 饮食：高蛋白、高热量、高维生素饮食 3. 输液：注意控制输入量及滴数 4. 胸腔引流：保持引流管固定与通畅；观察引流液颜色及量，水柱波动为 4～6 cm 5. 并发症的观察与护理：出血、肺栓塞、肺不张、支气管胸膜瘘

健康教育	1. 支持与理解：深入患者内心与其进行沟通 2. 协助患者获得社会支持，尽可能满足其心理和生理需求 3. 上腔静脉综合征：抬高床头，持续吸氧，避免上肢测血压、输液等操作，限制液体及食盐的摄入

（三）结直肠癌

概述	大肠癌是结肠癌及直肠癌的总称，为常见的消化道恶性肿瘤之一

护理措施	放疗护理	1. 排便情况：大便性状、性质的改变，排便习惯的改变 2. 腹部情况：腹部疼痛的变化，腹部肿块的情况；肠梗阻的先兆：排便排气情况、呕吐的性状、是否有腹痛、腹胀 3. 放射性肠炎、放射性膀胱炎等反应
	化疗护理	1. 了解化疗方案，评估静脉通路，选择合适静脉通路；观察化疗后反应，参考化疗不良反应护理常规 2. 常用化疗方案药物的特殊不良反应护理： （1）顺铂：注意水化、碱化尿液，24 h 量>2000 ml （2）奥沙利铂：避免冷刺激，不进食冷饮，不触摸冷水、金属物，必要时戴手套；避免呼吸冷空气，以免诱发喉头痉挛 （3）氟尿嘧啶：嘱患者勿进食易产气和增加肠蠕动的食物，同时加强口腔清洁，勤漱口 （4）伊立替康：严密观察患者有无腹痛以及流泪、流涕、口水分泌增加等症状，遵医嘱用药 （5）口服卡培他滨：应避免长时间阳光照射，手足避免接触化学刺激类物品，做好自我观察；手足综合征反应严重时，要及时告知医生并停药
	饮食	1. 应进食营养丰富、易消化、清淡的软食，不宜进食粗糙、过硬、过烫的食物，忌食辛辣刺激性食物 2. 嘱患者细嚼慢咽，少量多餐，进食后 30 min 取半卧位，避免平卧位 3. 人工结肠造口者，给予高热量、高蛋白、富含维生素、低渣食物，控制过多粗纤维食物及过稀、可致胀气的食物
	心理	关心体贴患者，指导患者及其家属通过各种途径了解疾病诊治相关的新进展，树立与疾病做斗争的勇气及信心

（四）肝癌

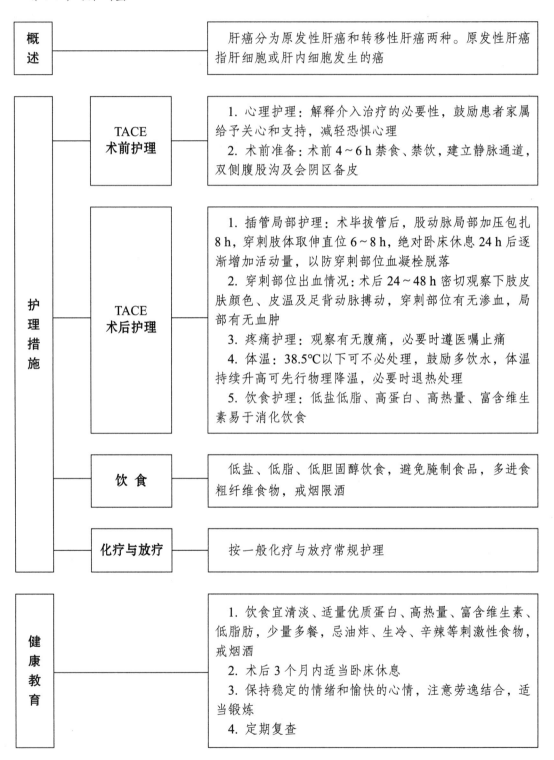

概述	肝癌分为原发性肝癌和转移性肝癌两种。原发性肝癌指肝细胞或肝内细胞发生的癌

护理措施

TACE术前护理
1. 心理护理：解释介入治疗的必要性，鼓励患者家属给予关心和支持，减轻恐惧心理
2. 术前准备：术前4~6h禁食、禁饮，建立静脉通道，双侧腹股沟及会阴区备皮

TACE术后护理
1. 插管局部护理：术毕拔管后，股动脉局部加压包扎8h，穿刺肢体取伸直位6~8h，绝对卧床休息24h后逐渐增加活动量，以防穿刺部位血凝栓脱落
2. 穿刺部位出血情况：术后24~48h密切观察下肢皮肤颜色、皮温及足背动脉搏动，穿刺部位有无渗血，局部有无血肿
3. 疼痛护理：观察有无腹痛，必要时遵医嘱止痛
4. 体温：38.5℃以下可不必处理，鼓励多饮水，体温持续升高可先行物理降温，必要时退热处理
5. 饮食护理：低盐低脂、高蛋白、高热量、富含维生素易于消化饮食

饮食
低盐、低脂、低胆固醇饮食，避免腌制食品，多进食粗纤维食物，戒烟限酒

化疗与放疗
按一般化疗与放疗常规护理

健康教育
1. 饮食宜清淡、适量优质蛋白、高热量、富含维生素、低脂肪，少量多餐，忌油炸、生冷、辛辣等刺激性食物，戒烟酒
2. 术后3个月内适当卧床休息
3. 保持稳定的情绪和愉快的心情，注意劳逸结合，适当锻炼
4. 定期复查

（五）食管癌

概述	食管癌是指从下咽到食管胃结合部之间食管上皮来源的癌，是一种常见的上消化道恶性肿瘤，其中鳞癌是最常见的食管癌类型

护理措施	进食梗阻	1. 避免较硬、粗糙、大块不易嚼烂的食物，以免出现食物梗阻的情况 2. 出现哽噎感时，不要强行吞咽，否则会刺激局部癌组织出血、扩散、转移和疼痛 3. 哽噎严重时应进流食或半流食；食物以微温为宜，避免进食冷流质及辛辣刺激食物
	放疗护理	1. 饮食前后饮清水，避免残留食物对食管黏膜的刺激；放疗前 1 h 不可进食，放疗前后卧床休息 30 min；忌烟酒，如进食困难或疼痛给予对症处理 2. 有食管气管瘘或食管纵膈瘘者应停止放疗，禁食并补液 3. 食管癌伴声嘶者应指导患者尽量少说话，说话时速度要慢 4. 注意观察有无咳嗽或呛咳及体温、脉搏、血压的变化，以便及时发现食管穿孔、出血，如出现以上情况需立即禁食、禁饮，报告医生 5. 若患者出现胸背疼痛、咳嗽发热症状时，应警惕食管气管瘘或纵膈瘘的发生。若患者突发胸痛、背痛并伴有咯血、心率增快、血压下降时，则为食管癌侵犯胸主动脉导致穿孔大出血，此时应立即通知医生，配合抢救
	饮食	1. 富含营养的软食，少渣、少纤维素；少量多餐，忌粗硬、带骨、带刺的食物，不宜过烫、过凉；吞咽困难时给予流质、半流质饮食 2. 观察进食、进水有无呛咳现象，每餐后喝少量温开水或淡盐水，冲洗食管内黏液和积存食物，避免黏膜损伤和水肿
	化疗护理	按一般化疗常规护理

（六）乳腺癌术后淋巴水肿

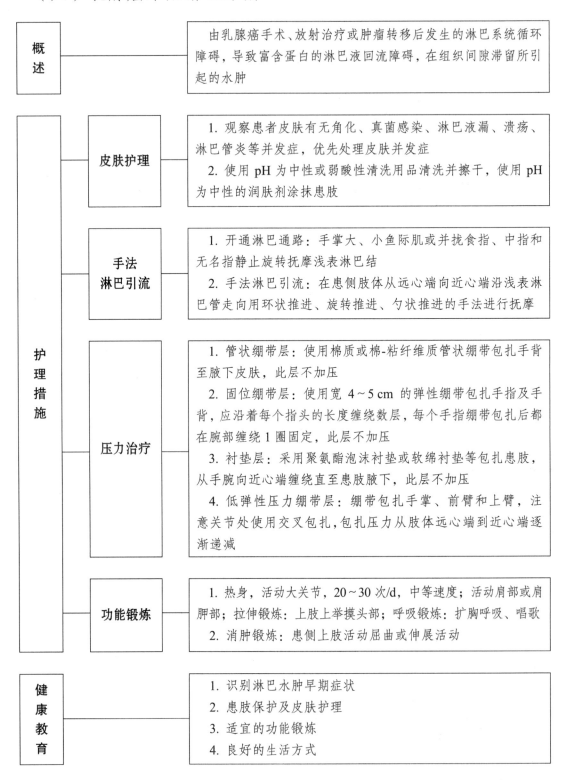

概述		由乳腺癌手术、放射治疗或肿瘤转移后发生的淋巴系统循环障碍，导致富含蛋白的淋巴液回流障碍，在组织间隙滞留所引起的水肿
护理措施	皮肤护理	1. 观察患者皮肤有无角化、真菌感染、淋巴液漏、溃疡、淋巴管炎等并发症，优先处理皮肤并发症 2. 使用 pH 为中性或弱酸性清洗用品清洗并擦干，使用 pH 为中性的润肤剂涂抹患肢
	手法淋巴引流	1. 开通淋巴通路：手掌大、小鱼际肌或并拢食指、中指和无名指静止旋转抚摩浅表淋巴结 2. 手法淋巴引流：在患侧肢体从远心端向近心端沿浅表淋巴管走向用环状推进、旋转推进、勺状推进的手法进行抚摩
	压力治疗	1. 管状绷带层：使用棉质或棉-粘纤维质管状绷带包扎手背至腋下皮肤，此层不加压 2. 固位绷带层：使用宽 4~5 cm 的弹性绷带包扎手指及手背，应沿着每个指头的长度缠绕数层，每个手指绷带包扎后都在腕部缠绕 1 圈固定，此层不加压 3. 衬垫层：采用聚氨酯泡沫衬垫或软绵衬垫等包扎患肢，从手腕向近心端缠绕直至患肢腋下，此层不加压 4. 低弹性压力绷带层：绷带包扎手掌、前臂和上臂，注意关节处使用交叉包扎，包扎压力从肢体远心端到近心端逐渐递减
	功能锻炼	1. 热身，活动大关节，20~30 次/d，中等速度；活动肩部或肩胛部；拉伸锻炼：上肢上举摸头部；呼吸锻炼：扩胸呼吸、唱歌 2. 消肿锻炼：患侧上肢活动屈曲或伸展活动
健康教育		1. 识别淋巴水肿早期症状 2. 患肢保护及皮肤护理 3. 适宜的功能锻炼 4. 良好的生活方式

第四节 消化内科护理常规

一、消化内科一般护理

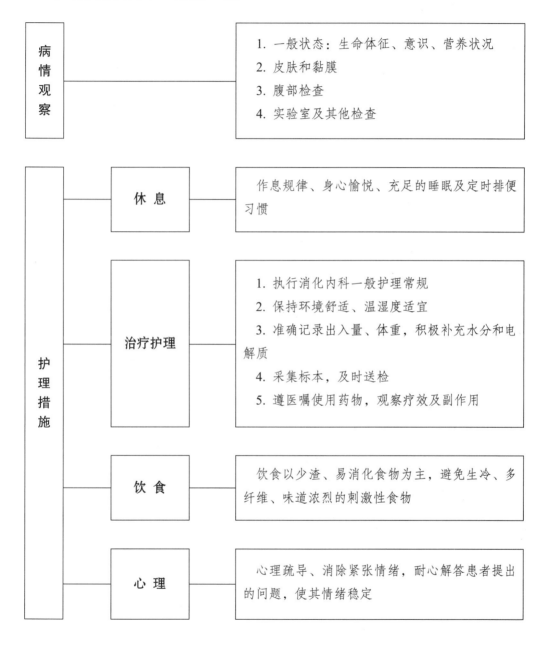

病情观察		1. 一般状态：生命体征、意识、营养状况 2. 皮肤和黏膜 3. 腹部检查 4. 实验室及其他检查
护理措施	休 息	作息规律、身心愉悦、充足的睡眠及定时排便习惯
	治疗护理	1. 执行消化内科一般护理常规 2. 保持环境舒适、温湿度适宜 3. 准确记录出入量、体重，积极补充水分和电解质 4. 采集标本，及时送检 5. 遵医嘱使用药物，观察疗效及副作用
	饮 食	饮食以少渣、易消化食物为主，避免生冷、多纤维、味道浓烈的刺激性食物
	心 理	心理疏导、消除紧张情绪，耐心解答患者提出的问题，使其情绪稳定

二、消化内科专病护理

（一）结直肠息肉

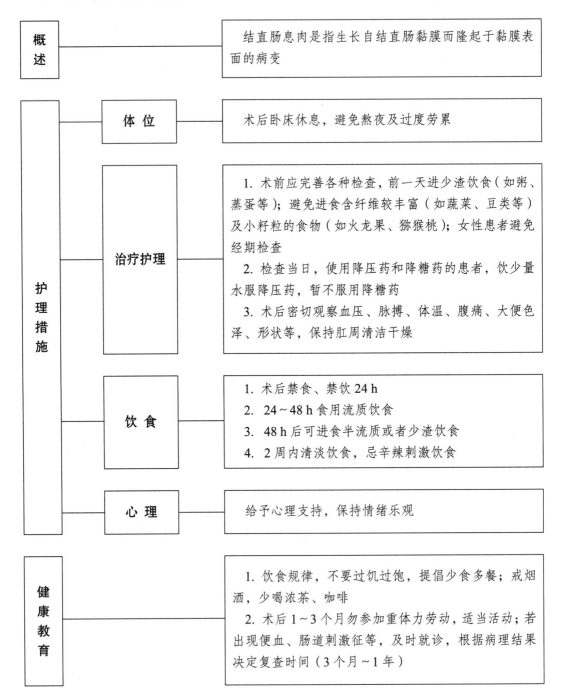

概述 —— 结直肠息肉是指生长自结直肠黏膜而隆起于黏膜表面的病变

护理措施

体位 —— 术后卧床休息，避免熬夜及过度劳累

治疗护理 ——
1. 术前应完善各种检查，前一天进少渣饮食（如粥、蒸蛋等）；避免进食含纤维较丰富（如蔬菜、豆类等）及小籽粒的食物（如火龙果、猕猴桃）；女性患者避免经期检查
2. 检查当日，使用降压药和降糖药的患者，饮少量水服降压药，暂不服用降糖药
3. 术后密切观察血压、脉搏、体温、腹痛、大便色泽、形状等，保持肛周清洁干燥

饮食 ——
1. 术后禁食、禁饮24 h
2. 24~48 h食用流质饮食
3. 48 h后可进食半流质或者少渣饮食
4. 2周内清淡饮食，忌辛辣刺激饮食

心理 —— 给予心理支持，保持情绪乐观

健康教育 ——
1. 饮食规律，不要过饥过饱，提倡少食多餐；戒烟酒，少喝浓茶、咖啡
2. 术后1~3个月勿参加重体力劳动，适当活动；若出现便血、肠道刺激征等，及时就诊，根据病理结果决定复查时间（3个月~1年）

（二）胃息肉

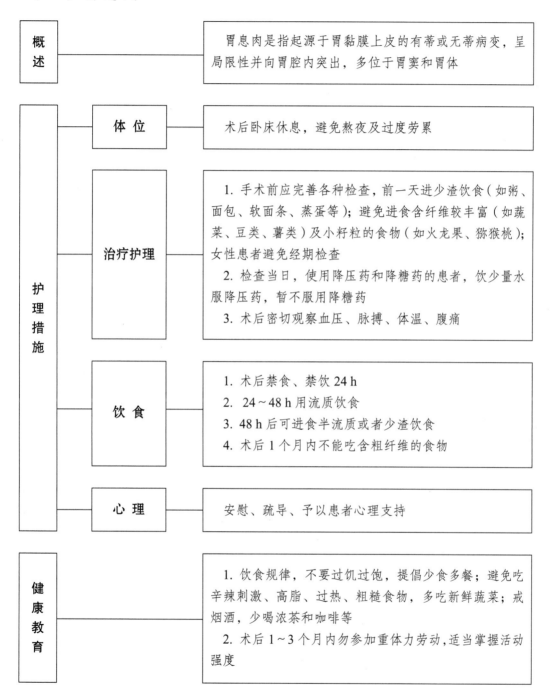

| 概述 | 胃息肉是指起源于胃黏膜上皮的有蒂或无蒂病变，呈局限性并向胃腔内突出，多位于胃窦和胃体 |

护理措施	体位	术后卧床休息，避免熬夜及过度劳累
	治疗护理	1. 手术前应完善各种检查，前一天进少渣饮食（如粥、面包、软面条、蒸蛋等）；避免进食含纤维较丰富（如蔬菜、豆类、薯类）及小籽粒的食物（如火龙果、猕猴桃）；女性患者避免经期检查 2. 检查当日，使用降压药和降糖药的患者，饮少量水服降压药，暂不服用降糖药 3. 术后密切观察血压、脉搏、体温、腹痛
	饮食	1. 术后禁食、禁饮 24 h 2. 24～48 h 用流质饮食 3. 48 h 后可进食半流质或者少渣饮食 4. 术后 1 个月内不能吃含粗纤维的食物
	心理	安慰、疏导、予以患者心理支持

| 健康教育 | 1. 饮食规律，不要过饥过饱，提倡少食多餐；避免吃辛辣刺激、高脂、过热、粗糙食物，多吃新鲜蔬菜；戒烟酒，少喝浓茶和咖啡等
2. 术后 1～3 个月内勿参加重体力劳动，适当掌握活动强度 |

（三）急性肠胃炎

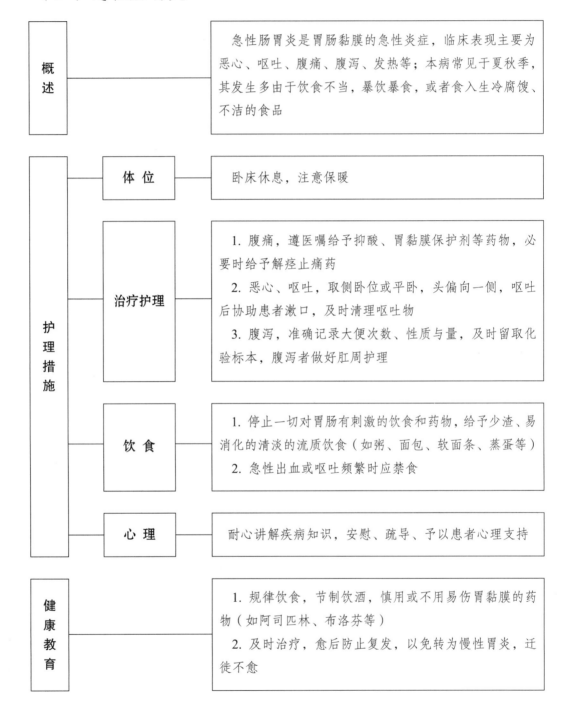

概述		急性肠胃炎是胃肠黏膜的急性炎症，临床表现主要为恶心、呕吐、腹痛、腹泻、发热等；本病常见于夏秋季，其发生多由于饮食不当，暴饮暴食，或者食入生冷腐馊、不洁的食品
护理措施	**体位**	卧床休息，注意保暖
	治疗护理	1. 腹痛，遵医嘱给予抑酸、胃黏膜保护剂等药物，必要时给予解痉止痛药 2. 恶心、呕吐，取侧卧位或平卧，头偏向一侧，呕吐后协助患者漱口，及时清理呕吐物 3. 腹泻，准确记录大便次数、性质与量，及时留取化验标本，腹泻者做好肛周护理
	饮食	1. 停止一切对胃肠有刺激的饮食和药物，给予少渣、易消化的清淡的流质饮食（如粥、面包、软面条、蒸蛋等） 2. 急性出血或呕吐频繁时应禁食
	心理	耐心讲解疾病知识，安慰、疏导、予以患者心理支持
健康教育		1. 规律饮食，节制饮酒，慎用或不用易伤胃黏膜的药物（如阿司匹林、布洛芬等） 2. 及时治疗，愈后防止复发，以免转为慢性胃炎，迁徙不愈

（四）急性胰腺炎

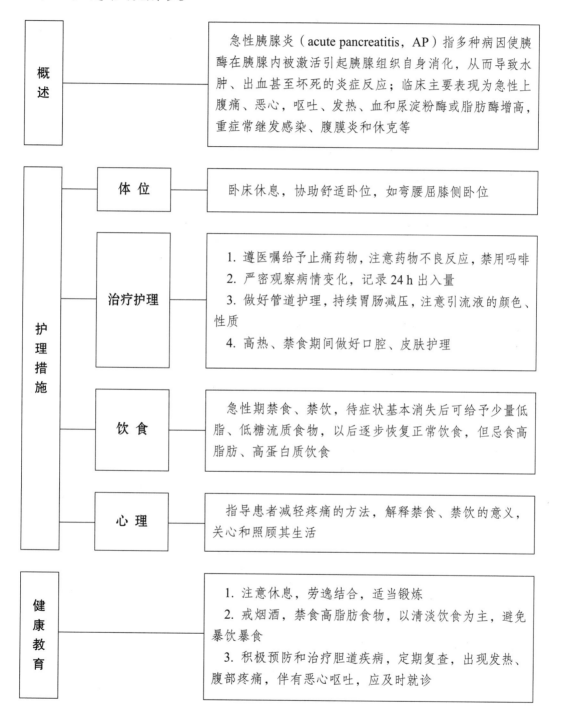

概述　急性胰腺炎（acute pancreatitis，AP）指多种病因使胰酶在胰腺内被激活引起胰腺组织自身消化，从而导致水肿、出血甚至坏死的炎症反应；临床主要表现为急性上腹痛、恶心，呕吐、发热、血和尿淀粉酶或脂肪酶增高，重症常继发感染、腹膜炎和休克等

护理措施

体位　卧床休息，协助舒适卧位，如弯腰屈膝侧卧位

治疗护理
1. 遵医嘱给予止痛药物，注意药物不良反应，禁用吗啡
2. 严密观察病情变化，记录 24 h 出入量
3. 做好管道护理，持续胃肠减压，注意引流液的颜色、性质
4. 高热、禁食期间做好口腔、皮肤护理

饮食　急性期禁食、禁饮，待症状基本消失后可给予少量低脂、低糖流质食物，以后逐步恢复正常饮食，但忌食高脂肪、高蛋白质饮食

心理　指导患者减轻疼痛的方法，解释禁食、禁饮的意义，关心和照顾其生活

健康教育
1. 注意休息，劳逸结合，适当锻炼
2. 戒烟酒，禁食高脂肪食物，以清淡饮食为主，避免暴饮暴食
3. 积极预防和治疗胆道疾病，定期复查，出现发热、腹部疼痛，伴有恶心呕吐，应及时就诊

（五）肝硬化

概述	肝硬化（cirrhosis）是在肝细胞广泛坏死的基础上产生肝脏纤维组织弥漫性增生，形成结节、假小叶，进而使肝脏正常结构和供血遭到破坏，这是由不同疾病因素长期作用于肝脏而导致的一种慢性、进行性、弥漫性肝病的终末阶段

护理措施	体位	对于大量腹水患者，应取半卧位，以降低膈肌，提高肺活量，可抬高下肢以减轻水肿
	治疗护理	1. 营养状况的监测，必要时予以营养支持治疗 2. 观察皮肤瘙痒情况，嘱患者勿抓挠皮肤，以防破损感染 3. 腹水患者避免腹内压骤增，限制水钠摄入并监测出入量 4. 遵医嘱用药并观察疗效及副作用，防止服用对肝损害的药物（如塞来昔布、异烟肼等） 5. 腹腔穿刺引流放腹水后，密切观察患者的体温、意识、出血、腹水及肝肾功能等，做好口腔、会阴护理，预防各种感染 6. 出现心悸、头晕等出血前兆时，立即通知医生及时救治，观察患者的意识状态变化
	饮食	高热量、高维生素、低脂肪、易消化、少渣清淡、优质蛋白质的饮食
	心理	安慰，疏导，鼓励，陪伴，防范自杀行为

健康教育	1. 戒烟、酒，勿食粗糙、坚硬、纤维较多、难消化的食物 2. 注意休息保暖，保证充足睡眠，防止感染，适当运动；积极配合治疗，促进康复 3. 教会家属识别病情变化，及早治疗；定期复查 4. 避免服用对肝脏有损害的药物（如塞来昔布、异烟肼、阿奇霉素）

（六）消化道出血

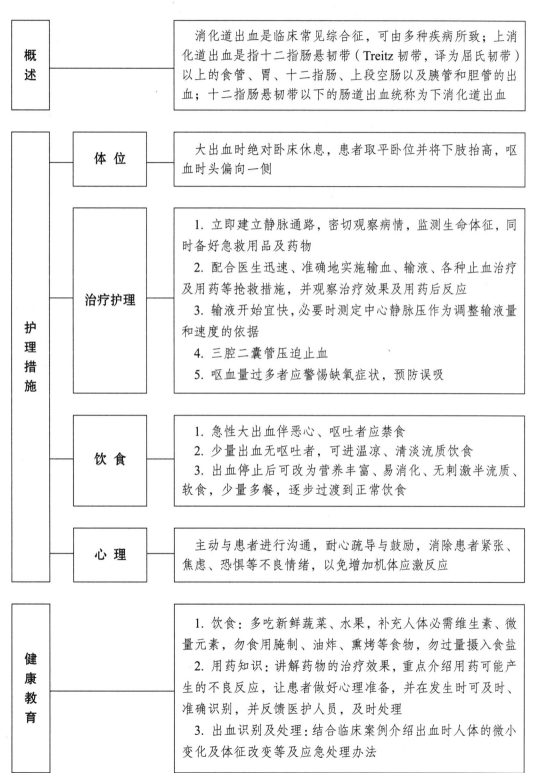

概述		消化道出血是临床常见综合征，可由多种疾病所致；上消化道出血是指十二指肠悬韧带（Treitz 韧带，译为屈氏韧带）以上的食管、胃、十二指肠、上段空肠以及胰管和胆管的出血；十二指肠悬韧带以下的肠道出血统称为下消化道出血
护理措施	体位	大出血时绝对卧床休息，患者取平卧位并将下肢抬高，呕血时头偏向一侧
	治疗护理	1. 立即建立静脉通路，密切观察病情，监测生命体征，同时备好急救用品及药物 2. 配合医生迅速、准确地实施输血、输液、各种止血治疗及用药等抢救措施，并观察治疗效果及用药后反应 3. 输液开始宜快，必要时测定中心静脉压作为调整输液量和速度的依据 4. 三腔二囊管压迫止血 5. 呕血量过多者应警惕缺氧症状，预防误吸
	饮食	1. 急性大出血伴恶心、呕吐者应禁食 2. 少量出血无呕吐者，可进温凉、清淡流质饮食 3. 出血停止后可改为营养丰富、易消化、无刺激半流质、软食，少量多餐，逐步过渡到正常饮食
	心理	主动与患者进行沟通，耐心疏导与鼓励，消除患者紧张、焦虑、恐惧等不良情绪，以免增加机体应激反应
健康教育		1. 饮食：多吃新鲜蔬菜、水果，补充人体必需维生素、微量元素，勿食用腌制、油炸、熏烤等食物，勿过量摄入食盐 2. 用药知识：讲解药物的治疗效果，重点介绍用药可能产生的不良反应，让患者做好心理准备，并在发生时可及时、准确识别，并反馈医护人员，及时处理 3. 出血识别及处理：结合临床案例介绍出血时人体的微小变化及体征改变等及应急处理办法

第五节　肾病内科护理常规

一、肾病内科一般护理

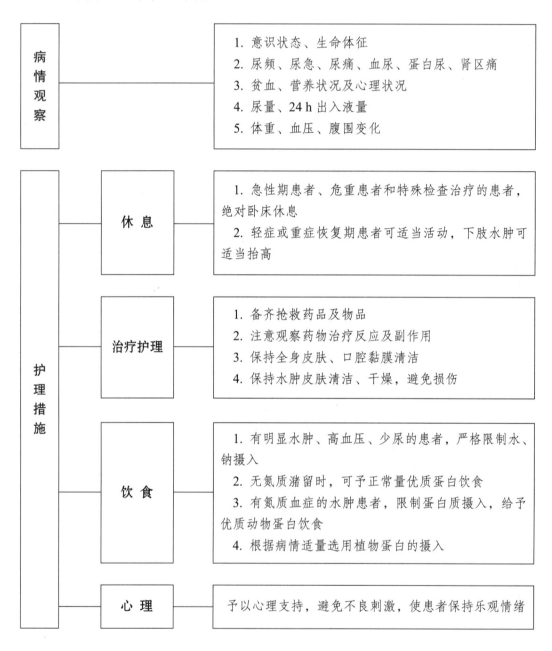

| 病情观察 | 1. 意识状态、生命体征
2. 尿频、尿急、尿痛、血尿、蛋白尿、肾区痛
3. 贫血、营养状况及心理状况
4. 尿量、24 h 出入液量
5. 体重、血压、腹围变化 |

护理措施	休息	1. 急性期患者、危重患者和特殊检查治疗的患者，绝对卧床休息 2. 轻症或重症恢复期患者可适当活动，下肢水肿可适当抬高
	治疗护理	1. 备齐抢救药品及物品 2. 注意观察药物治疗反应及副作用 3. 保持全身皮肤、口腔黏膜清洁 4. 保持水肿皮肤清洁、干燥，避免损伤
	饮食	1. 有明显水肿、高血压、少尿的患者，严格限制水、钠摄入 2. 无氮质潴留时，可予正常量优质蛋白饮食 3. 有氮质血症的水肿患者，限制蛋白质摄入，给予优质动物蛋白饮食 4. 根据病情适量选用植物蛋白的摄入
	心理	予以心理支持，避免不良刺激，使者保持乐观情绪

二、肾病内科专病护理

（一）慢性肾衰竭

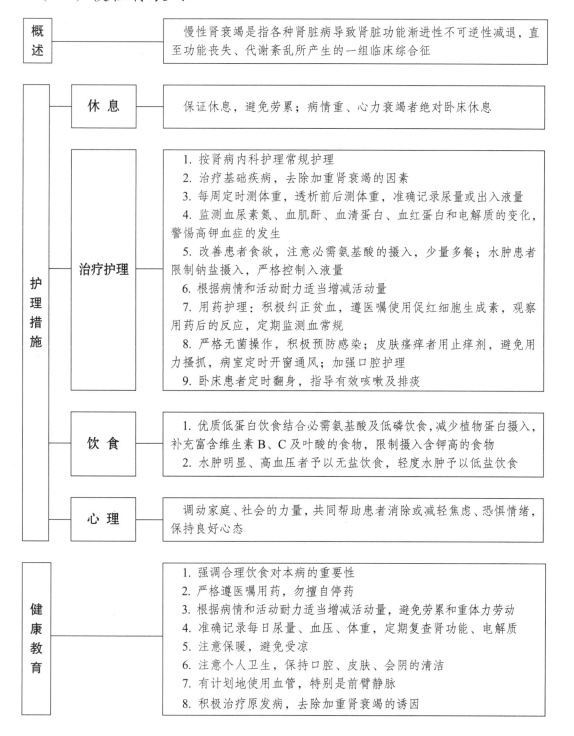

| 概述 | 慢性肾衰竭是指各种肾脏病导致肾脏功能渐进性不可逆性减退，直至功能丧失、代谢紊乱所产生的一组临床综合征 |

护理措施

| 休息 | 保证休息，避免劳累；病情重、心力衰竭者绝对卧床休息 |

| 治疗护理 | 1. 按肾病内科护理常规护理
2. 治疗基础疾病，去除加重肾衰竭的因素
3. 每周定时测体重，透析前后测体重，准确记录尿量或出入液量
4. 监测血尿素氮、血肌酐、血清蛋白、血红蛋白和电解质的变化，警惕高钾血症的发生
5. 改善患者食欲，注意必需氨基酸的摄入，少量多餐；水肿患者限制钠盐摄入，严格控制入液量
6. 根据病情和活动耐力适当增减活动量
7. 用药护理：积极纠正贫血，遵医嘱使用促红细胞生成素，观察用药后的反应，定期监测血常规
8. 严格无菌操作，积极预防感染；皮肤瘙痒者用止痒剂，避免用力搔抓，病室定时开窗通风；加强口腔护理
9. 卧床患者定时翻身，指导有效咳嗽及排痰 |

| 饮食 | 1. 优质低蛋白饮食结合必需氨基酸及低磷饮食，减少植物蛋白摄入，补充富含维生素 B、C 及叶酸的食物，限制摄入含钾高的食物
2. 水肿明显、高血压者予以无盐饮食，轻度水肿予以低盐饮食 |

| 心理 | 调动家庭、社会的力量，共同帮助患者消除或减轻焦虑、恐惧情绪，保持良好心态 |

| 健康教育 | 1. 强调合理饮食对本病的重要性
2. 严格遵医嘱用药，勿擅自停药
3. 根据病情和活动耐力适当增减活动量，避免劳累和重体力劳动
4. 准确记录每日尿量、血压、体重，定期复查肾功能、电解质
5. 注意保暖，避免受凉
6. 注意个人卫生，保持口腔、皮肤、会阴的清洁
7. 有计划地使用血管，特别是前臂静脉
8. 积极治疗原发病，去除加重肾衰竭的诱因 |

（二）肾盂肾炎

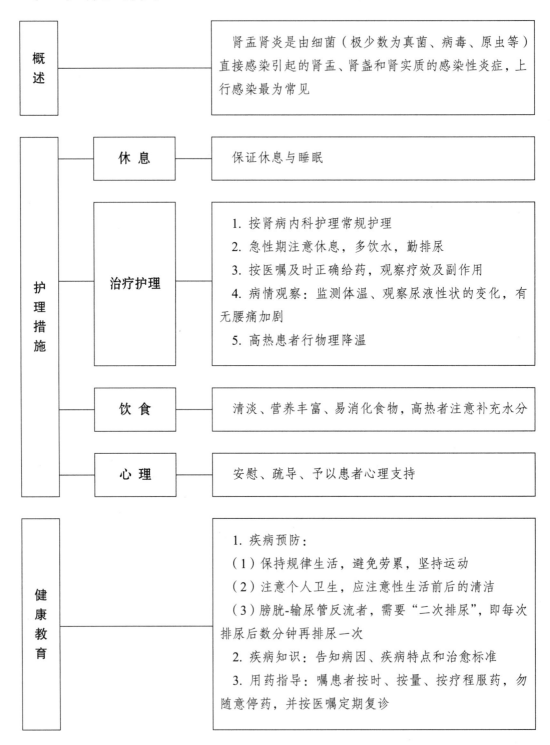

| 概述 | 肾盂肾炎是由细菌（极少数为真菌、病毒、原虫等）直接感染引起的肾盂、肾盏和肾实质的感染性炎症，上行感染最为常见 |

护理措施	休息	保证休息与睡眠
	治疗护理	1. 按肾病内科护理常规护理 2. 急性期注意休息，多饮水，勤排尿 3. 按医嘱及时正确给药，观察疗效及副作用 4. 病情观察：监测体温、观察尿液性状的变化，有无腰痛加剧 5. 高热患者行物理降温
	饮食	清淡、营养丰富、易消化食物，高热者注意补充水分
	心理	安慰、疏导、予以患者心理支持

| 健康教育 | 1. 疾病预防：
（1）保持规律生活，避免劳累，坚持运动
（2）注意个人卫生，应注意性生活前后的清洁
（3）膀胱-输尿管反流者，需要"二次排尿"，即每次排尿后数分钟再排尿一次
2. 疾病知识：告知病因、疾病特点和治愈标准
3. 用药指导：嘱患者按时、按量、按疗程服药，勿随意停药，并按医嘱定期复诊 |

（三）肾病综合征

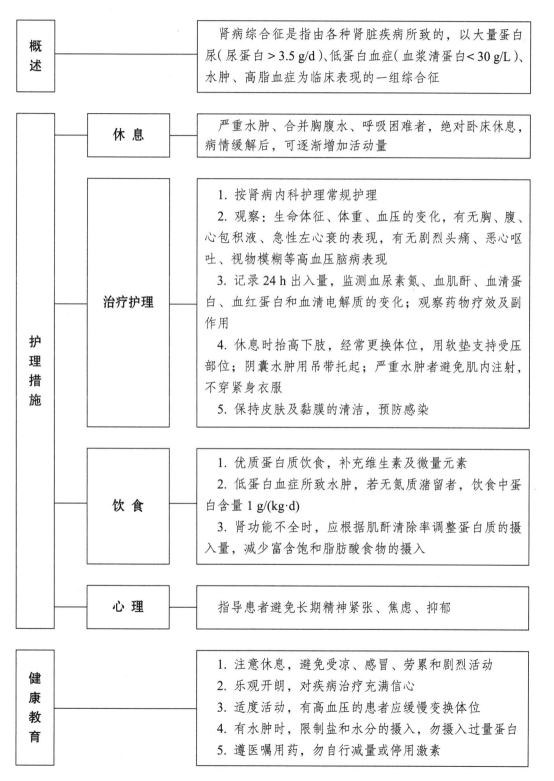

| 概述 | 肾病综合征是指由各种肾脏疾病所致的，以大量蛋白尿（尿蛋白 > 3.5 g/d）、低蛋白血症（血浆清蛋白 < 30 g/L）、水肿、高脂血症为临床表现的一组综合征 |

护理措施

| 休息 | 严重水肿、合并胸腹水、呼吸困难者，绝对卧床休息，病情缓解后，可逐渐增加活动量 |

| 治疗护理 | 1. 按肾病内科护理常规护理
2. 观察：生命体征、体重、血压的变化，有无胸、腹、心包积液、急性左心衰的表现，有无剧烈头痛、恶心呕吐、视物模糊等高血压脑病表现
3. 记录 24 h 出入量，监测血尿素氮、血肌酐、血清蛋白、血红蛋白和血清电解质的变化；观察药物疗效及副作用
4. 休息时抬高下肢，经常更换体位，用软垫支持受压部位；阴囊水肿用吊带托起；严重水肿者避免肌内注射，不穿紧身衣服
5. 保持皮肤及黏膜的清洁，预防感染 |

| 饮食 | 1. 优质蛋白质饮食，补充维生素及微量元素
2. 低蛋白血症所致水肿，若无氮质潴留者，饮食中蛋白含量 1 g/(kg·d)
3. 肾功能不全时，应根据肌酐清除率调整蛋白质的摄入量，减少富含饱和脂肪酸食物的摄入 |

| 心理 | 指导患者避免长期精神紧张、焦虑、抑郁 |

| 健康教育 | 1. 注意休息，避免受凉、感冒、劳累和剧烈活动
2. 乐观开朗，对疾病治疗充满信心
3. 适度活动，有高血压的患者应缓慢变换体位
4. 有水肿时，限制盐和水分的摄入，勿摄入过量蛋白
5. 遵医嘱用药，勿自行减量或停用激素 |

（四）急性肾小球肾炎

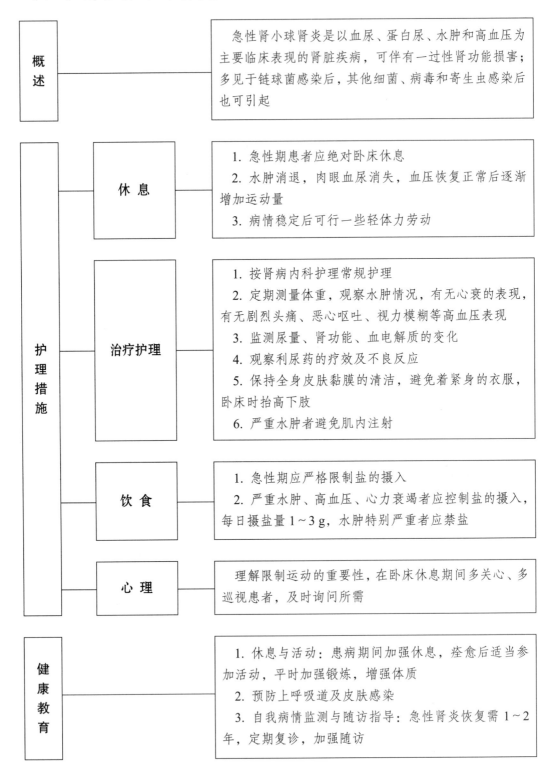

概述
急性肾小球肾炎是以血尿、蛋白尿、水肿和高血压为主要临床表现的肾脏疾病，可伴有一过性肾功能损害；多见于链球菌感染后，其他细菌、病毒和寄生虫感染后也可引起

护理措施

休息
1. 急性期患者应绝对卧床休息
2. 水肿消退，肉眼血尿消失，血压恢复正常后逐渐增加运动量
3. 病情稳定后可行一些轻体力劳动

治疗护理
1. 按肾病内科护理常规护理
2. 定期测量体重，观察水肿情况，有无心衰的表现，有无剧烈头痛、恶心呕吐、视力模糊等高血压表现
3. 监测尿量、肾功能、血电解质的变化
4. 观察利尿药的疗效及不良反应
5. 保持全身皮肤黏膜的清洁，避免着紧身的衣服，卧床时抬高下肢
6. 严重水肿者避免肌内注射

饮食
1. 急性期应严格限制盐的摄入
2. 严重水肿、高血压、心力衰竭者应控制盐的摄入，每日摄盐量1～3 g，水肿特别严重者应禁盐

心理
理解限制运动的重要性，在卧床休息期间多关心、多巡视患者，及时询问所需

健康教育
1. 休息与活动：患病期间加强休息，痊愈后适当参加活动，平时加强锻炼，增强体质
2. 预防上呼吸道及皮肤感染
3. 自我病情监测与随访指导：急性肾炎恢复需1～2年，定期复诊，加强随访

（五）肾性贫血

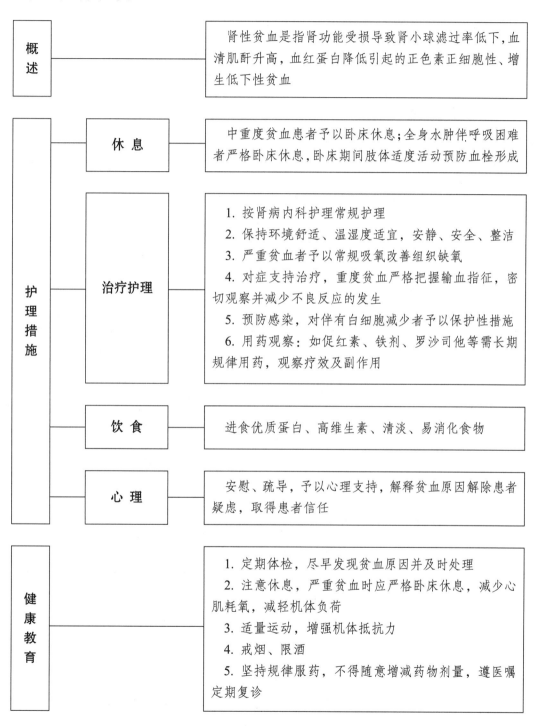

概述	肾性贫血是指肾功能受损导致肾小球滤过率低下,血清肌酐升高,血红蛋白降低引起的正色素正细胞性、增生低下性贫血

护理措施	休息	中重度贫血患者予以卧床休息;全身水肿伴呼吸困难者严格卧床休息,卧床期间肢体适度活动预防血栓形成
	治疗护理	1. 按肾病内科护理常规护理 2. 保持环境舒适、温湿度适宜,安静、安全、整洁 3. 严重贫血者予以常规吸氧改善组织缺氧 4. 对症支持治疗,重度贫血严格把握输血指征,密切观察并减少不良反应的发生 5. 预防感染,对伴有白细胞减少者予以保护性措施 6. 用药观察:如促红素、铁剂、罗沙司他等需长期规律用药,观察疗效及副作用
	饮食	进食优质蛋白、高维生素、清淡、易消化食物
	心理	安慰、疏导,予以心理支持,解释贫血原因解除患者疑虑,取得患者信任

健康教育	1. 定期体检,尽早发现贫血原因并及时处理 2. 注意休息,严重贫血时应严格卧床休息,减少心肌耗氧,减轻机体负荷 3. 适量运动,增强机体抵抗力 4. 戒烟、限酒 5. 坚持规律服药,不得随意增减药物剂量,遵医嘱定期复诊

（六）药物中毒

| 概述 | 药物中毒是指用药剂量超过极量，引起脏器功能受损的疾病；包括急性中毒和慢性中毒 |

护理措施	一般护理	1. 按内科护理常规护理 2. 立即终止接触毒物
	治疗护理	1. 迅速清除体内尚未被吸收的毒物或脱离中毒现场，保持呼吸道通畅，给予氧气吸入，休息并注意保暖 2. 毒物由消化道吸收者，立即进行催吐、洗胃、导泻，但服用强酸、弱碱等腐蚀性毒物者禁止洗胃，可用蛋清、牛奶等沉淀物保护胃黏膜 3. 建立静脉通道，予以对症补液，促进已吸收毒物的排除 4. 鼓励患者大量饮水，遵医嘱用利尿剂加速毒物的排除 5. 做好心电监护及抢救配合，如神志不清或惊厥者设专人护理 6. 观察生命体征及意识、瞳孔、循环等变化，准确记录出入量 7. 及时正确采集标本，留取大小便、呕吐物、分泌物送检，进行毒物分析检测 8. 重度中毒需做透析治疗时，应做好透析前的准备工作
	饮食	进食易消化、无刺激性食物，避免坚硬、粗糙、辛辣食物
	心理	1. 了解心理需求，做好心理护理，提供情感上的支持 2. 做好家属及其他亲人的工作，解除患者的后顾之忧

| 健康教育 | 1. 树立正确的人生观、价值观、社会观
2. 心理疾病患者及时到身心医学科就诊
3. 多沟通，参加感兴趣的活动或体育运动，找到缓解压力的方法
4. 重视家庭药物管理，知晓药物的名称、作用、用法和副作用，避免误服
5. 普及防毒知识，不吃有毒食物
6. 严格规范管理药物（毒物），防止出现不必要的伤害
7. 定期随访，注意有无中毒后遗症现象 |

（七）高钾血症

概述	高钾血症是一种常见的危及生命的急症，血清钾 > 5.5 mmol/L 为高钾血症

护理措施	休息	绝对卧床休息，保持环境安静，限制探视，多休息，保持清新舒适的生活空间
	治疗护理	1. 按肾病内科护理常规护理 2. 建立两条静脉通道，及时准确应用各种抢救药物，配合医生做心电图；备齐各种抢救设备，熟练配合抢救 3. 鼻导管吸氧 2 L/min，减少心律失常的发生 4. 轻度高钾血症（血钾≤6.0 mmol/L）：停用一切钾盐和含钾的药物；酸中毒者，纠正酸中毒，给予排钾利尿药；输入生理盐水补充血容量，保证肾脏最大排钾功能 5. 重度高钾血症（血钾 > 6.0 mmol/L）： （1）10%葡萄糖酸钙或 5%氯化钙，静脉缓慢推注，稳定心肌细胞膜 （2）4%碳酸氢钠快速静脉推注，必要时 15 min 后重复 （3）50%葡萄糖+胰岛素，静脉推注；或 10%葡萄糖+胰岛素，快速静脉滴注 6. 记录 24 h 出入量，监测血清钾浓度、肾功能、尿渗透压等 7. 上述治疗措施无效的重度高钾血症患者，尽早行血液透析治疗
	饮食	1. 肾功能良好者，应鼓励大量饮水，帮助钾从尿液中排除 2. 严格做好食物选择，禁食或少食含钾高的蔬菜、水果
	心理	加强沟通，评估患者和家属对疾病的认知程度，做好心理疏导，鼓励、安慰患者，充分倾听，协助缓解不良情绪

健康教育	1. 告知患者定期复查的重要性 2. 严格控制饮食种类，避免进食含钾盐高的食物 3. 保持良好的生活习惯，劳逸结合，营养均衡，增强机体抵抗力，避免独居，防止发生意外 4. 家属做好看护，发现不适或出现乏力及时就医

（八）虫媒叮咬伤（蜂蜇伤）

概述	蜂蜇伤是一种生物性损伤，即蜂尾部毒刺刺入人体皮肤后，将排泄的毒液注入人体而引起的人体局部或全身反应和相关的症状

护理措施

病情观察	1. 持续心电监护，关注病情、生命体征及尿量，警惕急性肾衰竭、多脏器功能障碍等 2. 观察蜇伤部位皮肤情况，有水泡、渗液、破溃处用无菌纱布覆盖保护 3. 重视主诉，对头、颈部蜇伤的患者重点观察眼球充血、休克、肺水肿等症状，发现异常及时通知医师协助处理 4. 做好气管切开的急救准备
治疗护理	1. 按肾病内科护理常规护理 2. 开放静脉通道抗过敏、抗休克治疗 3. 高流量吸氧或面罩加压给氧，保持呼吸道通畅 4. 及时处理伤口、去除毒素，避免抓破皮肤，预防继发感染 5. 遵医嘱予以保护胃黏膜、营养心肌、护肝、抗感染、改善微循环等用药治疗
饮食	病情好转可进流质饮食，逐步过渡到普通饮食，进食富含维生素、高蛋白的食物，避免辛辣、海鲜等易致敏食物
心理	1. 让患者了解病情和治疗方案，减少思想顾虑 2. 了解患者的感受，予以疏导，缓解其恐惧心理，减轻焦虑 3. 介绍其他虫咬（蜂蜇伤）治愈病例，增加患者信心

健康教育	1. 宣传防治常识，注意环境卫生，夜间关好门窗，防止昆虫飞入 2. 户外活动时加强防护，避免穿鲜亮的衣服，勿擦香水、发胶 3. 不要在有蜂窝的树下停留、玩耍，不要追逐蜂群，不要去捅蜂窝 4. 如遇蜂群，保持冷静，慢慢移动，避免拍打或快速移动，一旦被蜂蜇伤后可用细针或镊子挑出蜂刺，切忌挤压伤处，及时就医 5. 服药期间慎用化妆品，注意皮肤补水，保持滋润

（九）系统性红斑狼疮

概述	系统性红斑狼疮是一种以致病性自身抗体和免疫复合物形成介导器官、组织损伤的自身免疫性疾病，临床上常存在多器官受累表现；常见于 20~40 岁的育龄女性

护理措施	休息	急性期应卧床休息，减少消耗，保护脏器功能，预防并发症的发生
	治疗护理	1. 按肾病内科护理常规护理 2. 早发现、早治疗，个体化应用糖皮质激素；急性期尽早用药，缓解后维持巩固用药，维持长期稳定状态 3. 定期测量生命体征，观察水肿、尿液情况，监测肾功能，协助患者减轻关节疼痛 4. 活动期充分休息，疾病稳定后不要过度劳累；避免使用含雌激素的药物，避免强阳光和紫外线照射，不要接触化学药剂 5. 活动期禁止注射疫苗
	饮食	1. 宜食高糖、高蛋白、高维生素饮食，忌食芹菜、无花果、蘑菇和烟熏、辛辣刺激性食物 2. 肾功能不全者予低盐、优质蛋白饮食，限制水、钠摄入
	心理	1. 予以患者心理支持，安慰、疏导患者 2. 让患者了解疾病相关知识，树立战胜疾病的信心

健康教育	1. 严格遵医嘱用药，不擅自改变药物剂量或突然停药，观察用药反应 2. 避免一切可能诱发的因素，如日光照射、妊娠、分娩、药物及手术 3. 注意皮肤护理，注重个人卫生，避免意外出血，温水洗脸，正确使用护肤品；脱发患者留短发

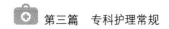
第六节　内分泌与代谢性疾病科护理常规

一、内分泌与代谢性疾病科一般护理

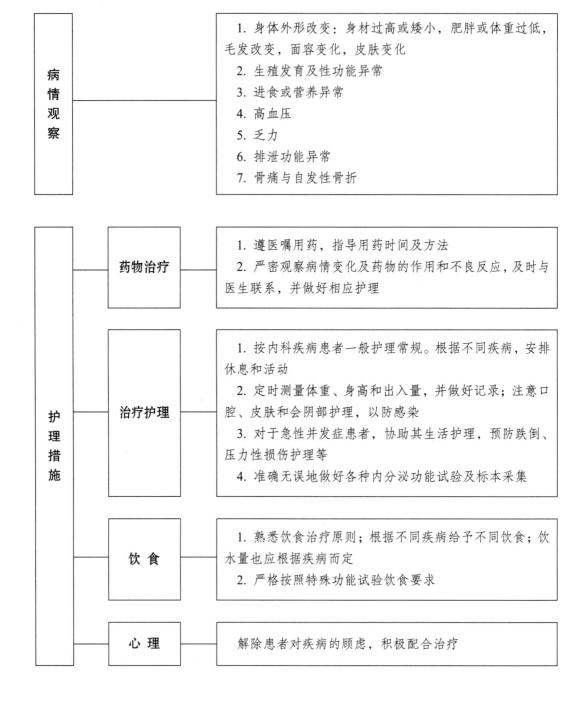

病情观察	1. 身体外形改变：身材过高或矮小，肥胖或体重过低，毛发改变，面容变化，皮肤变化 2. 生殖发育及性功能异常 3. 进食或营养异常 4. 高血压 5. 乏力 6. 排泄功能异常 7. 骨痛与自发性骨折

护理措施	药物治疗	1. 遵医嘱用药，指导用药时间及方法 2. 严密观察病情变化及药物的作用和不良反应，及时与医生联系，并做好相应护理
	治疗护理	1. 按内科疾病患者一般护理常规。根据不同疾病，安排休息和活动 2. 定时测量体重、身高和出入量，并做好记录；注意口腔、皮肤和会阴部护理，以防感染 3. 对于急性并发症患者，协助其生活护理，预防跌倒、压力性损伤护理等 4. 准确无误地做好各种内分泌功能试验及标本采集
	饮食	1. 熟悉饮食治疗原则；根据不同疾病给予不同饮食；饮水量也应根据疾病而定 2. 严格按照特殊功能试验饮食要求
	心理	解除患者对疾病的顾虑，积极配合治疗

二、内分泌与代谢性疾病科专病护理

（一）糖尿病

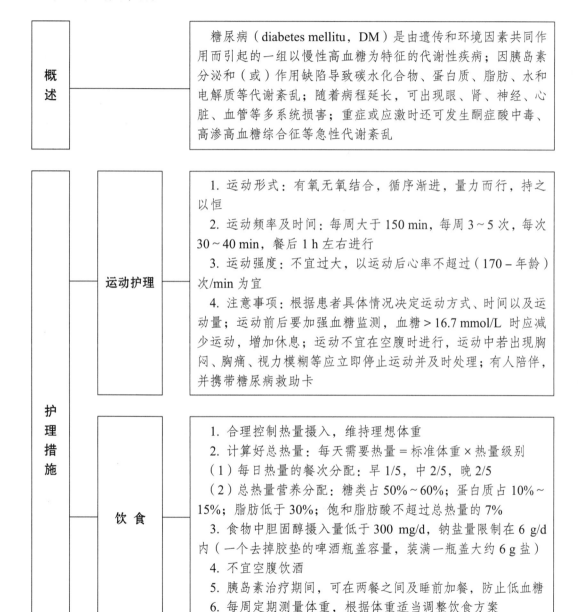

概述	糖尿病（diabetes mellitu，DM）是由遗传和环境因素共同作用而引起的一组以慢性高血糖为特征的代谢性疾病；因胰岛素分泌和（或）作用缺陷导致碳水化合物、蛋白质、脂肪、水和电解质等代谢紊乱；随着病程延长，可出现眼、肾、神经、心脏、血管等多系统损害；重症或应激时还可发生酮症酸中毒、高渗高血糖综合征等急性代谢紊乱

护理措施

运动护理	1. 运动形式：有氧无氧结合，循序渐进，量力而行，持之以恒 2. 运动频率及时间：每周大于 150 min，每周 3～5 次，每次 30～40 min，餐后 1 h 左右进行 3. 运动强度：不宜过大，以运动后心率不超过（170 – 年龄）次/min 为宜 4. 注意事项：根据患者具体情况决定运动方式、时间以及运动量；运动前后要加强血糖监测，血糖 > 16.7 mmol/L 时应减少运动，增加休息；运动不宜在空腹时进行，运动中若出现胸闷、胸痛、视力模糊等应立即停止运动并及时处理；有人陪伴，并携带糖尿病救助卡
饮食	1. 合理控制热量摄入，维持理想体重 2. 计算好总热量：每天需要热量 = 标准体重 × 热量级别 （1）每日热量的餐次分配：早 1/5，中 2/5，晚 2/5 （2）总热量营养分配：糖类占 50%～60%；蛋白质占 10%～15%；脂肪低于 30%；饱和脂肪酸不超过总热量的 7% 3. 食物中胆固醇摄入量低于 300 mg/d，钠盐量限制在 6 g/d 内（一个去掉胶垫的啤酒瓶盖容量，装满一瓶盖大约 6 g 盐） 4. 不宜空腹饮酒 5. 胰岛素治疗期间，可在两餐之间及睡前加餐，防止低血糖 6. 每周定期测量体重，根据体重适当调整饮食方案
治疗护理	1. 指导患者用药方法、时间及副作用等 2. 服用 a-糖苷酶抑制剂（如拜糖平），出现低血糖时可口服葡萄糖进行纠正

护理措施	**治疗护理**	3. 胰岛素应在 2～8℃冰箱冷藏，开封后室温保存 28 天，避免日光直射 4. 正确指导胰岛素注射剂型、剂量及时间，注射部位经常轮换： （1）注射剂型：短效、中效、长效胰岛素、睡前胰岛素 （2）剂量及时间：根据患者降糖方案，注射剂量与时间遵医嘱 （3）注射部位的选择：根据可操作性、神经及主要血管之间的距离、皮下组织的状况等，新指南对适合胰岛素注射的部位进行了详细界定，主要为 4 个部位：①腹部，即耻骨联合以上约 1 cm，最低肋缘以下约 1 cm，脐周 2.5 cm 以外的双侧；②双侧大腿前外侧上 1/3 处；③双侧臀部外上侧；④上臂外侧的中 1/3 处。指南推荐，餐时短效胰岛素最好选择腹部注射；希望减缓胰岛素吸收速度时，可选择臀部注射；儿童患者注射中长效胰岛素时，最好选择臀部或者大腿处 （4）注意事项：①考虑到低血糖风险，必须严格避免中效胰岛素和长效胰岛素的肌内注射；②患者可在任一常见注射部位注射长效胰岛素类似物；③胰高血糖素样肽-1（GLP-1）受体激动剂注射部位轮换和针头长度的选择应遵循现有胰岛素注射推荐意见 5. 出现低血糖反应，应及时进食糖果、饼干 （1）低血糖的诊断标准：对非糖尿病患者来说，低血糖症的诊断标准为：血糖 ＜2.8 mmol/L，而接受药物治疗的糖尿病患者只要血糖 ＜3.9 mmol/L 就属于低血糖 （2）低血糖的临床表现：交感神经兴奋（如心悸、焦虑、出汗、头晕、手抖、饥饿感等）和中枢神经症状（如神志改变、认知障碍、抽搐和昏迷）；老年患者发生低血糖时常表现为行为异常 （3）低血糖的处理：糖尿病患者血糖 ＜3.9 mmol/L 即需要补充葡萄糖或含糖食物，严重低血糖需要给予相应的治疗和监护
	心理	1. 重视患者情绪，加强心理疏导 2. 鼓励积极参与糖尿病教育活动；加强疾病管理自我效能训练
健康教育		1. 讲解饮食、运动及药物疗法的意义及注意事项 2. 加强自我管理，指导血糖监测及胰岛素注射方法 3. 注意皮肤、足底的保养和护理，掌握糖尿病足的预防和护理知识 4. 讲解糖尿病急慢性并发症、低血糖反应及急救措施，嘱随身携带糖果及资料卡 5. 定期监测血糖、肝肾功能及眼底

（二）甲状腺功能减退

概述	甲状腺功能减退症（hypothyroidum）简称甲减，指各种原因导致的低甲状腺激素血症或甲状腺激素抵抗而引起的全身性低代谢综合征，其病理特征是黏多糖在组织和皮肤堆积，表现为黏液性水肿

护理措施	一般护理	1. 提高室温，增加被服，防受凉 2. 改变活动与休息规律，保持心情愉悦 3. 警惕心脏应激症状，如有呼吸困难、胸痛、心悸等，及时汇报
	饮食护理	1. 进食高蛋白、高维生素、低热量、低钠、含粗纤维食物 2. 少量多餐，注意食物的色、香、味，以促进患者食欲
	药物指导	1. 用药前后监测脉搏，观察有无药物过量症状 2. 观察药物对体重和水肿的影响 3. 甲状腺制剂长期或终身服用，不能随意间断
	排便指导	1. 鼓励适当运动，养成正常排便习惯 2. 指导腹部按摩，促进肠蠕动 3. 每日摄入液体 2000～3000 ml，根据个人喜好选择摄入液体的种类及时间 4. 食物中注意纤维素的补充（如菠菜、糙米等） 5. 必要时给予缓泻剂，观察及记录排便情况

健康教育	1. 合理安排工作与休息，保持身心愉快，减少不良刺激 2. 告知疾病知识及自我护理方法，严禁穿衣时或用手指挤压甲状腺。育龄期女性治愈后再妊娠 3. 按剂量、疗程服药，不随意减量和停药，定期复查血清促甲状腺激素

（三）甲状腺功能亢进

概述	甲状腺功能亢进症（hyperthyroidism），简称"甲亢"，是由于甲状腺合成释放过多的甲状腺激素，造成机体代谢亢进和交感神经兴奋，引起心悸、出汗、进食和便次增多和体重减少的病症；多数患者还常常同时有突眼、眼睑水肿、视力减退等症状

护理措施

一般护理	1. 保持环境安静舒适、光线柔和及避免噪声 2. 合理安排生活，保持情绪稳定
饮食护理	1. 进食高热量、高蛋白、高维生素及矿物质丰富的饮食 2. 蛋白质 1~2 g/(kg·d)，膳食中增加优质蛋白纠正负氮平衡 3. 饮水 2000~3000 ml/d，有心脏疾病者除外，防水肿和心衰 4. 忌生冷饮食，饮食清淡，减少粗纤维摄入，食用无碘盐，忌食海产品，慎用卷心菜、花椰、甘蓝等致甲状腺肿食物
药物指导	按时、按量服药，不可自行减量或停服，观察药物不良反应
眼部护理	1. 指导戴深色眼镜，防止强光与尘土刺激眼睛 2. 睡眠时用抗生素眼膏并戴眼罩。眼睑不能闭合者覆盖纱布或眼罩 3. 使用单侧眼罩可减少复视。眼睛勿向上凝视，以免加重眼球突出或诱发斜视 4. 高枕；低盐饮食或辅以利尿药减轻水肿 5. 每日眼球运动锻炼眼肌；定期眼科角膜检查防角膜溃疡

健康教育	1. 强调抗甲状腺药物长期服用的重要性，服药开始 3 个月检测血常规每周 1 次 2. 衣着宽松，严禁用手挤压甲状腺 3. 每日清晨卧床自测脉搏，定期测体重 4. 定期门诊随访，做甲状腺功能测定 5. 出现高热、恶心、呕吐等甲亢危象可能症状时，即时就诊

（四）原发性醛固酮增多症

概述	原发性醛固酮增多症（primaryaldosteronism，PA），简称原醛症，是由于肾上腺皮质球状带分泌过量的醛固酮而导致肾素-血管紧张素系统活性受抑制，出现高醛固酮和低肾素血症；患者的主要临床特征为高血压伴或不伴低血钾、肌无力、碱血症；1953年由Conn首次描述本病，故亦称Conn综合征

护理措施	**运动指导**	1. 评估患者病情和活动能力，根据病情适当休息，保持病室安静；保证充足睡眠 2. 根据年龄和身体状况选择合适的运动方式，低血钾发作时绝对卧床休息，避免剧烈运动和情绪激动
	饮食护理	1. 减少钠盐摄入，对血压特别高、血钠高者宜采用低盐饮食，每日钠摄入量限制在80 mmol左右 2. 多吃新鲜蔬菜、多饮牛奶，补充钙和钾盐；减少脂肪摄入；限制饮酒
	药物指导	1. 正确服用螺内酯,服药的过程中要注意监测患者的高血压和低血钾是否改善，及时留取患者的血、尿标本复查电解质 2. 同时使用钙通道阻滞剂、血管紧张素转化酶抑制剂或糖皮质激素治疗者，须严格遵医嘱用药，监测血压和不良反应
	病情观察	1. 定期监测血压，观察是否存在昼夜节律 2. 患者有无头昏、头痛、肌无力，呼吸、吞咽困难等症状 3. 体位试验、静脉盐水负荷试验、口服钠负荷考验、卡托普利试验等检查及时留取标本，了解电解质情况

健康教育	进行疾病相关知识教育：根据家属的意见和患者的心理承受能力，以适当的方式和语言与患者讨论病情，向患者介绍原发性醛固酮增多症的有关知识，使患者配合治疗

第七节 神经内科护理常规

一、神经内科一般护理

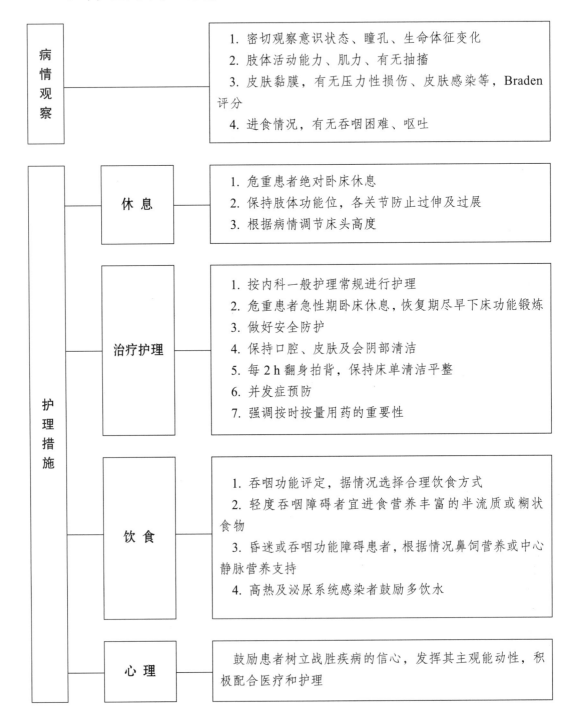

病情观察
1. 密切观察意识状态、瞳孔、生命体征变化
2. 肢体活动能力、肌力、有无抽搐
3. 皮肤黏膜，有无压力性损伤、皮肤感染等，Braden 评分
4. 进食情况，有无吞咽困难、呕吐

护理措施

休息
1. 危重患者绝对卧床休息
2. 保持肢体功能位，各关节防止过伸及过展
3. 根据病情调节床头高度

治疗护理
1. 按内科一般护理常规进行护理
2. 危重患者急性期卧床休息，恢复期尽早下床功能锻炼
3. 做好安全防护
4. 保持口腔、皮肤及会阴部清洁
5. 每 2 h 翻身拍背，保持床单清洁平整
6. 并发症预防
7. 强调按时按量用药的重要性

饮食
1. 吞咽功能评定，据情况选择合理饮食方式
2. 轻度吞咽障碍者宜进食营养丰富的半流质或糊状食物
3. 昏迷或吞咽功能障碍患者，根据情况鼻饲营养或中心静脉营养支持
4. 高热及泌尿系统感染者鼓励多饮水

心理
鼓励患者树立战胜疾病的信心，发挥其主观能动性，积极配合医疗和护理

二、神经内科专病护理

（一）缺血性脑卒中

概述	缺血性脑卒中是由于脑血管狭窄或阻塞导致脑血流减少，引起局部脑组织缺氧和坏死；主要原因包括动脉粥样硬化、高血压、高脂血症、糖尿病等心血管疾病

护理措施	休息	急性期绝对卧床休息，首选低半卧位，床头≤30°，昏迷者头偏向一侧
	治疗护理	1. 按神经内科一般护理常规进行护理 2. 监测生命体征、意识、瞳孔、氧饱和度、血糖等 3. 保持呼吸道通畅，吸氧，必要时行气道支持治疗 4. 预防静脉血栓形成，保证患肢功能位，病情稳定后尽早活动 5. 保持大便通畅，预防跌倒/坠床、压力性损伤、误吸风险的发生，必要时使用约束工具 6. 静脉溶栓的护理：观察出血征（口腔、皮肤黏膜、牙龈、二便、呕吐物等），有无血压骤升、头痛、恶心、呕吐、呼吸困难、喉头水肿等，有无意识水平、言语、肌力等改变，溶栓后初次进食、水和服药前，评估吞咽功能 7. 血管内取栓术后护理：穿刺点压迫止血，监测肢体远端血运、足背动脉搏动、神经功能及生命体征，警惕再灌注损伤、血管痉挛、出血转化等 8. 并发症预防：脑疝、上消化道出血、吸入性肺炎等
	饮食	1. 宜低热量、低脂肪、低胆固醇、优质蛋白质、富含维生素、清淡易消化饮食，避免刺激性食物，禁烟、酒 2. 早期营养评估与干预，吞咽功能障碍者给予鼻饲饮食
	心理	1. 心理评估与干预：识别卒中后抑郁焦虑、血管性认知障碍与痴呆等，及时转介心理医生 2. 予以患者心理支持，消除不良情绪，树立战胜疾病的信心

健康教育	1. 建立良好生活方式：健康饮食、体重管理、规律运动、康复训练、戒烟限酒、减轻精神压力 2. 避免各种已知的诱发因素，早期识别本病 3. 遵医嘱规律服药，勿自行中断治疗；定期随访

（二）脑 炎

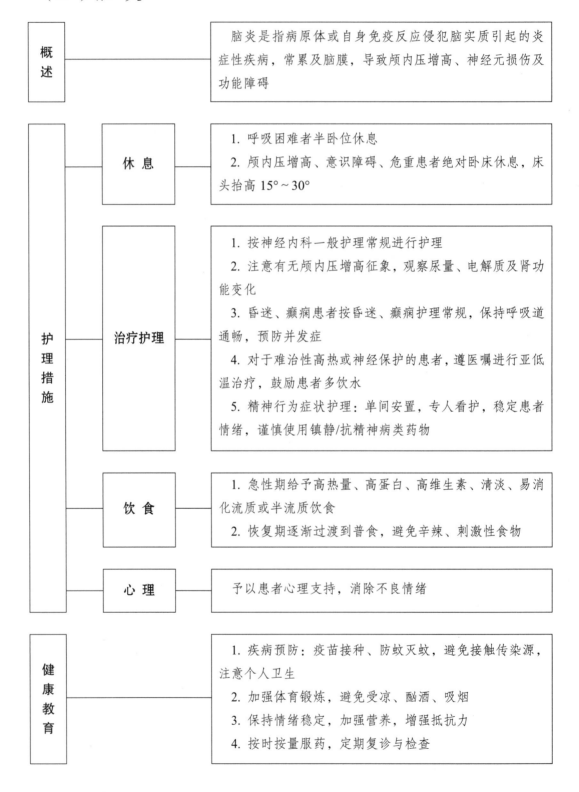

概述	脑炎是指病原体或自身免疫反应侵犯脑实质引起的炎症性疾病，常累及脑膜，导致颅内压增高、神经元损伤及功能障碍
护理措施	**休息** 1. 呼吸困难者半卧位休息 2. 颅内压增高、意识障碍、危重患者绝对卧床休息，床头抬高 15°～30°
	治疗护理 1. 按神经内科一般护理常规进行护理 2. 注意有无颅内压增高征象，观察尿量、电解质及肾功能变化 3. 昏迷、癫痫患者按昏迷、癫痫护理常规，保持呼吸道通畅，预防并发症 4. 对于难治性高热或神经保护的患者，遵医嘱进行亚低温治疗，鼓励患者多饮水 5. 精神行为症状护理：单间安置，专人看护，稳定患者情绪，谨慎使用镇静/抗精神病类药物
	饮食 1. 急性期给予高热量、高蛋白、高维生素、清淡、易消化流质或半流质饮食 2. 恢复期逐渐过渡到普食，避免辛辣、刺激性食物
	心理 予以患者心理支持，消除不良情绪
健康教育	1. 疾病预防：疫苗接种、防蚊灭蚊，避免接触传染源，注意个人卫生 2. 加强体育锻炼，避免受凉、酗酒、吸烟 3. 保持情绪稳定，加强营养，增强抵抗力 4. 按时按量服药，定期复诊与检查

（三）癫 痫

概述		癫痫是一组由不同病因导致的脑部神经元高度同步化异常放电的临床综合征，以发作性、短暂性、重复性及刻板性为临床特点；因异常放电的起源部位、波及范围传播方式及持续时间不同，导致患者临床表现复杂多样；每一次发作称为痫性发作
护理措施	**休息**	1. 发作期取平卧位，头偏向一侧，解开衣领，清除口鼻腔分泌物，避免强行按压抽搐肢体，以防骨折、脱臼等 2. 保持环境安静通风，光线柔和，温度适宜，合理作息，避免劳累，充足睡眠
	治疗护理	1. 按神经内科一般护理常规进行护理 2. 对症处理，保持呼吸道畅通、吸氧，牙关紧闭者且条件允许时放置牙垫 3. 评估患者意识状态、生命体征、瞳孔情况 4. 预见先兆症状，加强意外伤害安全护理，积极防治并发症 5. 加强二便护理、皮肤护理
	饮食	均衡清淡饮食，规律进餐，避免饱餐或饥饿状态，忌辛辣刺激性食物，戒烟限酒
	心理	1. 心理疏导：科学理性认识自身疾病，增强信心与依从性 2. 提供相应指导和支持
健康教育		1. 避免诱因，如情绪紧张、过度劳累、急性感染、寒冷刺激、不良生活习惯（吸烟、饮浓茶和咖啡），注意劳逸结合，规律作息，适度锻炼 2. 指导患者合理用药，坚持服药，不可随意增减药物剂量及种类，定期门诊随访，更换药物、调整剂量须遵医嘱 3. 安全提示：选择合适职业，避免强光电刺激、易疲劳、生活不规律等职业；勿攀高、游泳、驾驶车辆；勿单独外出，随身携带卡片，注明姓名、诊断、用药情况、紧急联系人电话，以便及时正确救助

（四）帕金森病

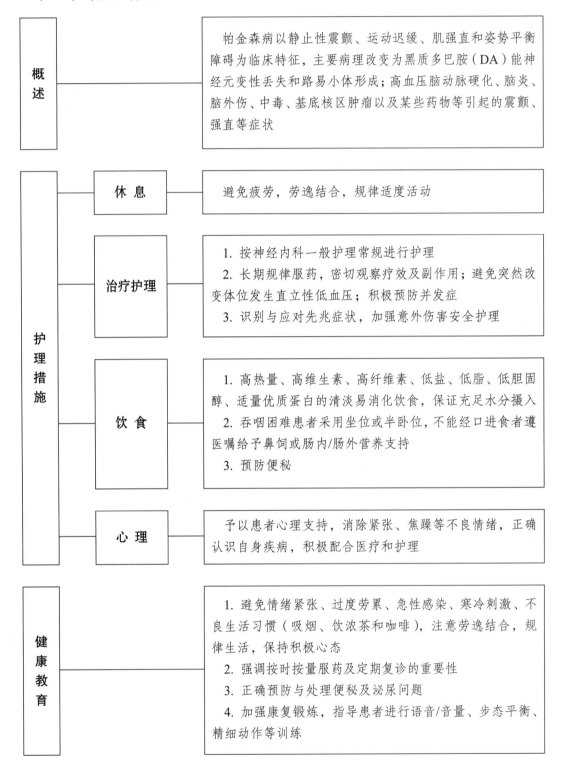

| 概述 | 帕金森病以静止性震颤、运动迟缓、肌强直和姿势平衡障碍为临床特征，主要病理改变为黑质多巴胺（DA）能神经元变性丢失和路易小体形成；高血压脑动脉硬化、脑炎、脑外伤、中毒、基底核区肿瘤以及某些药物等引起的震颤、强直等症状 |

护理措施

| 休息 | 避免疲劳，劳逸结合，规律适度活动 |

| 治疗护理 | 1. 按神经内科一般护理常规进行护理
2. 长期规律服药，密切观察疗效及副作用；避免突然改变体位发生直立性低血压；积极预防并发症
3. 识别与应对先兆症状，加强意外伤害安全护理 |

| 饮食 | 1. 高热量、高维生素、高纤维素、低盐、低脂、低胆固醇、适量优质蛋白的清淡易消化饮食，保证充足水分摄入
2. 吞咽困难患者采用坐位或半卧位，不能经口进食者遵医嘱给予鼻饲或肠内/肠外营养支持
3. 预防便秘 |

| 心理 | 予以患者心理支持，消除紧张、焦躁等不良情绪，正确认识自身疾病，积极配合医疗和护理 |

| 健康教育 | 1. 避免情绪紧张、过度劳累、急性感染、寒冷刺激、不良生活习惯（吸烟、饮浓茶和咖啡），注意劳逸结合，规律生活，保持积极心态
2. 强调按时按量服药及定期复诊的重要性
3. 正确预防与处理便秘及泌尿问题
4. 加强康复锻炼，指导患者进行语音/音量、步态平衡、精细动作等训练 |

（五）眩 晕

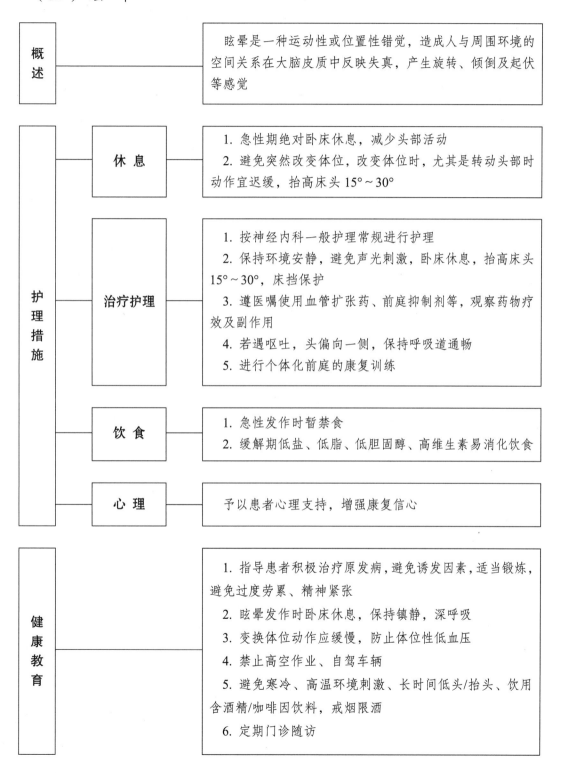

概述	眩晕是一种运动性或位置性错觉，造成人与周围环境的空间关系在大脑皮质中反映失真，产生旋转、倾倒及起伏等感觉

护理措施	休息	1. 急性期绝对卧床休息，减少头部活动 2. 避免突然改变体位，改变体位时，尤其是转动头部时动作宜迟缓，抬高床头 15°～30°
	治疗护理	1. 按神经内科一般护理常规进行护理 2. 保持环境安静，避免声光刺激，卧床休息，抬高床头 15°～30°，床挡保护 3. 遵医嘱使用血管扩张药、前庭抑制剂等，观察药物疗效及副作用 4. 若遇呕吐，头偏向一侧，保持呼吸道通畅 5. 进行个体化前庭的康复训练
	饮食	1. 急性发作时暂禁食 2. 缓解期低盐、低脂、低胆固醇、高维生素易消化饮食
	心理	予以患者心理支持，增强康复信心

健康教育	1. 指导患者积极治疗原发病，避免诱发因素，适当锻炼，避免过度劳累、精神紧张 2. 眩晕发作时卧床休息，保持镇静，深呼吸 3. 变换体位动作应缓慢，防止体位性低血压 4. 禁止高空作业、自驾车辆 5. 避免寒冷、高温环境刺激、长时间低头/抬头、饮用含酒精/咖啡因饮料，戒烟限酒 6. 定期门诊随访

（六）住院精神疾病攻击行为

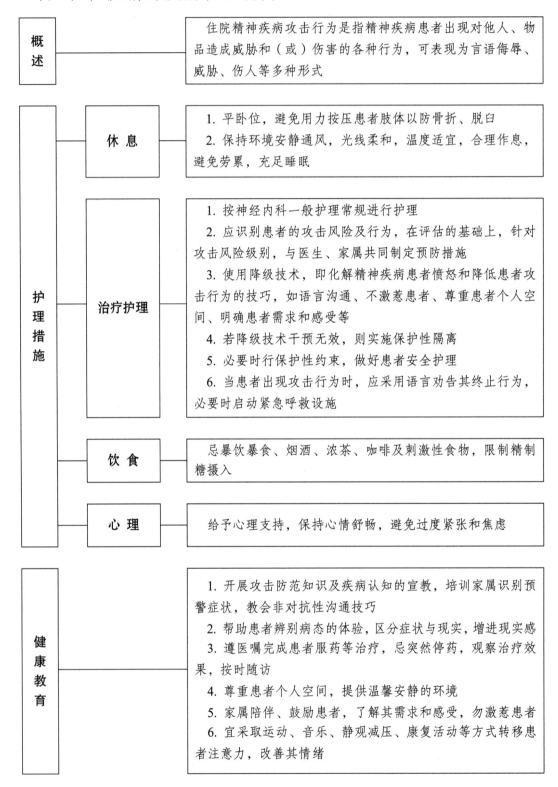

| 概述 | | 住院精神疾病攻击行为是指精神疾病患者出现对他人、物品造成威胁和（或）伤害的各种行为，可表现为言语侮辱、威胁、伤人等多种形式 |

护理措施	休息	1. 平卧位，避免用力按压患者肢体以防骨折、脱臼 2. 保持环境安静通风，光线柔和，温度适宜，合理作息，避免劳累，充足睡眠
	治疗护理	1. 按神经内科一般护理常规进行护理 2. 应识别患者的攻击风险及行为，在评估的基础上，针对攻击风险级别，与医生、家属共同制定预防措施 3. 使用降级技术，即化解精神疾病患者愤怒和降低患者攻击行为的技巧，如语言沟通、不激惹患者、尊重患者个人空间、明确患者需求和感受等 4. 若降级技术干预无效，则实施保护性隔离 5. 必要时行保护性约束，做好患者安全护理 6. 当患者出现攻击行为时，应采用语言劝告其终止行为，必要时启动紧急呼救设施
	饮食	忌暴饮暴食、烟酒、浓茶、咖啡及刺激性食物，限制精制糖摄入
	心理	给予心理支持，保持心情舒畅，避免过度紧张和焦虑

| 健康教育 | | 1. 开展攻击防范知识及疾病认知的宣教，培训家属识别预警症状，教会非对抗性沟通技巧
2. 帮助患者辨别病态的体验，区分症状与现实，增进现实感
3. 遵医嘱完成患者服药等治疗，忌突然停药，观察治疗效果，按时随访
4. 尊重患者个人空间，提供温馨安静的环境
5. 家属陪伴、鼓励患者，了解其需求和感受，勿激惹患者
6. 宜采取运动、音乐、静观减压、康复活动等方式转移患者注意力，改善其情绪 |

第八节　中西医结合科护理常规

一、中医科/中西医结合科一般护理

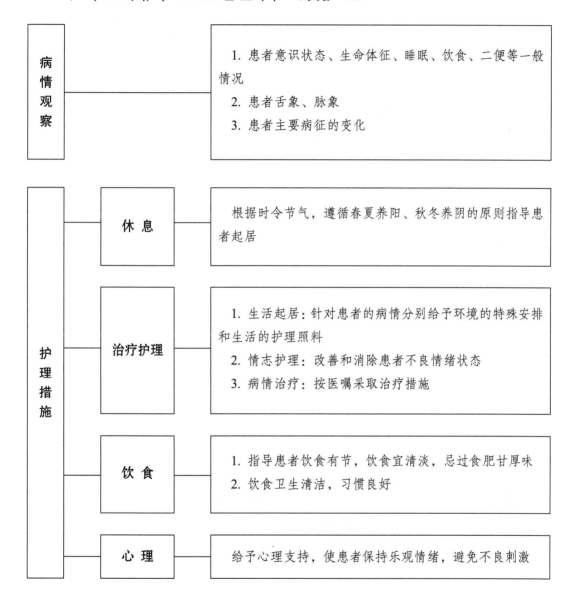

| 病情观察 | | 1. 患者意识状态、生命体征、睡眠、饮食、二便等一般情况
2. 患者舌象、脉象
3. 患者主要病征的变化 |

护理措施	休息	根据时令节气，遵循春夏养阳、秋冬养阴的原则指导患者起居
	治疗护理	1. 生活起居：针对患者的病情分别给予环境的特殊安排和生活的护理照料 2. 情志护理：改善和消除患者不良情绪状态 3. 病情治疗：按医嘱采取治疗措施
	饮食	1. 指导患者饮食有节，饮食宜清淡，忌过食肥甘厚味 2. 饮食卫生清洁，习惯良好
	心理	给予心理支持，使患者保持乐观情绪，避免不良刺激

二、中医科/中西医结合科专病护理

（一）类风湿关节炎

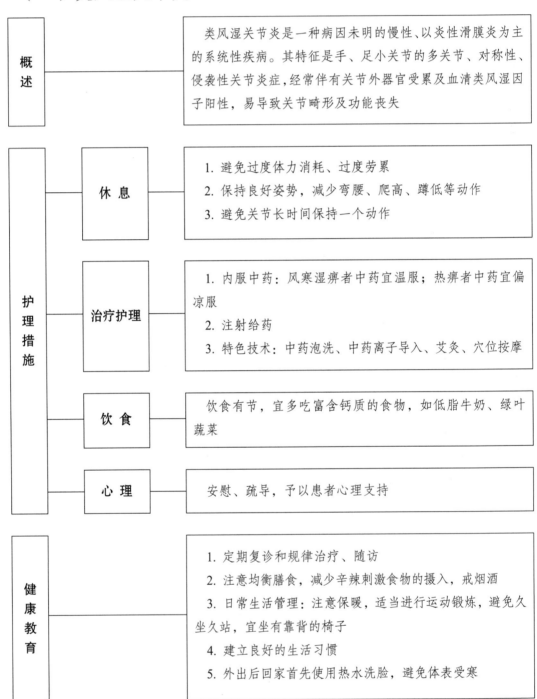

概述

类风湿关节炎是一种病因未明的慢性、以炎性滑膜炎为主的系统性疾病。其特征是手、足小关节的多关节、对称性、侵袭性关节炎症，经常伴有关节外器官受累及血清类风湿因子阳性，易导致关节畸形及功能丧失

护理措施

休息
1. 避免过度体力消耗、过度劳累
2. 保持良好姿势，减少弯腰、爬高、蹲低等动作
3. 避免关节长时间保持一个动作

治疗护理
1. 内服中药：风寒湿痹者中药宜温服；热痹者中药宜偏凉服
2. 注射给药
3. 特色技术：中药泡洗、中药离子导入、艾灸、穴位按摩

饮食
饮食有节，宜多吃富含钙质的食物，如低脂牛奶、绿叶蔬菜

心理
安慰、疏导，予以患者心理支持

健康教育
1. 定期复诊和规律治疗、随访
2. 注意均衡膳食，减少辛辣刺激食物的摄入，戒烟酒
3. 日常生活管理：注意保暖，适当进行运动锻炼，避免久坐久站，宜坐有靠背的椅子
4. 建立良好的生活习惯
5. 外出后回家首先使用热水洗脸，避免体表受寒

（二）骨关节炎

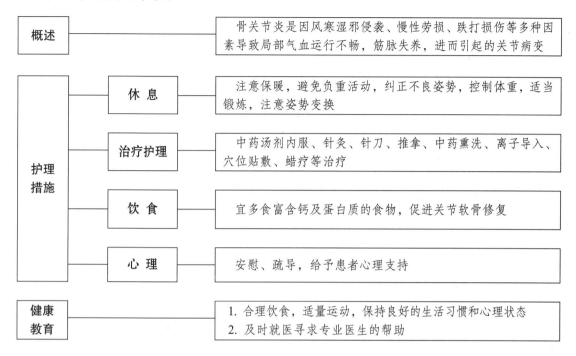

概述	骨关节炎是因风寒湿邪侵袭、慢性劳损、跌打损伤等多种因素导致局部气血运行不畅，筋脉失养，进而引起的关节病变
护理措施	**休息** 注意保暖，避免负重活动，纠正不良姿势，控制体重，适当锻炼，注意姿势变换
	治疗护理 中药汤剂内服、针灸、针刀、推拿、中药熏洗、离子导入、穴位贴敷、蜡疗等治疗
	饮食 宜多食富含钙及蛋白质的食物，促进关节软骨修复
	心理 安慰、疏导，给予患者心理支持
健康教育	1. 合理饮食，适量运动，保持良好的生活习惯和心理状态 2. 及时就医寻求专业医生的帮助

（三）缺血性脑血管疾病

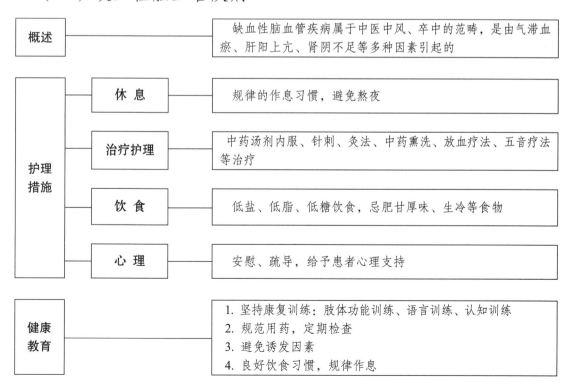

概述	缺血性脑血管疾病属于中医中风、卒中的范畴，是由气滞血瘀、肝阳上亢、肾阴不足等多种因素引起的
护理措施	**休息** 规律的作息习惯，避免熬夜
	治疗护理 中药汤剂内服、针刺、灸法、中药熏洗、放血疗法、五音疗法等治疗
	饮食 低盐、低脂、低糖饮食，忌肥甘厚味、生冷等食物
	心理 安慰、疏导，给予患者心理支持
健康教育	1. 坚持康复训练：肢体功能训练、语言训练、认知训练 2. 规范用药，定期检查 3. 避免诱发因素 4. 良好饮食习惯，规律作息

（四）胃脘痛

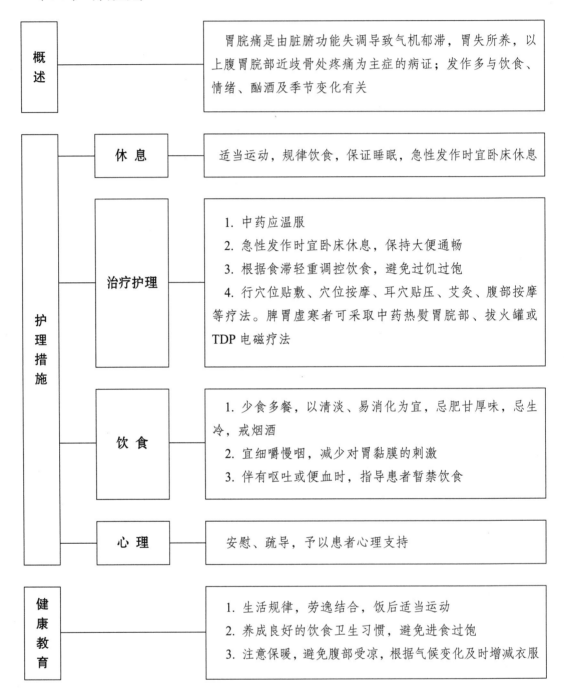

| 概述 | 胃脘痛是由脏腑功能失调导致气机郁滞，胃失所养，以上腹胃脘部近歧骨处疼痛为主症的病证；发作多与饮食、情绪、酗酒及季节变化有关 |

护理措施	休息	适当运动，规律饮食，保证睡眠，急性发作时宜卧床休息
	治疗护理	1. 中药应温服 2. 急性发作时宜卧床休息，保持大便通畅 3. 根据食滞轻重调控饮食，避免过饥过饱 4. 行穴位贴敷、穴位按摩、耳穴贴压、艾灸、腹部按摩等疗法。脾胃虚寒者可采取中药热熨胃脘部、拔火罐或TDP电磁疗法
	饮食	1. 少食多餐，以清淡、易消化为宜，忌肥甘厚味，忌生冷，戒烟酒 2. 宜细嚼慢咽，减少对胃黏膜的刺激 3. 伴有呕吐或便血时，指导患者暂禁饮食
	心理	安慰、疏导，予以患者心理支持

| 健康教育 | 1. 生活规律，劳逸结合，饭后适当运动
2. 养成良好的饮食卫生习惯，避免进食过饱
3. 注意保暖，避免腹部受凉，根据气候变化及时增减衣服 |

（五）项 痹

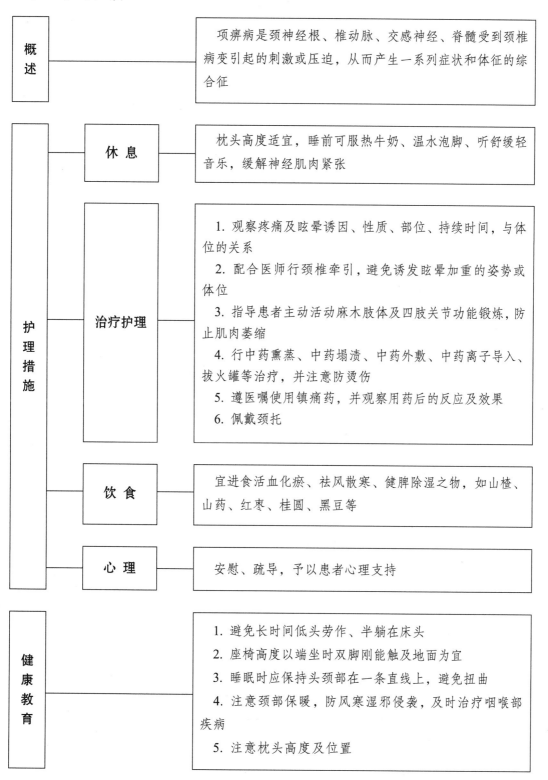

概述	项痹病是颈神经根、椎动脉、交感神经、脊髓受到颈椎病变引起的刺激或压迫，从而产生一系列症状和体征的综合征

护理措施

休息	枕头高度适宜，睡前可服热牛奶、温水泡脚、听舒缓轻音乐，缓解神经肌肉紧张
治疗护理	1. 观察疼痛及眩晕诱因、性质、部位、持续时间，与体位的关系 2. 配合医师行颈椎牵引，避免诱发眩晕加重的姿势或体位 3. 指导患者主动活动麻木肢体及四肢关节功能锻炼，防止肌肉萎缩 4. 行中药熏蒸、中药塌渍、中药外敷、中药离子导入、拔火罐等治疗，并注意防烫伤 5. 遵医嘱使用镇痛药，并观察用药后的反应及效果 6. 佩戴颈托
饮食	宜进食活血化瘀、祛风散寒、健脾除湿之物，如山楂、山药、红枣、桂圆、黑豆等
心理	安慰、疏导，予以患者心理支持

健康教育	1. 避免长时间低头劳作、半躺在床头 2. 座椅高度以端坐时双脚刚能触及地面为宜 3. 睡眠时应保持头颈部在一条直线上，避免扭曲 4. 注意颈部保暖，防风寒湿邪侵袭，及时治疗咽喉部疾病 5. 注意枕头高度及位置

（六）蛇串疮

概述	蛇串疮是由水痘带状疱疹病毒感染引起的一种急性疱疹性皮肤病，可导致异常疼痛

护理措施	休息	急性期以休息为主，取健侧卧位，注意避风，鼓励适当运动，如散步、打太极拳、练八段锦
	治疗护理	1. 评估患者疼痛的部位、性质、强度、持续时间及伴随症状，遵医嘱使用止痛药 2. 评估皮损部位、水疱大小、疱液性状、疱壁紧张度，保持皮损处清洁干燥，避免摩擦、搔抓，避免对热水及含化学成分的皮肤清洁剂对皮肤造成刺激 3. 行耳穴贴压、穴位按摩、拔火罐（刺血）、中药塌渍、皮损内注射等治疗 4. 遵医嘱使用中医诊疗设备，如微波、低频、光疗、电疗、磁疗等仪器治疗，以减轻疼痛
	饮食	宜进食清利肝胆、健脾利湿、行气、活血化瘀的食物，如新鲜绿叶蔬菜、冬瓜、绿豆、山药、木耳等，忌腥发、生冷、甜食及易胀气之物
	心理	安慰、疏导，畅情志，缓解心理负担

健康教育	1. 保持床单及衣物的干净整洁，穿宽松、棉质衣物，以避免摩擦皮损，造成不适或创面感染 2. 注意手卫生，勤修剪指甲，避免搔抓皮损 3. 向患者讲解引起本病疼痛的原因、疾病的病程及缓解疼痛的方法，消除患者对疼痛的恐惧心理

第九节　血液内科护理常规

一、血液内科一般护理

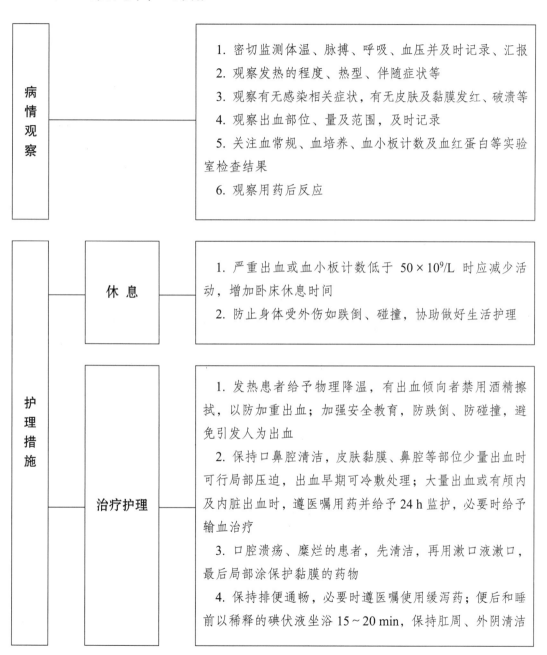

病情观察		1. 密切监测体温、脉搏、呼吸、血压并及时记录、汇报 2. 观察发热的程度、热型、伴随症状等 3. 观察有无感染相关症状，有无皮肤及黏膜发红、破溃等 4. 观察出血部位、量及范围，及时记录 5. 关注血常规、血培养、血小板计数及血红蛋白等实验室检查结果 6. 观察用药后反应
护理措施	休息	1. 严重出血或血小板计数低于 $50 \times 10^9/L$ 时应减少活动，增加卧床休息时间 2. 防止身体受外伤如跌倒、碰撞，协助做好生活护理
	治疗护理	1. 发热患者给予物理降温，有出血倾向者禁用酒精擦拭，以防加重出血；加强安全教育，防跌倒、防碰撞，避免引发人为出血 2. 保持口鼻腔清洁，皮肤黏膜、鼻腔等部位少量出血时可行局部压迫，出血早期可冷敷处理；大量出血或有颅内及内脏出血时，遵医嘱用药并给予24 h监护，必要时给予输血治疗 3. 口腔溃疡、糜烂的患者，先清洁，再用漱口液漱口，最后局部涂保护黏膜的药物 4. 保持排便通畅，必要时遵医嘱使用缓泻药；便后和睡前以稀释的碘伏液坐浴15～20 min，保持肛周、外阴清洁

护理措施	**治疗护理**	5. 有出血倾向患者，注射和穿刺部位交替使用，拔针后局部按压时间宜适当延长至不出血为止，必要时局部加压包扎 6. 成分输血：根据输血常规护理，密切观察有无输血反应，并做好记录 7. 严重贫血或伴有胸闷、气促时给予吸氧 8. 用药指导：遵医嘱正确用药，及时观察和记录用药后的效果、不良反应及实验室动态结果
	饮食	1. 鼓励患者进食高热量、高维生素、营养丰富的易消化、清淡、半流质饮食或软食，以满足基本消耗 2. 有出血风险患者避免进食过硬、过于粗糙的食物，胃肠道出血需暂时禁食 3. 缺铁性贫血患者指导进食富含铁剂的食物；巨幼细胞性贫血患者指导进食富含叶酸和维生素 B_{12} 的食物；溶血性贫血患者避免进食加重溶血的食物（酒、肥肉、炸鸡排、蛋黄、鲤鱼、冰淇淋、可乐，生冷水果蔬菜等） 4. 不能进食者应给予鼻饲，鼻饲者给予口腔护理
	心理	1. 加强与患者及其家属的沟通，取得家属的支持和配合 2. 营造良好的住院环境，建立良好的医患关系，尽可能避免不良刺激对患者情绪的影响 3. 了解患者心理反应，予以心理疏导和支持

二、血液内科专病护理

（一）再生障碍性贫血

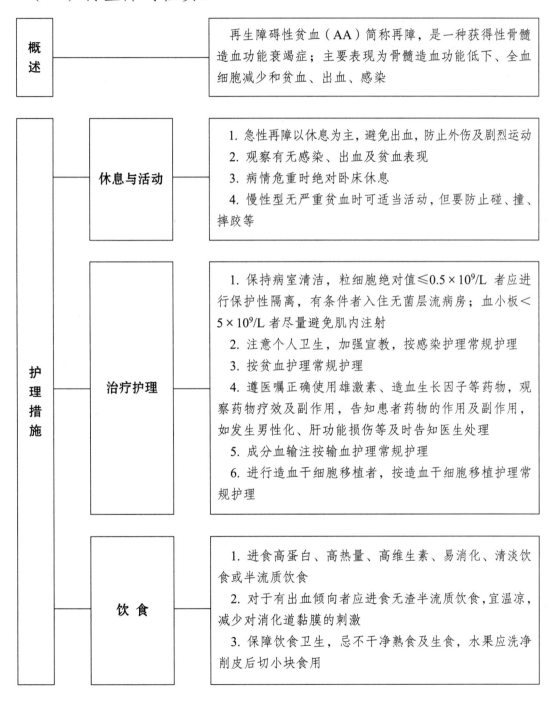

概述	再生障碍性贫血（AA）简称再障，是一种获得性骨髓造血功能衰竭症；主要表现为骨髓造血功能低下、全血细胞减少和贫血、出血、感染

护理措施	休息与活动	1. 急性再障以休息为主，避免出血，防止外伤及剧烈运动 2. 观察有无感染、出血及贫血表现 3. 病情危重时绝对卧床休息 4. 慢性型无严重贫血时可适当活动，但要防止碰、撞、摔跌等
	治疗护理	1. 保持病室清洁，粒细胞绝对值≤0.5×10^9/L 者应进行保护性隔离，有条件者入住无菌层流病房；血小板<5×10^9/L 者尽量避免肌内注射 2. 注意个人卫生，加强宣教，按感染护理常规护理 3. 按贫血护理常规护理 4. 遵医嘱正确使用雄激素、造血生长因子等药物，观察药物疗效及副作用，告知患者药物的作用及副作用，如发生男性化、肝功能损伤等及时告知医生处理 5. 成分血输注按输血护理常规护理 6. 进行造血干细胞移植者，按造血干细胞移植护理常规护理
	饮食	1. 进食高蛋白、高热量、高维生素、易消化、清淡饮食或半流质饮食 2. 对于有出血倾向者应进食无渣半流质饮食，宜温凉，减少对消化道黏膜的刺激 3. 保障饮食卫生，忌不干净熟食及生食，水果应洗净削皮后切小块食用

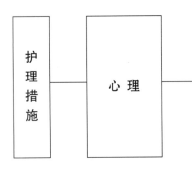

护理措施	心理	1. 加强与患者的沟通,鼓励患者表达内心感受并给予有效的心理疏导 2. 进行疾病相关知识宣教,介绍成功病例,帮助患者树立战胜疾病的信心 3. 获取社会对血液患者的关心与理解,争取家庭、社会的支持与帮助,缓解患者的焦虑、孤独感
健康教育		1. 告知患者在医师指导下用药,不可自行随意用药及停药 2. 避免接触油漆、橡胶、传统印刷、室内装修、杀虫剂等有毒、有害物质及放射性物质 3. 指导患者学会自我照顾,养成良好生活习惯;保持个人清洁卫生,保暖、预防感染 4. 指导患者保持情绪稳定,适当锻炼 5. 加强疾病知识的宣教,预防出血及感染,指导患者定期复诊、随访

（二）骨髓增殖性肿瘤

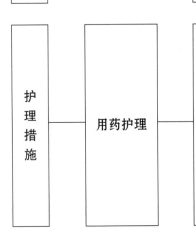

概述		骨髓增殖性肿瘤(MPN)是一类以一系或多系髓系细胞(包括红系、粒系和巨核系)增殖为主要特征的克隆性造血细胞疾病;其特点是骨髓有核细胞增多,增殖的细胞可向终末分化成熟,多不伴发育异常;外周血出现一种或多种血细胞质和量的异常,可伴有肝脾增大、出血倾向、血栓形成等临床表现;后期出现骨髓纤维化、骨髓衰竭及转化为急性白血病
护理措施	用药护理	1. 使用干扰素时注意个人卫生,作息规律,保持充足的睡眠,避免熬夜和重体力劳动,以免影响药物吸收 2. 使用化疗药物治疗期间应避免药物外渗引起皮肤组织坏死;化疗期间可能出现恶心呕吐等胃肠道反应,患者应清淡饮食,多喝水,适量运动 3. 观察血象,判断有无贫血及其严重程度、症状及凝血时间 4. 观察有无出血,出血的部位、程度、发生、发展 5. 观察有无感染,有无疼痛及肝脾大

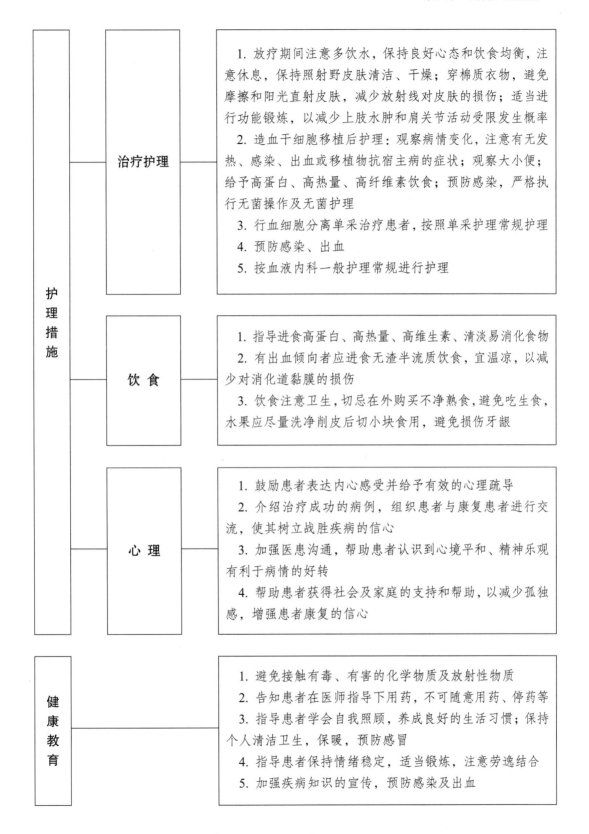

护理措施

治疗护理

1. 放疗期间注意多饮水，保持良好心态和饮食均衡，注意休息，保持照射野皮肤清洁、干燥；穿棉质衣物，避免摩擦和阳光直射皮肤，减少放射线对皮肤的损伤；适当进行功能锻炼，以减少上肢水肿和肩关节活动受限发生概率

2. 造血干细胞移植后护理：观察病情变化，注意有无发热、感染、出血或移植物抗宿主病的症状；观察大小便；给予高蛋白、高热量、高纤维素饮食；预防感染，严格执行无菌操作及无菌护理

3. 行血细胞分离单采治疗患者，按照单采护理常规护理

4. 预防感染、出血

5. 按血液内科一般护理常规进行护理

饮食

1. 指导进食高蛋白、高热量、高维生素、清淡易消化食物

2. 有出血倾向者应进食无渣半流质饮食，宜温凉，以减少对消化道黏膜的损伤

3. 饮食注意卫生，切忌在外购买不净熟食，避免吃生食，水果应尽量洗净削皮后切小块食用，避免损伤牙龈

心理

1. 鼓励患者表达内心感受并给予有效的心理疏导

2. 介绍治疗成功的病例，组织患者与康复患者进行交流，使其树立战胜疾病的信心

3. 加强医患沟通，帮助患者认识到心境平和、精神乐观有利于病情的好转

4. 帮助患者获得社会及家庭的支持和帮助，以减少孤独感，增强患者康复的信心

健康教育

1. 避免接触有毒、有害的化学物质及放射性物质

2. 告知患者在医师指导下用药，不可随意用药、停药等

3. 指导患者学会自我照顾，养成良好的生活习惯；保持个人清洁卫生，保暖，预防感冒

4. 指导患者保持情绪稳定，适当锻炼，注意劳逸结合

5. 加强疾病知识的宣传，预防感染及出血

（三）骨髓增生异常综合征

概述	骨髓增生异常综合征（MDS）是一组起源于造血干细胞的异质性髓系克隆性疾病，其特点是髓系细胞发育异常，表现为无效造血、难治性血细胞减少，高风险向急性髓系白血病（AML）转化

护理措施	一般护理	1. 观察血象，了解患者有无贫血，贫血严重程度及症状 2. 观察有无出血症状，出血的部位、程度，有无感染症状 3. 贫血严重、有出血风险患者绝对卧床休息 4. 按血液内科一般护理常规进行护理
	治疗护理	1. 出现胸闷气促时，予以吸氧 2. 严重贫血患者，女性血红蛋白＜ 60 g/L，男性血红蛋白＜ 70 g/L，应以卧床休息为主，输血治疗时应按输血常规进行护理 3. 化疗期间告知治疗目的、方法、药物副作用等 4. 按医嘱正确用药，观察药物疗效及不良反应并做好不良反应的护理 5. 做好静脉通路的管理及维护
	饮食	指导患者进食新鲜、细软、清淡、易消化且富含高蛋白、高维生素等营养丰富的食物，每日饮水量 2000～3000 ml
	心理	关心关爱患者，倾听患者心声；关注患者情绪及精神状态，及时干预，防止患者出现负面情绪

健康教育	1. 避免接触有损造血系统的药物及环境 2. 指导患者养成良好、健康的饮食习惯，加强个人防护，注意个人卫生，注意劳逸结合 3. 遵医嘱按时服用药物，勿自行停药或减量，定期门诊随访；预防感染和出血，定期复查血象，发现出血、发热等及时就医

（四）多发性骨髓瘤

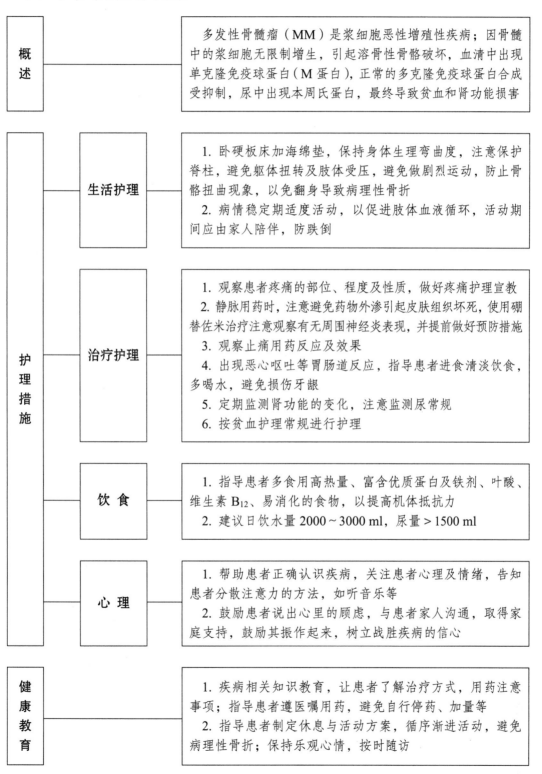

概述	多发性骨髓瘤（MM）是浆细胞恶性增殖性疾病；因骨髓中的浆细胞无限制增生，引起溶骨性骨骼破坏，血清中出现单克隆免疫球蛋白（M蛋白），正常的多克隆免疫球蛋白合成受抑制，尿中出现本周氏蛋白，最终导致贫血和肾功能损害	
护理措施	生活护理	1. 卧硬板床加海绵垫，保持身体生理弯曲度，注意保护脊柱，避免躯体扭转及肢体受压，避免做剧烈运动，防止骨骼扭曲现象，以免翻身导致病理性骨折 2. 病情稳定期适度活动，以促进肢体血液循环，活动期间应由家人陪伴，防跌倒
	治疗护理	1. 观察患者疼痛的部位、程度及性质，做好疼痛护理宣教 2. 静脉用药时，注意避免药物外渗引起皮肤组织坏死，使用硼替佐米治疗注意观察有无周围神经炎表现，并提前做好预防措施 3. 观察止痛用药反应及效果 4. 出现恶心呕吐等胃肠道反应，指导患者进食清淡饮食，多喝水，避免损伤牙龈 5. 定期监测肾功能的变化，注意监测尿常规 6. 按贫血护理常规进行护理
	饮食	1. 指导患者多食用高热量、富含优质蛋白及铁剂、叶酸、维生素 B_{12}、易消化的食物，以提高机体抵抗力 2. 建议日饮水量 2000～3000 ml，尿量 >1500 ml
	心理	1. 帮助患者正确认识疾病，关注患者心理及情绪，告知患者分散注意力的方法，如听音乐等 2. 鼓励患者说出心里的顾虑，与患者家人沟通，取得家庭支持，鼓励其振作起来，树立战胜疾病的信心
健康教育	1. 疾病相关知识教育，让患者了解治疗方式，用药注意事项；指导患者遵医嘱用药，避免自行停药、加量等 2. 指导患者制定休息与活动方案，循序渐进活动，避免病理性骨折；保持乐观心情，按时随访	

（五）急性髓细胞性白血病

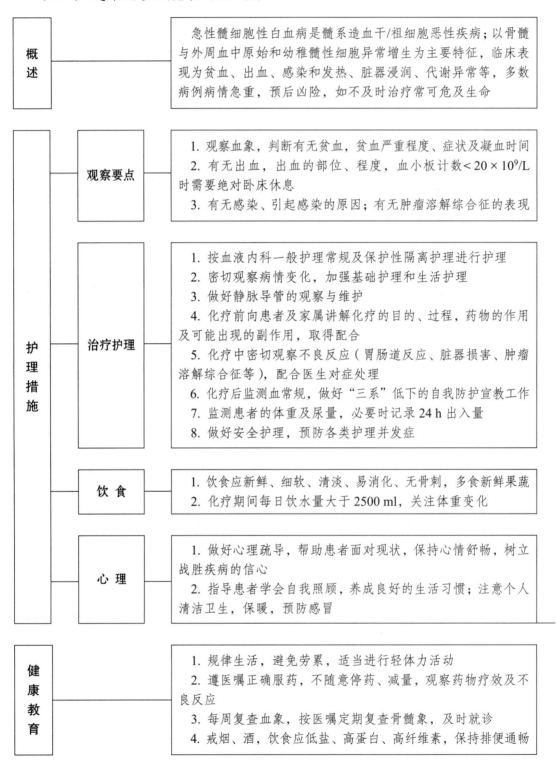

	概述	急性髓细胞性白血病是髓系造血干/祖细胞恶性疾病；以骨髓与外周血中原始和幼稚髓性细胞异常增生为主要特征，临床表现为贫血、出血、感染和发热、脏器浸润、代谢异常等，多数病例病情急重，预后凶险，如不及时治疗常可危及生命
护理措施	观察要点	1. 观察血象，判断有无贫血，贫血严重程度、症状及凝血时间 2. 有无出血，出血的部位、程度，血小板计数 $<20\times10^9/L$ 时需要绝对卧床休息 3. 有无感染、引起感染的原因；有无肿瘤溶解综合征的表现
	治疗护理	1. 按血液内科一般护理常规及保护性隔离护理进行护理 2. 密切观察病情变化，加强基础护理和生活护理 3. 做好静脉导管的观察与维护 4. 化疗前向患者及家属讲解化疗的目的、过程，药物的作用及可能出现的副作用，取得配合 5. 化疗中密切观察不良反应（胃肠道反应、脏器损害、肿瘤溶解综合征等），配合医生对症处理 6. 化疗后监测血常规，做好"三系"低下的自我防护宣教工作 7. 监测患者的体重及尿量，必要时记录 24 h 出入量 8. 做好安全护理，预防各类护理并发症
	饮食	1. 饮食应新鲜、细软、清淡、易消化、无骨刺，多食新鲜果蔬 2. 化疗期间每日饮水量大于 2500 ml，关注体重变化
	心理	1. 做好心理疏导，帮助患者面对现状，保持心情舒畅，树立战胜疾病的信心 2. 指导患者学会自我照顾，养成良好的生活习惯；注意个人清洁卫生，保暖，预防感冒
健康教育		1. 规律生活，避免劳累，适当进行轻体力活动 2. 遵医嘱正确服药，不随意停药、减量，观察药物疗效及不良反应 3. 每周复查血象，按医嘱定期复查骨髓象，及时就诊 4. 戒烟、酒，饮食应低盐、高蛋白、高纤维素，保持排便通畅

（六）急性早幼粒细胞白血病

概述	急性早幼粒细胞白血病是急性髓细胞白血病（AML）的一种特殊类型，被 FAB 协作组定为急性髓细胞白血病 M3 型

护理措施

观察要点

1. 有无出血症状，警惕弥散性血管内凝血（DIC）、颅内出血
2. 生命体征变化，有无感染症状
3. 诱导治疗时，观察维甲酸综合征、三氧化二砷副作用等，注意尿量及电解质的变化

治疗护理

1. 根据病情调整体位，血小板< 20×10^9/L、血凝异常、有出血征象时绝对卧床休息
2. 按病情轻重合理安排休息与活动，必要时绝对卧床休息，协助进行生活护理，保持排便通畅，注意预防感冒
3. 监测体重、尿量，必要时记录 24 h 出入量
4. 按医嘱给予化疗，做好化疗护理及不良反应的观察及护理
5. 做好静脉导管维护，预防导管相关并发症；做好输血护理
6. 行防跌倒、防烫伤、防人为出血相关护理措施
7. 颅内出血者按脑出血护理常规进行护理
8. 指导、鼓励患者根据机体耐受情况进行床上、床边及床下运动，每次时间 5~10 min，逐渐将训练时间延长至每次 30~40 min，若患者无其他不适情况，每天可进行2~3次训练

饮食

饮食宜清淡、细软、新鲜、卫生、无骨刺，忌油炸、辛辣、刺激、生冷、不洁食物；有消化道出血征象时，遵医嘱禁食

心理

安慰、疏导，予以心理支持，避免情绪激动

健康教育

1. 规律生活，避免劳累，适当轻体力活动
2. 遵医嘱正确服药，不随意停药、减量，观察疗效及不良反应
3. 每周复查血象，按医嘱定期复查骨髓象，及时就诊
4. 做好导管自护管理，强调肢体和语言功能锻炼的重要性
5. 戒烟、酒，饮食宜低盐、高蛋白、高纤维素，保持排便通畅
6. 避免不良情绪和精神刺激，有高血压者配合医师控制血压

（七）急性淋巴细胞白血病

概述	急性淋巴细胞白血病（ALL）是一种起源于淋巴细胞的 B 系或 T 系细胞在骨髓内异常增生的恶性肿瘤性疾病；异常增生的原始细胞可在骨髓聚集并抑制正常造血功能，同时也可侵及骨髓外的组织，如脑膜、淋巴结、性腺等

护理措施

治疗护理	1. 患者白细胞大于 100×10^9 /L 及时予白细胞分离术，出现肿瘤溶解综合征配合医师及时处理 2. 严密观察病情变化（如发热、出血等），配合医师积极处理，按相关专科护理常规进行护理 3. 监测患者体重及水、电解质和酸碱平衡，发现异常遵医嘱予以纠正 4. 化疗期间注意观察和处理化疗药物的不良反应 5. 中枢神经系统白血病时，予以鞘内注射阿糖胞苷、甲氨蝶呤等化疗药物后去枕平卧 4～6 h，观察患者用药后有无头痛等不适症状 6. 必要时给予成分输血，观察输血反应并做好记录 7. 做好口腔及肛周护理；执行保护性隔离制度 8. 急淋化疗缓解后的男性幼儿及青年要观察有无白血病细胞浸润，有无睾丸无痛性肿大
饮食	给予高蛋白、高维生素、高热量的清淡易消化饮食，少量多餐；忌食辛辣、刺激、带骨刺、油炸食品
心理	安慰、疏导，予以心理支持，避免情绪激动和产生自弃心理

健康教育	1. 宣教血液病知识，强调定期巩固治疗、强化治疗的重要性 2. 指导 PICC 患者做好管道管理及定期维护 3. 遵医嘱服药，定期复诊 4. 指导正确饮食，注意休息保暖，预防感冒 5. 居家照护，指导做好住所的消毒隔离工作 6. 避免接触电离辐射、亚硝胺类物质、染发剂、油漆等

（八）慢性淋巴细胞白血病

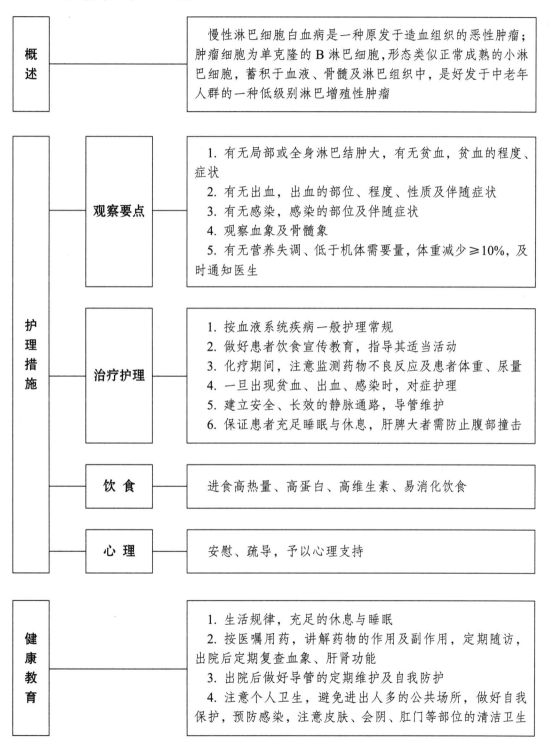

概述	慢性淋巴细胞白血病是一种原发于造血组织的恶性肿瘤；肿瘤细胞为单克隆的 B 淋巴细胞，形态类似正常成熟的小淋巴细胞，蓄积于血液、骨髓及淋巴组织中，是好发于中老年人群的一种低级别淋巴增殖性肿瘤

护理措施

观察要点	1. 有无局部或全身淋巴结肿大，有无贫血，贫血的程度、症状 2. 有无出血，出血的部位、程度、性质及伴随症状 3. 有无感染，感染的部位及伴随症状 4. 观察血象及骨髓象 5. 有无营养失调、低于机体需要量，体重减少≥10%，及时通知医生
治疗护理	1. 按血液系统疾病一般护理常规 2. 做好患者饮食宣传教育，指导其适当活动 3. 化疗期间，注意监测药物不良反应及患者体重、尿量 4. 一旦出现贫血、出血、感染时，对症护理 5. 建立安全、长效的静脉通路，导管维护 6. 保证患者充足睡眠与休息，肝脾大者需防止腹部撞击
饮食	进食高热量、高蛋白、高维生素、易消化饮食
心理	安慰、疏导，予以心理支持

健康教育	1. 生活规律，充足的休息与睡眠 2. 按医嘱用药，讲解药物的作用及副作用，定期随访，出院后定期复查血象、肝肾功能 3. 出院后做好导管的定期维护及自我防护 4. 注意个人卫生，避免进出人多的公共场所，做好自我保护，预防感染，注意皮肤、会阴、肛门等部位的清洁卫生

（九）原发免疫性血小板减少症

概述	原发免疫性血小板减少症是一项获得性出血性疾病；该疾病的发生与患者自身免疫功能异常并导致血小板过度破坏有关；病因并不明确，临床症状以血小板减少、骨髓巨核细胞发育成熟障碍等为主；近年来该疾病的发生率越来越高，且女性更为常见，具有隐匿性、病程进展慢的特点

护理措施

观察要点	1. 心率、血压、呼吸等生命体征、神志变化及情绪反应 2. 出血的部位、症状、时间、程度 3. 血小板计数，血小板抗体，出、凝血时间检测结果
治疗护理	1. 及时发现出血情况，血小板计数小于 20×10^9/L 绝对卧床休息，预防活动性出血 2. 观察皮肤瘀点、瘀斑、出血点的变化，监测血小板数量变化 3. 记录出血量，尽量避免肌内注射，减少有创操作，穿刺点应延长按压时间 4. 鼻出血时，指导患者不可用手挖鼻孔、用力捏鼻子，可用清鱼肝油滴鼻，鼻黏膜出血时遵医嘱使用止血药物、棉球擦拭或填塞 5. 保持皮肤清洁，穿着棉织宽松衣物，以免皮肤受刺激引起出血 6. 保持口腔清洁，饭前、饭后、睡前用盐水漱口
饮食	进食高蛋白、高维生素、易消化少渣软食或半流质饮食
心理	安慰、疏导、鼓励患者，予以心理支持，帮助患者精神放松

健康教育	1. 指导患者正确认识疾病，避免情绪紧张及波动，配合治疗及护理 2. 教会患者进行自我监测，如皮肤黏膜有无瘀点、瘀斑、牙龈出血、鼻出血、血尿、月经量增多等，一旦出现出血症状及时就诊 3. 遵医嘱按时、按量、按疗程规律服用糖皮质激素，不可自行减量或停药，定期复诊 4. 保持室内空气新鲜，每天开窗通风 2 次，每次 15～30 min，预防感染

（十）淋巴瘤

| 概述 | 淋巴瘤是起源于淋巴造血系统的恶性肿瘤，主要表现为无痛性淋巴结肿大，肝脾肿大，全身各组织器官均可受累，伴发热、盗汗、消瘦、瘙痒等全身症状；可分为霍奇金病淋巴瘤（简称HL）和非霍奇金淋巴瘤（简称 NHL）两大类，组织学可见淋巴细胞和（或）组织细胞的肿瘤性增生 |

护理措施

放疗护理

1. 观察放疗后的不良反应，如骨髓抑制、皮肤黏膜改变和胃肠道反应
2. 保持照射皮肤清洁、干燥，穿棉质柔软衣服，避免局部摩擦刺激，放射部位皮肤禁用胶布
3. 勿抓挠皮肤；禁涂刺激性或含重金属的药物；避免日光直接照射

围化疗期护理

1. 做好症状护理，如颈部或纵膈淋巴结肿大压迫致呼吸困难时给予高流量氧气吸入，半卧位，遵医嘱使用镇静剂
2. 告知化疗目的、方法、药物的作用及可能引起的不良反应
3. 化疗中嘱多饮水（＞3000 ml/d），监测尿 pH 和尿量变化
4. 密切观察有无恶心、呕吐、腹泻、便秘等症状，及时汇报和处理
5. 化疗后监测血象，做好"三系"低下防护
6. 特殊药物（单抗）护理：单独静脉通路输注，严格控制输液速度及浓度，使用前给予抗过敏药物，密切监测病情及生命体征变化
7. 合理选择静脉通路，做好静脉导管的观察维护，防止并发症

饮食

进食高热量、高蛋白、富含维生素、易消化食物，注意饮食新鲜、卫生、细软、无骨刺，可少量多餐

心理

心理疏导，家庭、社会支持，帮助患者面对现状，树立战胜疾病的信心

健康教育

1. 适当轻体力活动，如散步、打太极拳等，以感觉不疲劳为宜
2. 遵医嘱按时、按量、按疗程用药，不可自行更改或停用
3. 自我监测与随访指导：告知主要症状、体征和药物不良反应的自我监测方法，按时复诊，发现异常、不适及时就医

三、血液内科常见操作护理常规

（一）血浆置换

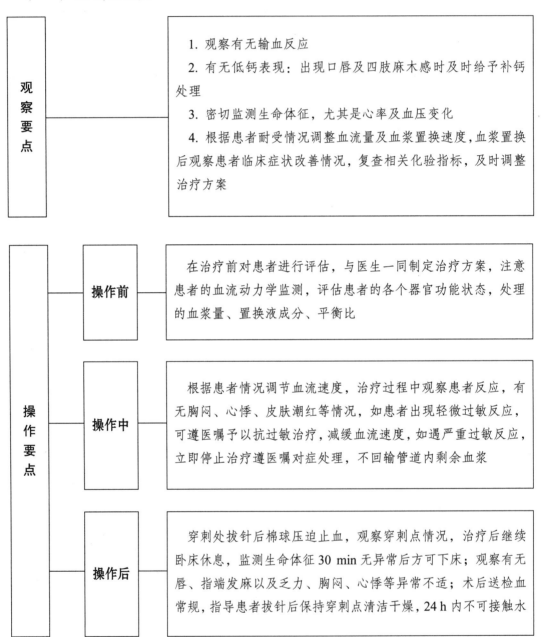

观察要点

1. 观察有无输血反应

2. 有无低钙表现：出现口唇及四肢麻木感时及时给予补钙处理

3. 密切监测生命体征，尤其是心率及血压变化

4. 根据患者耐受情况调整血流量及血浆置换速度，血浆置换后观察患者临床症状改善情况，复查相关化验指标，及时调整治疗方案

操作要点

操作前

在治疗前对患者进行评估，与医生一同制定治疗方案，注意患者的血流动力学监测，评估患者的各个器官功能状态，处理的血浆量、置换液成分、平衡比

操作中

根据患者情况调节血流速度，治疗过程中观察患者反应，有无胸闷、心悸、皮肤潮红等情况，如患者出现轻微过敏反应，可遵医嘱予以抗过敏治疗，减缓血流速度，如遇严重过敏反应，立即停止治疗遵医嘱对症处理，不回输管道内剩余血浆

操作后

穿刺处拔针后棉球压迫止血，观察穿刺点情况，治疗后继续卧床休息，监测生命体征 30 min 无异常后方可下床；观察有无唇、指端发麻以及乏力、胸闷、心悸等异常不适；术后送检血常规，指导患者拔针后保持穿刺点清洁干燥，24 h 内不可接触水

（二）血细胞分离单采术

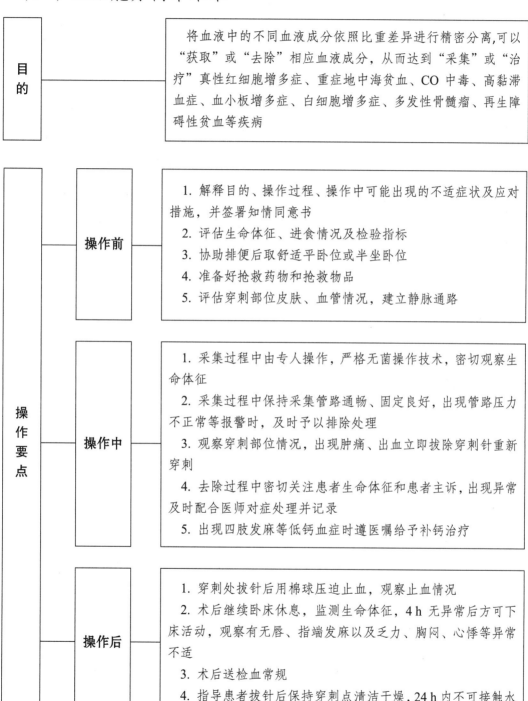

| 目的 | 将血液中的不同血液成分依照比重差异进行精密分离,可以"获取"或"去除"相应血液成分,从而达到"采集"或"治疗"真性红细胞增多症、重症地中海贫血、CO中毒、高黏滞血症、血小板增多症、白细胞增多症、多发性骨髓瘤、再生障碍性贫血等疾病 |

操作要点	操作前	1. 解释目的、操作过程、操作中可能出现的不适症状及应对措施,并签署知情同意书 2. 评估生命体征、进食情况及检验指标 3. 协助排便后取舒适平卧位或半坐卧位 4. 准备好抢救药物和抢救物品 5. 评估穿刺部位皮肤、血管情况,建立静脉通路
	操作中	1. 采集过程中由专人操作,严格无菌操作技术,密切观察生命体征 2. 采集过程中保持采集管路通畅、固定良好,出现管路压力不正常等报警时,及时予以排除处理 3. 观察穿刺部位情况,出现肿痛、出血立即拔除穿刺针重新穿刺 4. 去除过程中密切关注患者生命体征和患者主诉,出现异常及时配合医师对症处理并记录 5. 出现四肢发麻等低钙血症时遵医嘱给予补钙治疗
	操作后	1. 穿刺处拔针后用棉球压迫止血,观察止血情况 2. 术后继续卧床休息,监测生命体征,4 h无异常后方可下床活动,观察有无唇、指端发麻以及乏力、胸闷、心悸等异常不适 3. 术后送检血常规 4. 指导患者拔针后保持穿刺点清洁干燥,24 h内不可接触水

第十节 康复医学科护理常规

一、康复医学科一般护理

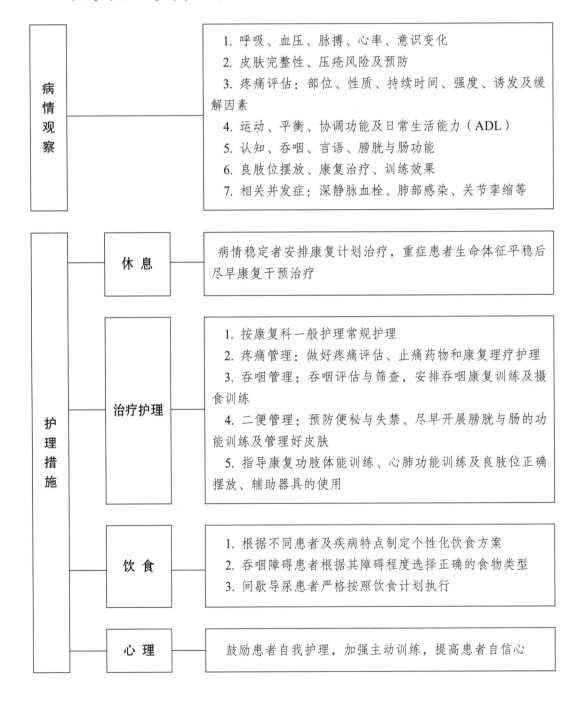

病情观察

1. 呼吸、血压、脉搏、心率、意识变化
2. 皮肤完整性、压疮风险及预防
3. 疼痛评估：部位、性质、持续时间、强度、诱发及缓解因素
4. 运动、平衡、协调功能及日常生活能力（ADL）
5. 认知、吞咽、言语、膀胱与肠功能
6. 良肢位摆放、康复治疗、训练效果
7. 相关并发症：深静脉血栓、肺部感染、关节挛缩等

护理措施

休息

病情稳定者安排康复计划治疗，重症患者生命体征平稳后尽早康复干预治疗

治疗护理

1. 按康复科一般护理常规护理
2. 疼痛管理：做好疼痛评估、止痛药物和康复理疗护理
3. 吞咽管理：吞咽评估与筛查，安排吞咽康复训练及摄食训练
4. 二便管理：预防便秘与失禁、尽早开展膀胱与肠的功能训练及管理好皮肤
5. 指导康复功肢体能训练、心肺功能训练及良肢位正确摆放、辅助器具的使用

饮食

1. 根据不同患者及疾病特点制定个性化饮食方案
2. 吞咽障碍患者根据其障碍程度选择正确的食物类型
3. 间歇导尿患者严格按照饮食计划执行

心理

鼓励患者自我护理，加强主动训练，提高患者自信心

二、康复医学科专病护理

（一）脑卒中

| 概述 | 脑卒中是指脑局部血液循环障碍所致的神经功能缺损综合征，又称脑血管意外；起病急，症状持续时间至少 24 h。根据脑卒中的病理机制和过程分为两类：出血性脑卒中（脑实质内出血、蛛网膜下腔出血）和缺血性脑卒中（脑血栓形成、脑栓塞，统称脑梗死） |

护理措施 — 评估及观察要点

1. 脑损害严重程度评估：格拉斯哥昏迷量表 GCS（Glasgow coma scale）用来判断患者的意识状况，GCS≤8 分为昏迷，是重度损伤；GCS =9～12 分为中度损伤；GCS =13～15 分为轻度损伤

2. 运动功能评估：对肌力、关节活动度、肌张力、痉挛、步态分析、平衡等功能进行评估，常用的有 Brunnstrom 分期、Fugl-Meyer 法、Bobath 法、上田敏法、改良 Ashworth 痉挛评估量表、运动评估量表等，它们各有侧重，可根据临床需要选用

3. 言语功能评估：通过交流、观察、使用量表以及仪器检查等方法，了解评估对象有无言语功能障碍，判断其性质、类型及程度，确定是否需要进行言语康复治疗以及采取何种治疗及护理方法

4. 吞咽功能评估：洼田饮水试验是一种较为方便、常用的鉴别有无吞咽障碍的方法，具体操作是：让患者在坐位状态下饮 30 ml 常温水，观察饮水经过并记录时间，但 Glasgow 昏迷量表小于 13 分或不能维持坐位的患者不能用此种方法评估；吞咽造影检查是目前最可信的吞咽功能评定方法

5. 感觉评估：评估患者的痛觉、温觉、触觉、运动觉、位置觉、振动觉、实体觉、图形觉和两点辨别觉是否减退或丧失

6. 认知功能评估：认知是脑的高级功能活动，是获取和理解信息、进行判断和决策的过程，包括注意力、记忆、思维、学习、执行功能等；常用的评估方法有简易精神状态检查量表、洛文斯顿作业疗法认知评定成套测验和电脑化认知测验等

7. 心理评估：评估患者的心理状态、人际关系和环境适应能力，了解有无抑郁、焦虑、恐惧等心理障碍，评估患者的社会支持系统是否健全有效

护理措施	评估及观察要点	8. 日常生活活动能力评估：这是脑卒中临床康复常用的功能评定，主要有 Barthel 指数和功能活动问卷（FAQ） 9. 生活质量评估：分为主观取向、客观取向和疾病相关的 QOL 三种，常用的普适性量表有生活满意度量表、WHOQOL-100 量表和 MOSSF-36 量表等；在普适性量表无法完全满足各类疾病患者的专科测量时，国内外的研究者也研制、改良了一些专供于不同疾病患者的生活质量量表，常用的脑卒中疾病专用生活质量量表有疾病影响调查表、卒中专用量表-30（SA-SIP30）、Frenchay 活动指数（FAI）等
	原则及目标	1. 康复护理原则：选择早期合理康复护理时机；制订动态康复护理计划，循序渐进、贯穿始终；综合康复护理要与日常生活活动和健康教育相结合，鼓励患者及家属主动参与和配合；积极预防并发症，做好脑卒中的二级预防 2. 康复护理目标：包括短期目标和长期目标 （1）短期目标：患者能适应卧床或日常生活活动能力下降的状态，采取有效的沟通方式表达自己的需要和情感，提供舒适环境，选取恰当的进食方法，维持正常的营养供给，生活需要得到满足，情绪稳定；积极配合进行语言和肢体功能等康复训练，保证受损的感觉、运动、语言和心理等功能逐步恢复；有效预防压力性损伤、肺炎、尿路感染、深静脉血栓形成等并发症 （2）长期目标：通过实施体位摆放、体位转移、呼吸训练等综合康复护理技术，最大限度地促进脑卒中患者功能障碍的恢复，防止失用和误用综合征，减轻后遗症；充分强化和发挥残余功能，通过代偿和使用辅助工具，争取患者早日恢复日常生活活动能力
	具体措施	1. 运动功能康复： （1）良肢位策略：采用精确的体位摆放技术，以优化关节活动范围，预防肌肉萎缩，并降低压疮风险 （2）被动关节活动：在患者主动运动能力受限时，通过专业的被动关节活动维持关节灵活性和功能状态 （3）主动运动训练：待患者肌力逐步恢复，系统地引入主动运动训练，以增强肌肉力量和促进运动协调性

护理措施	具体措施	2. 痉挛期护理： （1）抗痉挛训练：运用针对性的体位调整和运动疗法，抑制异常肌肉张力，引导正常运动模式的形成 （2）坐位训练：通过渐进式的坐位耐力和转换训练，降低并发症风险，增强患者的自理能力 3. 恢复期护理： （1）平衡与协调训练：通过综合平衡训练程序，提升患者的稳定性与运动协调性，为行走能力恢复奠定基础 （2）步态重建：从辅助行走到独立步行，逐步提升患者的步态控制和行走效率 （3）上肢功能训练：通过专业的上肢功能锻炼，提高肩、肘、腕和手的灵活性与控制能力 （4）手功能精细化训练：针对日常生活需求，进行手部精细动作训练，提升手眼协调和功能性操作能力 4. 言语功能障碍的护理： （1）失语症：通过专业的言语治疗师进行听、理解、语言表达和书写训练 （2）构音障碍：在松弛训练和呼吸控制的基础上，开展针对性的发音练习，结合患者的注意力、耐力和兴趣点设计训练内容 5. 吞咽功能康复护理：旨在恢复或改善患者的吞咽功能，确保进食安全，减少误吸风险，预防吸入性肺炎等并发症，改善营养状态 6. 认知功能康复护理：认知能力提升训练与患者的日常生活功能活动紧密结合，针对解决实际问题的能力开展认知训练 7. 心理与情感障碍康复护理：通过建立基于尊重的护患关系，实施情绪调节辅导，采用认知行为干预以及结合放松训练和音乐疗法，全面促进患者的心理适应能力提升和情绪舒缓，以支持其整体康复过程 8. 日常生活活动能力康复护理：通过早期介入的系统化日常生活活动能力（ADL 功能）训练和应用特别设计的辅助设备，如简易餐具和改良牙刷，来增强患者的自理能力并提升其独立生活的质量

健康教育	1. 用药指导：耐心解释各类药物的作用、不良反应及使用注意事项，指导患者遵医嘱正确用药；出院后合理用药、积极锻炼并定期随诊 2. 计划性指导：制订教育计划，通过宣传卡、健康教育处方和公休座谈会的方式，耐心向患者及家属讲解所患疾病的有关知识、危险因素及预防措施，介绍治疗本病的新药物、新疗法，指导正确服药和进行功能训练，使患者对所患疾病有切合实际的认识和评价，重新树立起病损后的生活和工作目标，为重返社会打下基础 3. 随机教育：针对患者及家属不同时期的健康问题及心理状态进行非正式的随机教育，可贯穿于晨/晚间护理、巡视病房及护理操作中，也可利用探视时间向患者及家属讲解脑卒中的有关知识 4. 示范性教育：通过体位摆放及肢体训练方法等示范，逐渐教会患者及家属，鼓励患者积极进行自我康复训练，最大限度地发挥潜能 5. 交谈答疑式指导：鼓励患者及家属提出问题，护士积极给予回答和解决；通过交谈让患者及家属获取相关知识，解除疑惑，更加积极主动地参与康复训练 6. 出院宣教：向家属提供科学的护理和协助锻炼的方法，强调对患者的情感支持；指导患者定期随访，坚持康复训练；鼓励成立俱乐部，组织同类患者相互交流，吸取康复成功者的经验 7. 饮食教育： （1）忌高脂食物：每日膳食中要减少脂肪摄入量，烹调时不用动物油而用植物油，尽量不吃肥肉、动物内脏、鱼卵等高脂食物。长期进食高脂食物会使血脂增高、血液黏稠度增加，容易形成动脉粥样硬化斑块，最终导致血栓发生 （2）忌高盐饮食：吃盐过多易导致高血压，进一步导致脑卒中、心脏疾病等；每日饮食应少放盐，少吃腌制食品（如火腿肠、咸菜等） （3）忌油炸类食物：油炸类食物一般会使用大量食用油，而食用油经高温加热后会发生分子结构的变化，部分脂肪酸变为反式脂肪酸，反式脂肪酸会增加心脑血管疾病发生的几率；同时，摄入过多的油脂会造成血管中甘油三酯含量过高，导致血液黏稠，增加脑卒中复发的风险

（二）颅脑损伤

概述	颅脑损伤是常见的外科急症，多因外界暴力作用于头部而引起严重颅脑损伤，往往伴有神经系统功能受损，甚至致残或死亡

护理措施	评估及观察要点	1. 脑损害严重程度评估：格拉斯哥昏迷量表 GCS（Glasgow coma scale）用来判断患者的意识状况，GCS≤8 分为昏迷，是重度损伤；GCS =9~12 分为中度损伤；GCS =13~15 分为轻度损伤 2. 认知功能评估： （1）目的：了解脑损伤对认知功能的影响，为诊断、治疗计划和疗效评估提供依据 （2）工具：简明精神状态检查量表（MMSE）、蒙特利尔认知评估量表（MOCA）、Loewenstein 作业治疗认知评定（LOTCA）等 （3）内容：包括注意力、记忆力和执行功能的评定 3. 知觉功能评估： （1）失认症脑损伤导致的无法识别熟悉物体或身体部位 （2）失用症中枢神经系统损伤后，无法完成原先学会的动作，即使运动、感觉和反射均无障碍 4. 言语及吞咽功能评估：言语障碍包括失语症和构音障碍，主要使用汉语失语症成套测验等工具进行评估 5. 运动功能评估： （1）运动模式：采用 Brunnstrom 分期评估法 （2）肌力：使用徒手肌力评定（MMT）和器械评定方法 （3）肌张力：通过被动运动进行手法检查 （4）痉挛：采用改良 Ashworth 量表评估 （5）平衡与协调：评估姿势稳定能力和运动控制 6. 感觉功能评估： （1）浅感觉：检查痛觉、触觉和温度觉 （2）深感觉：包括运动觉、位置觉和振动觉 （3）复合感觉：皮肤定位觉、两点辨别觉、实体觉和体表图形觉 7. 精神心理功能评估：运用心理学理论和方法，通过心理测验评估心理障碍的性质和程度

护理措施	**原则及目标**	1. 康复护理原则： （1）个体化：为每位患者制订个性化的康复计划，考虑其独特需求和条件 （2）长期性：认识到康复是一个持续的过程，需要长期的努力和支持 （3）全面性：不仅关注身体功能的恢复，也包括心理、社会和职业功能的全面提升 （4）家属参与：家庭成员积极参与，提供支持 2. 康复护理目标： （1）短期目标：优先提高患者的觉醒能力，预防和治疗可能的并发症 （2）长期目标：最大限度地恢复功能，回归社会
	具体措施	1. 急性期康复护理措施 （1）目标：排除影响意识恢复的因素，防治并发症，加强营养和被动运动，预防关节僵硬 （2）营养维持：昏迷患者通过鼻饲提供热量适宜和高蛋白饮食，注意口腔清洁 （3）定时翻身：每 1～2 h 翻身 1 次，使用气垫床预防压力性损伤和肺部感染 （4）肢体良肢位：适当摆放偏瘫患者肢体，预防关节萎缩和畸形 （5）关节被动活动：全身关节定期进行被动活动，手法要轻柔 （6）呼吸道管理：严格观察和维护呼吸道，防止感染 （7）促醒：使用多种刺激方法帮助患者苏醒和恢复意识 （8）预防感染：无菌操作，观察感染迹象，合理使用抗生素 （9）预防深静脉血栓：通过运动、抬高下肢等方法预防血栓形成 2. 恢复期康复护理措施： （1）认知障碍康复：通过记忆力、注意力等训练提高信息处理能力 （2）行为障碍康复：消除负面行为，促进社会接受行为的发展 （3）言语障碍康复：以听觉刺激为中心，结合视觉反馈进行言语训练 （4）运动障碍康复：通过控制训练恢复平衡、协调和运动控制功能

护理措施	具体措施	（5）感觉障碍康复：通过拍打、刷擦等方法促进感觉功能恢复 （6）迟发性癫痫康复：合理使用抗癫痫药物，必要时考虑手术治疗 3.日常生活活动能力障碍的康复： （1）作业治疗：进行床上功能位放置、转移训练等，鼓励患者自己进食和生活自理 （2）动态平衡训练：利用镜子进行动态平衡训练，练习穿脱衣物等 （3）站立活动：学习站立提裤子、系腰带，练习洗漱等 4.心理护理： （1）心理变化应对：关注患者心理变化，同情和理解患者，避免使用伤害性语言 （2）行为矫正：建立健康行为，帮助患者面对现实，学会放松，逐渐自理
健康教育		1.全面康复护理： （1）综合运用：结合运动治疗、认知康复、心理康复、言语康复、日常生活活动能力训练、康复工程和药物治疗等多种措施 （2）持之以恒：向患者强调需要持续参与康复训练以取得良好效果 2.社区家庭康复护理： （1）家庭参与：提升家庭成员对康复训练的认识和能力，确保患者在家中能得到长期、系统、合理的训练 （2）社会融入：帮助患者早日回归家庭和社会生活 3.康复护理指导原则： （1）主动参与：鼓励患者积极参与康复训练 （2）生活规律：指导患者规律生活、合理饮食、充足睡眠 （3）适当运动：劳逸结合、适当运动，保持大便通畅 （4）自理能力：鼓励患者在日常生活中提高自理能力 （5）情绪管理：指导患者保持情绪稳定，避免不良情绪刺激 （6）社会支持：帮助患者获得有效的社会支持系统，包括家庭、朋友、同事等 4.饮食护理：对于不能经口进食者可鼻饲，神志清醒者给予普食，但要限制钠盐摄入量；频繁呕吐者应暂时禁食，以防吸入性肺炎

（三）颈椎病

概述		颈椎病是一种因颈椎椎间盘退行性变化及其对周围组织结构的病理影响而引起的临床综合征，常见于中老年人，但发病年龄趋于年轻化

护理措施	评估及观察要点	1. 一般情况与心理社会支持评估：评估患者及家属对颈椎病的认知、心理状态、支持程度 2. 康复护理评估方法： （1）疼痛程度：采用 VAS（视觉模拟评分）划线法评估 （2）颈椎活动范围：使用方盘量角器测量颈椎屈曲、伸展、侧弯和旋转度 3. 评估工具： （1）颈部功能不良指数包含 10 个项目（4 项主观症状和 6 项日常生活活动），每个项目 0～5 分，总 0～50 分，分数越高功能越差，分数与功能丧失程度相关 （2）日本骨科学会评定法：专用于脊髓型颈椎病患者，正常分值为 17 分，分数越低功能越差，可用于评定手术和康复治疗的效果 4. 具体评定内容： （1）上肢运动功能：评估进食能力和手的灵活性 （2）下肢运动功能：评估行走能力和使用辅助工具情况 （3）感觉：评估上下肢的障碍程度
	原则及目标	1. 康复护理原则： （1）提高防病意识：增强患者对颈椎病的认识 （2）增强治疗信心：鼓励患者对治疗持积极态度 （3）掌握康复方法：教授患者正确的康复护理技巧 （4）循序渐进：康复过程应逐步进行，避免急躁 （5）持之以恒：鼓励患者持续进行康复锻炼 2. 康复护理目标： （1）短期目标：减轻患者焦虑，提升心理舒适感；缓解疼痛，使患者能独立或部分独立进行身体活动 （2）长期目标：控制或减轻患者不适的状态，提高生活质量
	具体措施	1. 睡姿与睡枕：选择适当的睡姿和枕头对颈椎病患者至关重要，以维持颈椎的生理弯曲并减少不适

护理措施	具体措施	2. 颈托和围领：颈托和围领主要用于颈椎病急性期或术后固定，但需避免长期依赖，以防肌肉萎缩和关节僵硬 3. 颈椎牵引的康复护理：通过颈椎牵引增加椎间隙和椎间孔，有助于缓解神经血管压迫，需根据患者反应调整牵引参数 4. 手法治疗的康复护理：手法治疗需谨慎执行，通过温和的手法改善颈椎功能，同时密切观察患者的治疗反应 5. 心理护理：倾听患者主述，理解患者的感受，提供明确的医疗信息和支持，帮助患者建立积极心态，以促进整体康复
健康教育		1. 纠正不良姿势：保持正确的坐姿和站姿，避免长时间固定姿势，定期变换体位 2. 体育锻炼：进行适度的体育锻炼，特别是颈椎和颈肩关节的运动，如颈椎操，以增强颈部肌肉和稳定性 3. 防止外伤：避免日常生活中可能造成颈椎损伤的活动，如乘车睡觉、剧烈运动等 4. 饮食：合理饮食，重点摄入富含钙、蛋白质、维生素 B族、维生素 C 和维生素 E 的食物，以促进骨骼和肌肉健康

（四）肩周炎

概述	肩周炎，也称为冻结肩，是一种主要影响中老年女性的慢性肩周炎症性疾病，临床以活动时疼痛和功能受限为特点，通常左侧发病率高于右侧，并且有自愈趋势，病程约 2 年

护理措施	评估及观察要点	1. 疼痛程度评估：采用视觉类比法（VAS）评估疼痛程度 2. 肩关节活动范围（ROM）测量：测量内容包括肩关节的屈曲、外展、内旋和外旋等活动范围 3. Constant-Murley Score 肩关节功能评定：总分 100 分，分为主观评分和客观检查评分。 （1）主观评分：35 分，涵盖疼痛（15 分）和日常生活活动（14 分） （2）客观检查：65 分，包括关节活动范围（40 分）和外展肌力评定（25 分） 4. Rowe 肩功能评定标准： （1）疼痛：评估从无疼痛到严重疼痛的不同程度 （2）稳定性：从正常稳定性到复发性脱位的不同情况 （3）活动度：根据外展和前屈的角度范围进行评分 （4）力量：与对侧肩部对比，评估肩部力量 （5）功能：根据功能受限程度，从正常功能到上肢完全残疾进行评分

	原则及目标	1. 康复护理原则： 根据肩周炎的不同分期和功能障碍程度,采取相应的个性化康复护理措施 2. 康复护理目标： （1）短期目标：旨在解除疼痛,预防关节功能障碍的发生 （2）长期目标：致力于消除恢复期的残余症状,通过持续的功能锻炼,恢复三角肌等肌肉的正常弹性和收缩功能,实现全面康复,并预防病情复发
护理措施	具体措施	1. 缓解疼痛： 采用药物治疗、外用止痛剂和物理疗法,同时教授患者自我控制疼痛的技巧 2. 良肢位保护肩关节： 通过适当的体位摆放和避免长时间负荷,保护肩关节并促进肌肉、韧带及关节的放松与休息 3. 关节松动术： 使用温和的手法进行关节活动和牵引,以增加关节活动度而不引起疼痛 4. 按摩： 结合不同手法沿肌群走向进行按摩、穴位按压以及动态关节活动, 每日 1 次, 以促进血液循环和缓解肌肉紧张 5. 功能锻炼： 指导患者进行下垂摆动练习和无痛范围内的牵张练习,以增强肌肉力量和提升关节的灵活性
健康教育		1. 用药指导： 在痛点局限时局部注射药物,疼痛持续时短期口服非甾体抗炎药及适量肌肉松弛剂 2. 加强生活护理： 实施预防措施,避免受寒、过劳和外伤,并减少患侧手和肩关节的使用以预防劳损 3. 护理指导： 指导患者进行自我锻炼,包括梳头动作、爬墙练习、揽腰、拉轮练习、屈肘外旋和展翅动作,以增强肌肉力量和提升关节活动度

（五）腰部损伤

概述	1. 急性腰扭伤是在劳动或运动中由于腰部肌肉、筋膜、韧带和小关节过度负荷引起的损伤 2. 腰肌劳损是由于腰部肌肉及其附着点筋膜的急性损伤迁延或慢性损伤引起的慢性损伤性炎症 3. 腰椎间盘突出症是由于椎间盘变性、纤维环破裂导致髓核突出，进而刺激或压迫神经根所引起的综合征

护理措施	**评估及观察要点**	1. 急性腰扭伤： （1）疼痛评定：通过视觉模拟评分法和日本骨科协会腰痛评价表法来评估患者的疼痛程度 （2）身体状况评定：包括识别特定区域的压痛，如骶棘肌处，以及观察姿势异常，例如骨盆前倾或腰椎前凸度的变化 （3）心理评定：利用多种标准化问卷，如 Beck 抑郁问卷和汉密尔顿焦虑量表，来评估患者的心理健康状况 （4）日常生活活动能力评定：通过 Barthel 指数评估法来衡量患者在进行日常活动时的功能状态 2. 腰肌劳损： （1）疼痛评定：通过视觉模拟评分法和日本骨科协会腰痛评价表法来衡量疼痛的程度 （2）身体状况评定：主要检查压痛点，通常位于骶棘肌处或腰椎附近，以及评估姿势异常，如骨盆前倾和腰椎前凸度增大 （3）日常生活活动能力评定：采用 Barthel 指数评估法，以确定患者在进行日常活动时的独立性水平 3. 腰椎间盘突出症： （1）疼痛评定：包括视觉模拟评分法、口述描绘评分法、数字评分法、麦吉尔疼痛调查表法，以及日本骨科协会腰痛评价表法（JOA score），后者涵盖主观症状、体征、ADL 受限和膀胱功能

护理措施	评估及观察要点	（2）腰椎活动度评定：评估包括屈伸、侧屈、旋转三个维度的腰椎活动范围 （3）神经功能评定：检查神经根受累情况，包括感觉障碍、膝反射减弱、肌力减退等 （4）身体状况评定：观察椎旁压痛、放射痛、直腿抬高试验、加强试验和姿势异常 （5）影像学检查评定：通过腰椎 X 线片、CT 扫描、MRI 检查来观察腰椎间盘突出的征象
	原则及目标	1. 康复护理原则： （1）个体化原则：根据不同功能障碍制订个性化方案，全面康复护理，包括疼痛、神经功能障碍等 （2）安全性原则：注意治疗中的安全性，防止意外损伤 2. 康复护理目标： （1）短期目标：减轻椎间压力，镇痛消炎，解痉松黏，恢复组织结构和功能，改善心理状况 （2）长期目标：维持疗效，预防复发
	具体措施	1. 急性腰扭伤： （1）卧床休息：减少活动，缓解痉挛，促进组织修复 （2）物理治疗：应用微波、超短波等物理方法缓解症状 （3）推拿：舒筋通络，活血止痛，但需排除特定患者 （4）功能锻炼：加强腰背肌肉，提升脊椎活动性和韧带弹性 （5）心理支持：通过正面交流和情绪支持，帮助患者放松，促进恢复 2. 腰肌劳损： （1）一般治疗：急性期卧床休息，可使用沙袋稳定腰部 （2）物理治疗：利用红外线等方法增加血流量，缓解肌肉痉挛 （3）推拿：通过手法放松肌肉，提高痛阈，促进软组织复位 （4）牵引：适度牵引以减少椎间盘压力，每次 30 min （5）功能锻炼：进行仰卧、俯卧、站立位的腰背肌肉锻炼 （6）支具治疗：使用护腰带等限制脊椎活动，矫正姿态

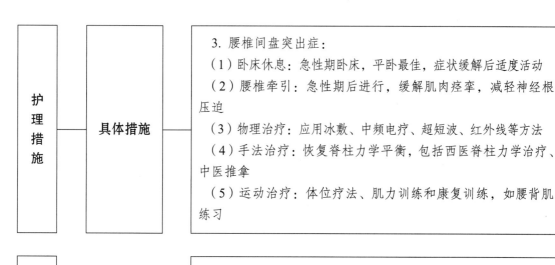

护理措施	具体措施	3. 腰椎间盘突出症： （1）卧床休息：急性期卧床，平卧最佳，症状缓解后适度活动 （2）腰椎牵引：急性期后进行，缓解肌肉痉挛，减轻神经根压迫 （3）物理治疗：应用冰敷、中频电疗、超短波、红外线等方法 （4）手法治疗：恢复脊柱力学平衡，包括西医脊柱力学治疗、中医推拿 （5）运动治疗：体位疗法、肌力训练和康复训练，如腰背肌练习
健康教育		1. 急性腰扭伤： （1）用药指导：外用药物如软膏，需搓揉至患处发热；内服药物用于消炎止痛 （2）工作指导：避免重体力劳动，保持正确姿势 （3）日常生活指导：腰扭伤后立即休息，腰部垫软枕 （4）运动指导：运动前做腰部热身，保持正确姿势 2. 腰肌劳损： （1）用药指导：利用消炎止痛药和中药，必要时进行局部封闭 （2）健康指导：控制体重，改善工作姿势，避免重复性弯腰动作 （3）日常生活指导：保持干燥睡眠环境，避免穿高跟鞋，维持脊柱自然弯曲 （4）运动指导：加强腰背肌肉锻炼，适量快走，避免过量运动 3. 腰椎间盘突出症： （1）用药指导：采用非甾体消炎药、肌肉松弛剂、脱水剂和辅助镇痛药 （2）健康指导：保持正确姿势，包括卧位、坐位、站立和行走 （3）日常生活指导：减少活动量，避免受凉和劳累，均衡饮食，戒烟 （4）运动指导：适度锻炼，如快走、打太极拳，避免过度运动 （5）工作中指导：注意工作姿势，避免长时间同一姿势，使用合适的座椅和腰带 （6）手术后指导：床上进行上下肢功能锻炼，逐步增加腰背肌和腹肌锻炼

（六）骨　折

概述		骨折是指由于外伤等原因导致骨结构的完整性和连续性发生断离，常伴有周围软组织损伤的一种常见骨骼疾病

护理措施

评估及观察要点

1. 临床评估：

（1）全身及局部状况：评估患者的生命体征、精神状态、局部疼痛、皮肤颜色、肢体肿胀和感觉

（2）关节活动度：评估受累关节和非受累关节的活动范围

（3）肌力：重点评估受累关节周围肌肉的力量

（4）肢体长度及周径：通过评估肢体长度了解骨折愈合后是否有肢体缩短或延长，以及评估肢体周径以判断水肿和肌肉萎缩的程度

（5）日常生活活动能力：对上肢骨折患者，重点评估生活自理能力，如穿衣、洗漱、清洁卫生、进餐、写字等；对下肢骨折患者，重点评估步行和负重功能

2. 影像学评估：

（1）X线摄片：作为骨折常规检查，包括正侧位和邻近关节的摄片，有时需要特定位置及健侧相应部位的对比

（2）三维CT成像：日渐成熟并广泛应用于临床，有助于了解骨折类型、移位情况、复位固定和愈合情况

（3）MRI：通过损伤部位的信号高低，判断骨折的新旧程度及愈合情况

原则及目标

1. 康复护理原则：

（1）治疗基础：复位和固定，确保骨折准确对位和固定牢固

（2）功能锻炼：这是康复治疗的核心，早期开始，控制训练量，逐步增加

（3）同步锻炼：避免长期固定导致的肌肉萎缩和关节僵硬

（4）阶段康复：根据骨折愈合的不同阶段采取相应措施

（5）并发症防治：监测和预防骨折后的并发症

原则及目标	2. 康复护理目标： （1）短期目标： ① 改善心理状况，增加患者的自信心和参与度 ② 消除肿胀，通过运动和物理疗法促进吸收和改善血液回流 ③ 防止关节粘连，恢复关节活动度，早期进行主动或被动运动 （2）长期目标： ① 恢复关节功能，增强肌力 ② 恢复日常生活活动能力，促进生活自理 ③ 防止并发症，减少后遗症，提高生活质量

护理措施

具体措施	1. 康复护理措施： （1）早期1～2周：重点在于消肿止痛、保护骨折部位、预防肌肉萎缩，增加关节活动度 ① 疼痛和肿胀处理：局部冰冻、PRICE治疗方案，止痛药物 ② 肌力训练：固定部位肌肉的等长收缩练习，每日3次，每次5～10 min ③ 关节活动度训练：术后即可逐渐增加活动范围 ④ 日常活动和呼吸训练：鼓励患者离床，进行床上保健操，预防并发症 ⑤ 物理因子疗法：超短波、低频磁疗、超声波等 （2）中期（3～8周）：促进骨愈合、增加关节活动范围、提高肌力和肢体活动能力 ① 关节活动度和肌力训练：主动运动、助力运动、被动运动，配合器械如CPM机 ② 物理因子疗法：热效应治疗、紫外线照射、音频电疗等 ③ 日常生活活动能力训练：作业治疗、职业训练，注重平衡性和协调性 （3）后期（8～12周）：消除肿胀、减轻粘连、恢复关节活动范围和肌力、恢复肢体功能 ① 肌力训练：等张抗阻训练、等速训练 ② 关节活动度训练：关节牵引、关节松动技术 ③ 负重练习及步态训练：根据骨折类型和固定方式，逐步增加负重和步行训练

护理措施	具体措施	2. 常见骨折的康复要点： （1）上肢骨折：恢复关节活动范围、增强肌力、改善协调性和灵活性 （2）外科颈骨折：三角巾悬吊固定，限制肩关节肌力训练 （3）肱骨干骨折：保护桡神经，禁止上臂旋转运动 （4）桡骨远端骨折：Colles 骨折和 Smith 骨折，进行手指、掌指关节的主动运动 （5）下肢骨折：负重和步行功能的恢复 （6）股骨颈骨折：等长收缩练习，渐进负重 （7）股骨干骨折：内固定后早期肌肉练习，逐步负重 （8）胫腓骨骨折：主动活动度练习，部分负重站立 （9）踝部骨折：预防肌肉萎缩，增加关节活动度练习 （10）脊柱骨折：稳定性和不稳定性骨折的区分，根据类型采取相应的康复措施 ① 稳定性骨折：仰卧位躯干肌力训练，避免脊柱前屈和旋转 ② 不稳定性骨折：手术内固定，术后躯干肌等长收缩 ③ 脊柱骨折合并脊髓损伤：及时手术，牢固内固定
健康教育		1. 心理调适：为骨折患者提供耐心的心理支持，介绍康复过程，鼓励积极参与康复训练，避免急于求成 2. 饮食建议：骨折患者应增加易消化食物的摄入，特别是富含钙、维生素 D、锌、铁和锰的食物，以促进骨折愈合和改善营养状况 3. 自我观察：教育患者如何自我监测受伤部位的血液循环和感觉变化，以便快速识别并处理潜在并发症 4. 自我护理：强调个人卫生的重要性，特别是对于使用外固定器的患者，以减少感染和压疮的风险 5. 功能锻炼：指导患者正确进行功能锻炼，注重逐步增加训练强度，避免训练不当导致的损伤 6. 定期随访：患者需定期进行医学随访，包括 X 线检查和康复科评估，以监控骨折愈合进展和调整康复计划

第七章 外科护理常规

第一节 骨科护理常规

一、骨科一般护理

术前护理	执行骨科护理常规及术前护理常规
	1. 指导患者术前沐浴，保持术野皮肤清洁 2. 术前按麻醉方式要求禁食、禁饮 3. 术前一日晚需保证睡眠，必要时给予镇静剂 4. 术日晨更换手术服，取下饰品、义齿等用物 5. 排空膀胱，测量生命体征，必要时在医生指导下服用降压药
	协助完成各项常规检查、心理护理、床上练习使用便器
	术前备皮、术中用物及用药准备

术后护理	执行骨科护理常规及术后护理常规
	1. 与麻醉师或手术室护士交接 2. 安置卧位 3. 吸氧 4. 严密观察生命体征及出入量，并记录 5. 正确连接各种引流管，观察引流液色、质、量及伤口敷料 6. 合理使用药物，观察用药效果及副作用
	基础护理、疼痛护理、心理护理
	根据病情进行饮食指导，遵医嘱实施专科护理
	术后早期功能锻炼及下床活动，预防下肢深静脉血栓

二、骨科专病护理

（一）颈椎病

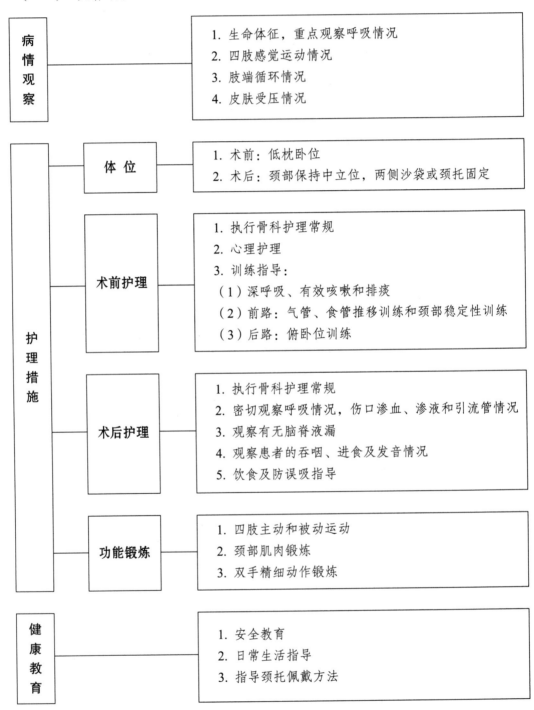

病情观察
1. 生命体征，重点观察呼吸情况
2. 四肢感觉运动情况
3. 肢端循环情况
4. 皮肤受压情况

护理措施

体位
1. 术前：低枕卧位
2. 术后：颈部保持中立位，两侧沙袋或颈托固定

术前护理
1. 执行骨科护理常规
2. 心理护理
3. 训练指导：
（1）深呼吸、有效咳嗽和排痰
（2）前路：气管、食管推移训练和颈部稳定性训练
（3）后路：俯卧位训练

术后护理
1. 执行骨科护理常规
2. 密切观察呼吸情况，伤口渗血、渗液和引流管情况
3. 观察有无脑脊液漏
4. 观察患者的吞咽、进食及发音情况
5. 饮食及防误吸指导

功能锻炼
1. 四肢主动和被动运动
2. 颈部肌肉锻炼
3. 双手精细动作锻炼

健康教育
1. 安全教育
2. 日常生活指导
3. 指导颈托佩戴方法

（二）腰椎间盘突出症

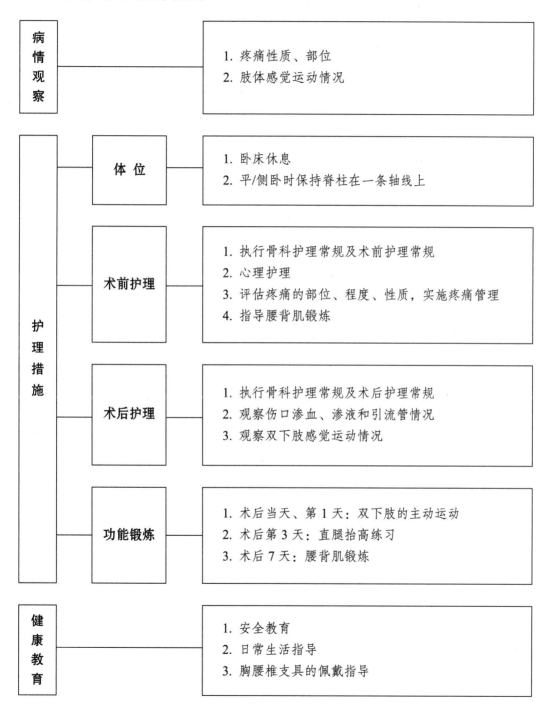

| 病情观察 | | 1. 疼痛性质、部位
2. 肢体感觉运动情况 |

护理措施

| 体位 | 1. 卧床休息
2. 平/侧卧时保持脊柱在一条轴线上 |

| 术前护理 | 1. 执行骨科护理常规及术前护理常规
2. 心理护理
3. 评估疼痛的部位、程度、性质，实施疼痛管理
4. 指导腰背肌锻炼 |

| 术后护理 | 1. 执行骨科护理常规及术后护理常规
2. 观察伤口渗血、渗液和引流管情况
3. 观察双下肢感觉运动情况 |

| 功能锻炼 | 1. 术后当天、第 1 天：双下肢的主动运动
2. 术后第 3 天：直腿抬高练习
3. 术后 7 天：腰背肌锻炼 |

| 健康教育 | 1. 安全教育
2. 日常生活指导
3. 胸腰椎支具的佩戴指导 |

（三）胸腰椎骨折

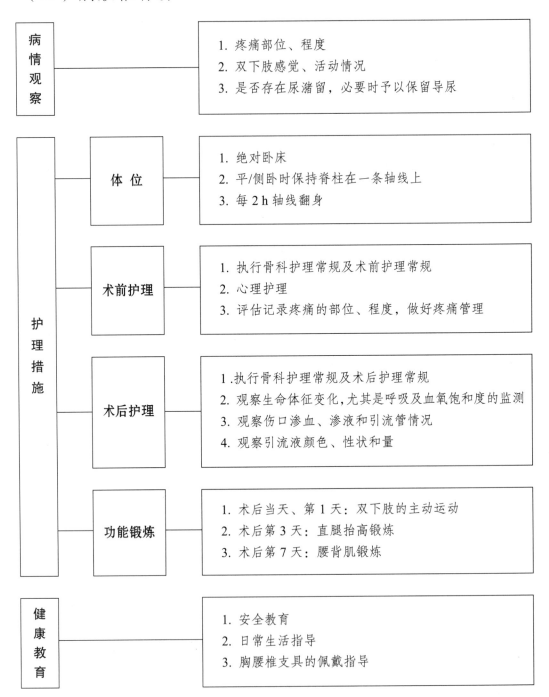

病情观察	1. 疼痛部位、程度 2. 双下肢感觉、活动情况 3. 是否存在尿潴留，必要时予以保留导尿

护理措施	体 位	1. 绝对卧床 2. 平/侧卧时保持脊柱在一条轴线上 3. 每2h轴线翻身
	术前护理	1. 执行骨科护理常规及术前护理常规 2. 心理护理 3. 评估记录疼痛的部位、程度，做好疼痛管理
	术后护理	1. 执行骨科护理常规及术后护理常规 2. 观察生命体征变化，尤其是呼吸及血氧饱和度的监测 3. 观察伤口渗血、渗液和引流管情况 4. 观察引流液颜色、性状和量
	功能锻炼	1. 术后当天、第1天：双下肢的主动运动 2. 术后第3天：直腿抬高锻炼 3. 术后第7天：腰背肌锻炼

健康教育	1. 安全教育 2. 日常生活指导 3. 胸腰椎支具的佩戴指导

（四）脊髓损伤合并截瘫

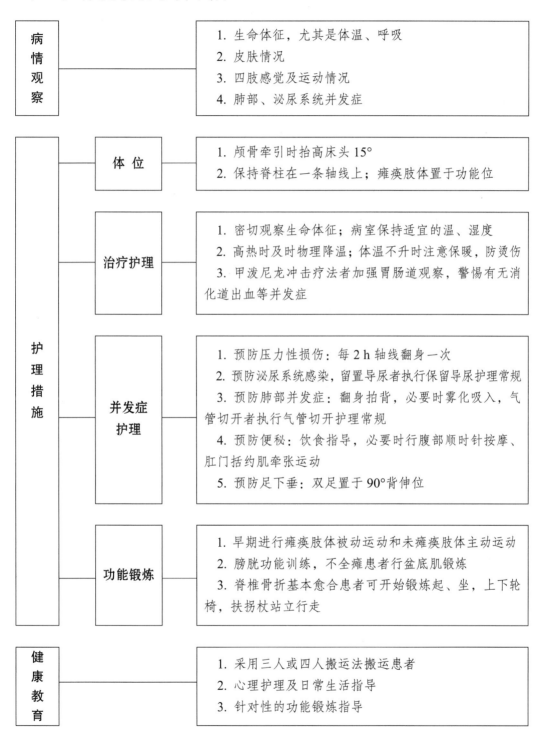

病情观察		1. 生命体征，尤其是体温、呼吸 2. 皮肤情况 3. 四肢感觉及运动情况 4. 肺部、泌尿系统并发症
护理措施	体 位	1. 颅骨牵引时抬高床头 15° 2. 保持脊柱在一条轴线上；瘫痪肢体置于功能位
	治疗护理	1. 密切观察生命体征；病室保持适宜的温、湿度 2. 高热时及时物理降温；体温不升时注意保暖，防烫伤 3. 甲泼尼龙冲击疗法者加强胃肠道观察，警惕有无消化道出血等并发症
	并发症护理	1. 预防压力性损伤：每 2 h 轴线翻身一次 2. 预防泌尿系统感染，留置导尿者执行保留导尿护理常规 3. 预防肺部并发症：翻身拍背，必要时雾化吸入，气管切开者执行气管切开护理常规 4. 预防便秘：饮食指导，必要时行腹部顺时针按摩、肛门括约肌牵张运动 5. 预防足下垂：双足置于 90°背伸位
	功能锻炼	1. 早期进行瘫痪肢体被动运动和未瘫痪肢体主动运动 2. 膀胱功能训练，不全瘫患者行盆底肌锻炼 3. 脊椎骨折基本愈合患者可开始锻炼起、坐，上下轮椅，扶拐杖站立行走
健康教育		1. 采用三人或四人搬运法搬运患者 2. 心理护理及日常生活指导 3. 针对性的功能锻炼指导

（五）肩袖损伤

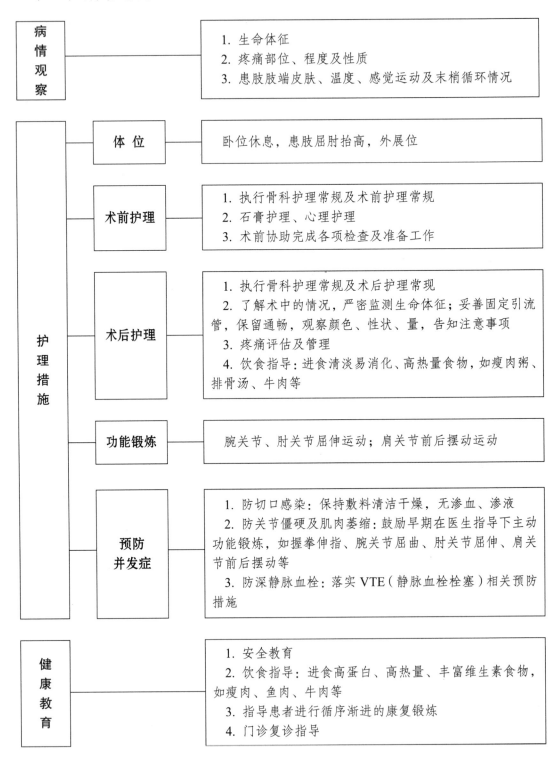

病情观察		1. 生命体征 2. 疼痛部位、程度及性质 3. 患肢肢端皮肤、温度、感觉运动及末梢循环情况
护理措施	体 位	卧位休息，患肢屈肘抬高，外展位
	术前护理	1. 执行骨科护理常规及术前护理常规 2. 石膏护理、心理护理 3. 术前协助完成各项检查及准备工作
	术后护理	1. 执行骨科护理常规及术后护理常规 2. 了解术中的情况，严密监测生命体征；妥善固定引流管，保留通畅，观察颜色、性状、量，告知注意事项 3. 疼痛评估及管理 4. 饮食指导：进食清淡易消化、高热量食物，如瘦肉粥、排骨汤、牛肉等
	功能锻炼	腕关节、肘关节屈伸运动；肩关节前后摆动运动
	预防并发症	1. 防切口感染：保持敷料清洁干燥，无渗血、渗液 2. 防关节僵硬及肌肉萎缩：鼓励早期在医生指导下主动功能锻炼，如握拳伸指、腕关节屈曲、肘关节屈伸、肩关节前后摆动等 3. 防深静脉血栓：落实 VTE（静脉血栓栓塞）相关预防措施
健康教育		1. 安全教育 2. 饮食指导：进食高蛋白、高热量、丰富维生素食物，如瘦肉、鱼肉、牛肉等 3. 指导患者进行循序渐进的康复锻炼 4. 门诊复诊指导

（六）锁骨骨折

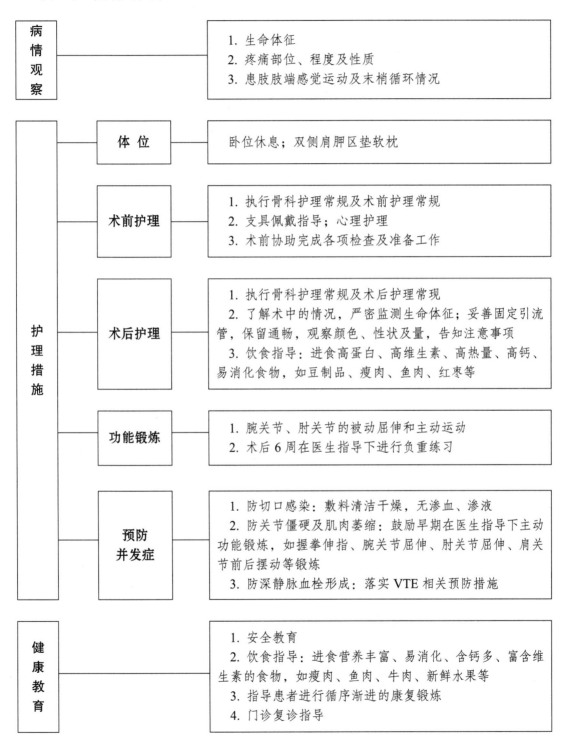

病情观察		1. 生命体征 2. 疼痛部位、程度及性质 3. 患肢肢端感觉运动及末梢循环情况
护理措施	体 位	卧位休息；双侧肩胛区垫软枕
	术前护理	1. 执行骨科护理常规及术前护理常规 2. 支具佩戴指导；心理护理 3. 术前协助完成各项检查及准备工作
	术后护理	1. 执行骨科护理常规及术后护理常现 2. 了解术中的情况，严密监测生命体征；妥善固定引流管，保留通畅，观察颜色、性状及量，告知注意事项 3. 饮食指导：进食高蛋白、高维生素、高热量、高钙、易消化食物，如豆制品、瘦肉、鱼肉、红枣等
	功能锻炼	1. 腕关节、肘关节的被动屈伸和主动运动 2. 术后6周在医生指导下进行负重练习
	预防并发症	1. 防切口感染：敷料清洁干燥，无渗血、渗液 2. 防关节僵硬及肌肉萎缩：鼓励早期在医生指导下主动功能锻炼，如握拳伸指、腕关节屈伸、肘关节屈伸、肩关节前后摆动等锻炼 3. 防深静脉血栓形成：落实VTE相关预防措施
健康教育		1. 安全教育 2. 饮食指导：进食营养丰富、易消化、含钙多、富含维生素的食物，如瘦肉、鱼肉、牛肉、新鲜水果等 3. 指导患者进行循序渐进的康复锻炼 4. 门诊复诊指导

（七）股骨颈骨折

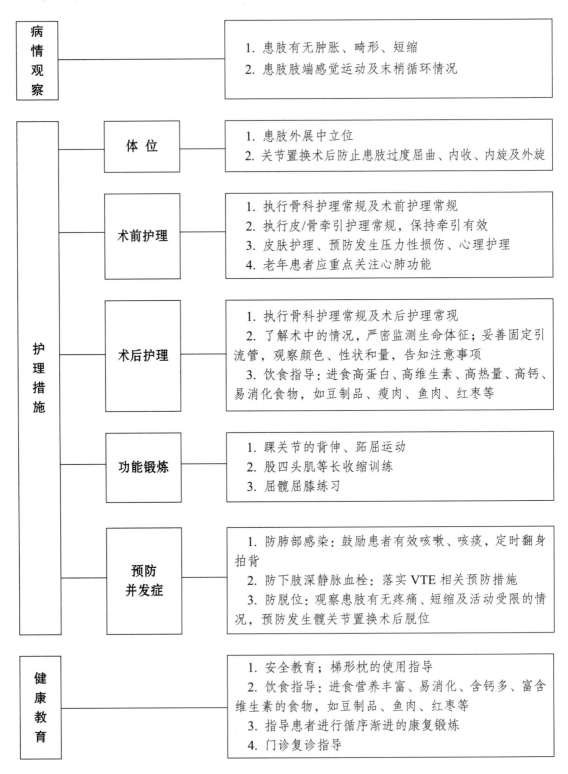

病情观察		1. 患肢有无肿胀、畸形、短缩 2. 患肢肢端感觉运动及末梢循环情况
护理措施	体 位	1. 患肢外展中立位 2. 关节置换术后防止患肢过度屈曲、内收、内旋及外旋
	术前护理	1. 执行骨科护理常规及术前护理常规 2. 执行皮/骨牵引护理常规，保持牵引有效 3. 皮肤护理、预防发生压力性损伤、心理护理 4. 老年患者应重点关注心肺功能
	术后护理	1. 执行骨科护理常规及术后护理常现 2. 了解术中的情况，严密监测生命体征；妥善固定引流管，观察颜色、性状和量，告知注意事项 3. 饮食指导：进食高蛋白、高维生素、高热量、高钙、易消化食物，如豆制品、瘦肉、鱼肉、红枣等
	功能锻炼	1. 踝关节的背伸、跖屈运动 2. 股四头肌等长收缩训练 3. 屈髋屈膝练习
	预防并发症	1. 防肺部感染：鼓励患者有效咳嗽、咳痰，定时翻身拍背 2. 防下肢深静脉血栓：落实 VTE 相关预防措施 3. 防脱位：观察患肢有无疼痛、短缩及活动受限的情况，预防发生髋关节置换术后脱位
健康教育		1. 安全教育；梯形枕的使用指导 2. 饮食指导：进食营养丰富、易消化、含钙多、富含维生素的食物，如豆制品、鱼肉、红枣等 3. 指导患者进行循序渐进的康复锻炼 4. 门诊复诊指导

（八）股骨干骨折

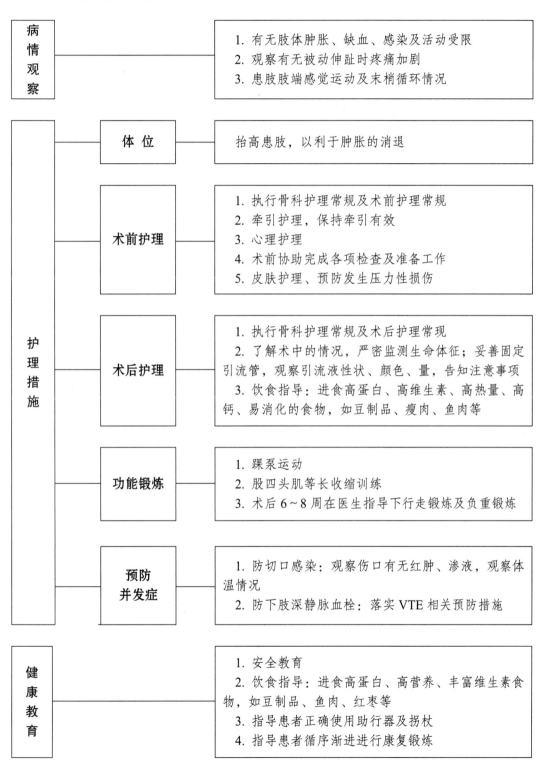

| 病情观察 | 1. 有无肢体肿胀、缺血、感染及活动受限
2. 观察有无被动伸趾时疼痛加剧
3. 患肢肢端感觉运动及末梢循环情况 |

护理措施	体 位	抬高患肢，以利于肿胀的消退
	术前护理	1. 执行骨科护理常规及术前护理常规 2. 牵引护理，保持牵引有效 3. 心理护理 4. 术前协助完成各项检查及准备工作 5. 皮肤护理、预防发生压力性损伤
	术后护理	1. 执行骨科护理常规及术后护理常现 2. 了解术中的情况，严密监测生命体征；妥善固定引流管，观察引流液性状、颜色、量，告知注意事项 3. 饮食指导：进食高蛋白、高维生素、高热量、高钙、易消化的食物，如豆制品、瘦肉、鱼肉等
	功能锻炼	1. 踝泵运动 2. 股四头肌等长收缩训练 3. 术后6~8周在医生指导下行走锻炼及负重锻炼
	预防并发症	1. 防切口感染：观察伤口有无红肿、渗液，观察体温情况 2. 防下肢深静脉血栓：落实VTE相关预防措施

| 健康教育 | 1. 安全教育
2. 饮食指导：进食高蛋白、高营养、丰富维生素食物，如豆制品、鱼肉、红枣等
3. 指导患者正确使用助行器及拐杖
4. 指导患者循序渐进进行康复锻炼 |

（九）股骨头无菌性坏死

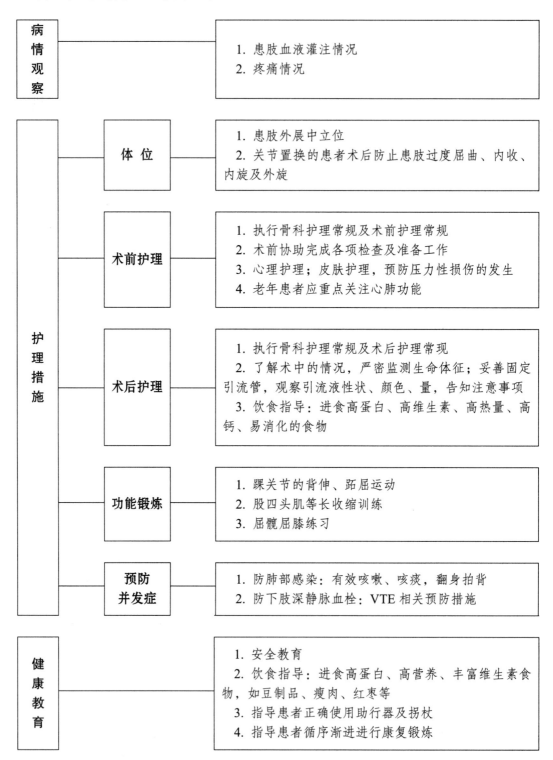

病情观察		1. 患肢血液灌注情况 2. 疼痛情况
护理措施	体 位	1. 患肢外展中立位 2. 关节置换的患者术后防止患肢过度屈曲、内收、内旋及外旋
	术前护理	1. 执行骨科护理常规及术前护理常规 2. 术前协助完成各项检查及准备工作 3. 心理护理；皮肤护理，预防压力性损伤的发生 4. 老年患者应重点关注心肺功能
	术后护理	1. 执行骨科护理常规及术后护理常现 2. 了解术中的情况，严密监测生命体征；妥善固定引流管，观察引流液性状、颜色、量，告知注意事项 3. 饮食指导：进食高蛋白、高维生素、高热量、高钙、易消化的食物
	功能锻炼	1. 踝关节的背伸、跖屈运动 2. 股四头肌等长收缩训练 3. 屈髋屈膝练习
	预防并发症	1. 防肺部感染：有效咳嗽、咳痰，翻身拍背 2. 防下肢深静脉血栓：VTE 相关预防措施
健康教育		1. 安全教育 2. 饮食指导：进食高蛋白、高营养、丰富维生素食物，如豆制品、瘦肉、红枣等 3. 指导患者正确使用助行器及拐杖 4. 指导患者循序渐进进行康复锻炼

（十）踝关节骨折

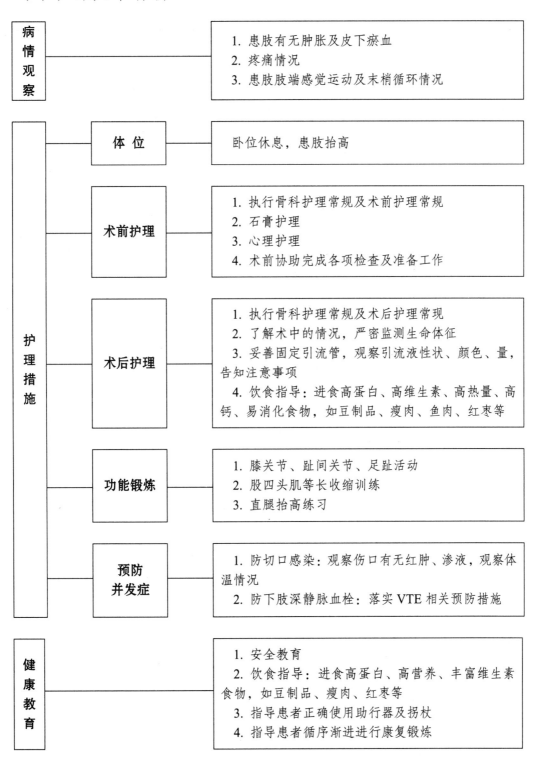

| 病情观察 | 1. 患肢有无肿胀及皮下瘀血
2. 疼痛情况
3. 患肢肢端感觉运动及末梢循环情况 |

护理措施	体　位	卧位休息，患肢抬高
	术前护理	1. 执行骨科护理常规及术前护理常规 2. 石膏护理 3. 心理护理 4. 术前协助完成各项检查及准备工作
	术后护理	1. 执行骨科护理常规及术后护理常现 2. 了解术中的情况，严密监测生命体征 3. 妥善固定引流管，观察引流液性状、颜色、量，告知注意事项 4. 饮食指导：进食高蛋白、高维生素、高热量、高钙、易消化食物，如豆制品、瘦肉、鱼肉、红枣等
	功能锻炼	1. 膝关节、趾间关节、足趾活动 2. 股四头肌等长收缩训练 3. 直腿抬高练习
	预防并发症	1. 防切口感染：观察伤口有无红肿、渗液，观察体温情况 2. 防下肢深静脉血栓：落实 VTE 相关预防措施

| 健康教育 | 1. 安全教育
2. 饮食指导：进食高蛋白、高营养、丰富维生素食物，如豆制品、瘦肉、红枣等
3. 指导患者正确使用助行器及拐杖
4. 指导患者循序渐进进行康复锻炼 |

三、骨科围手术期快速康复

疼痛管理	1. 术前疼痛知识宣教 2. 评估患者疼痛性质、强度 3. 遵医嘱使用镇痛药，定时评估镇痛效果 4. 预防镇痛药物并发症（便秘、恶心、呕吐）
营养支持	1. 入院时进行营养风险筛查，必要时请营养科会诊，制定治疗方案 2. 追踪营养治疗效果，动态评估和反馈 3. 术前按照麻醉医师要求禁食、禁饮 4. 术后麻醉清醒后少量多次、循序渐进进食饮（特殊患者遵医嘱） 5. 密切观察患者食欲、排气和排便情况
血栓防控	1. 入院 24 h 内进行血栓风险评估，必要时进一步完善影像学及检验评估 2. 手术患者术后 6 h 内、转科患者转入 6 h 内及患者出院前再次评估，当患者病情变化时随时评估 3. 对患者进行 VTE 相关知识宣教 4. 根据评估结果及患者病情选择适宜的预防措施，包括基础预防、机械预防及药物预防 5. 使用药物预防的患者，须做好用药后的效果及不良反应观察
切口管理	1. 实施全面评估，包括营养状况、血糖以及其他并发症 2. 术前做好皮肤准备工作，最大限度减少感染 3. 术后严密观察切口敷料有无渗血、渗液，引流液的颜色、性状和量 4. 出现切口部位污染及时通知医生更换敷料 5. 指导患者切口管理的方法及拆线时间

第二节　肝胆外科护理常规

一、肝胆外科一般护理

<table>
<tr><td rowspan="5">术前护理</td><td>执行外科手术术前一般护理常规</td></tr>
<tr><td>高血压、糖尿病患者，遵医嘱进行血糖、血压的监测，遵医嘱用药</td></tr>
<tr><td>皮肤准备：按手术备皮范围备皮</td></tr>
<tr><td>观察患者有无咳嗽、咳痰等症状</td></tr>
<tr><td>术前 12 h 禁食，4~6 h 禁饮；根据医嘱置胃管、灌肠、给药</td></tr>
<tr><td rowspan="5">术后护理</td><td>执行外科手术术后一般护理常规
1. 与麻醉师或手术室护士交接
2. 安置卧位
3. 吸氧
4. 严密观察生命体征及出入量，并记录
5. 正确连接各种引流管，观察引流液色、质、量及伤口敷料</td></tr>
<tr><td>合理使用药物，观察用药效果及副作用</td></tr>
<tr><td>检查患者腹部体征并观察巩膜有无黄染</td></tr>
<tr><td>基础护理、疼痛护理、心理护理，根据病情进行饮食指导</td></tr>
<tr><td>术后早期活动，麻醉清醒后，协助患者取舒适体位，下床大小便，术后第 1 日，指导患者在病区内缓慢活动，促进肠胃蠕动预防下肢深静脉血栓</td></tr>
</table>

二、肝胆外科专病护理

（一）胆囊结石伴急性胆囊炎

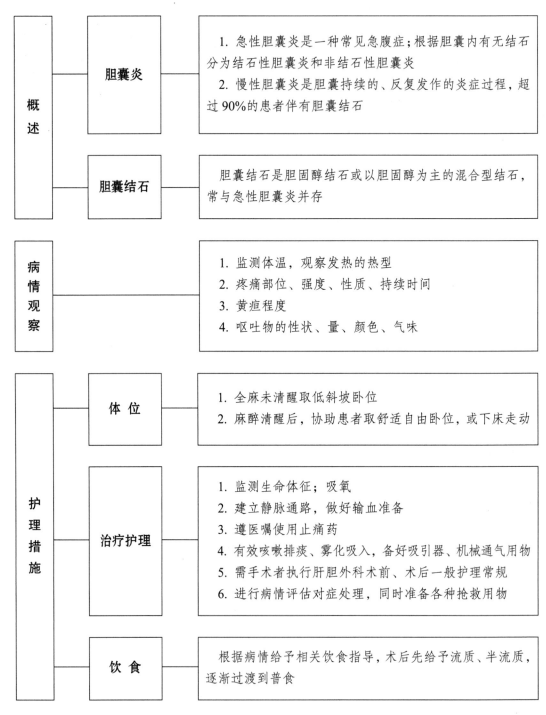

概述

胆囊炎
1. 急性胆囊炎是一种常见急腹症；根据胆囊内有无结石分为结石性胆囊炎和非结石性胆囊炎
2. 慢性胆囊炎是胆囊持续的、反复发作的炎症过程，超过90%的患者伴有胆囊结石

胆囊结石
胆囊结石是胆固醇结石或以胆固醇为主的混合型结石，常与急性胆囊炎并存

病情观察
1. 监测体温，观察发热的热型
2. 疼痛部位、强度、性质、持续时间
3. 黄疸程度
4. 呕吐物的性状、量、颜色、气味

护理措施

体位
1. 全麻未清醒取低斜坡卧位
2. 麻醉清醒后，协助患者取舒适自由卧位，或下床走动

治疗护理
1. 监测生命体征；吸氧
2. 建立静脉通路，做好输血准备
3. 遵医嘱使用止痛药
4. 有效咳嗽排痰、雾化吸入，备好吸引器、机械通气用物
5. 需手术者执行肝胆外科术前、术后一般护理常规
6. 进行病情评估对症处理，同时准备各种抢救用物

饮食
根据病情给予相关饮食指导，术后先给予流质、半流质，逐渐过渡到普食

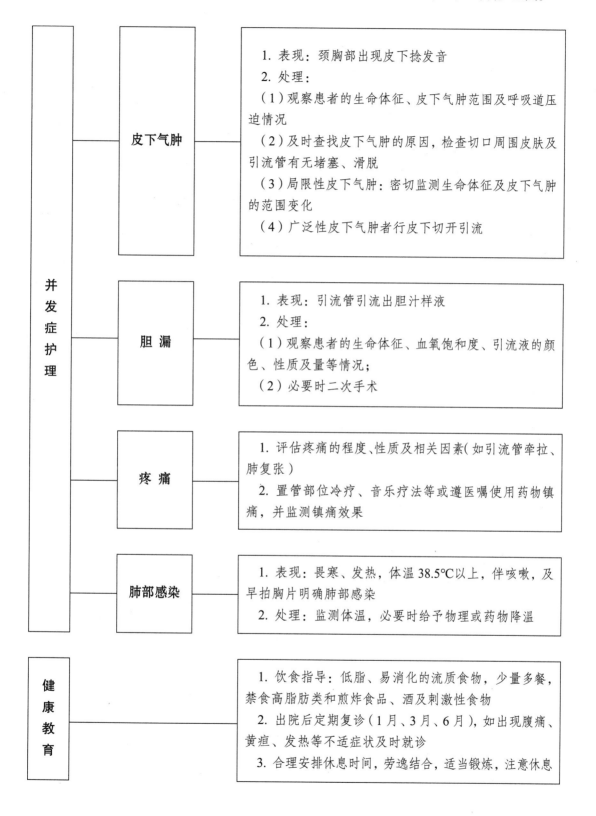

（二）肝 癌

概述	包括原发性肝癌和转移性肝癌两种；原发性肝癌指肝脏内的细胞所引发的癌变；转移性肝癌是指肝外的癌细胞透过血液或其他途径转移至肝脏的肿瘤

病情观察	1. 肝区持续性钝痛或合并胸痛、右肩牵拉痛，肝区持续性疼痛随深呼吸及体位移动而加剧 2. 食欲减退、腹胀；合并肝硬化者常有肝掌、蜘蛛痣等 3. 消瘦、乏力、发热；癌旁综合征

护理措施	体位	清醒且血压稳定者，取半卧位
	治疗护理	1. 营养不良首选肠内营养；合并肝硬化有肝功能损害者，应限制蛋白质摄入，严格控制水（500 ml/d）、钠（1.5～2.0 g/d，即一矿泉水瓶盖容量）的摄入量 2. 术前 3 天给予维生素 K_1 预防出血，避免剧烈咳嗽及进食干硬食物 3. 术后观察生命体征、意识、尿量，全身皮肤黏膜有无出血点、发绀、黄疸，引流液的颜色、性质及量，有无腹膜刺激征，伤口有无渗血渗液 4. 评估疼痛发生的诱因、时间、部位、性质和程度，遵医嘱用药
	饮食	禁食、胃肠减压、静脉营养，待肠蠕动恢复后逐步给予流质、半流质、软食、普食

并发症护理	出血	1. 表现：失血性休克，鲜红色引流液增多 2. 处理： （1）密切观察患者生命体征，引流液的性质、量、颜色 （2）避免剧烈咳嗽 （3）凝血机制障碍性出血，遵医嘱给予相应药物，对症治疗无效者再次手术止血

并发症护理	膈下积液及脓肿	1. 表现：术后体温不降或再次升高，同时伴上腹部或右季肋部胀痛、呃逆、脉速 2. 处理： （1）定期更换引流袋，观察引流液 （2）高热给予物理或药物降温 （3）若已形成膈下脓肿，行穿刺抽脓或置管引流，取半卧位，利于呼吸和引流 （4）遵医嘱及时使用抗生素 （5）加强营养支持
	胆漏	1. 表现：腹痛、发热、腹膜刺激征、腹腔引流液含胆汁 2. 处理：及时告知医生行穿刺置管引流处理
	肝性脑病	1. 表现：性格行为变化，如扑翼样震颤、欣快、表情淡漠等 2. 处理： （1）及时通知医师 （2）吸氧：半肝以上切除者需间歇吸氧3~4日，保护肝功能 （3）避免肝性脑病的诱因，如消化道出血、感染、电解质紊乱、便秘 （4）禁用肥皂水灌肠 （5）口服新霉素或卡那霉素抑制肠道细菌繁殖，减少氨的产生；使用降血氨药物 （6）给予富含支链氨基酸的制剂或溶液，以纠正支链/芳香氨基酸的比例失调 （7）限制蛋白质摄入，以减少血氨的来源 （8）便秘者可口服乳果糖，促使肠道内氨的排出
健康教育		1. 防治肝炎,不吃霉变食物，肝炎、肝硬化病史和肝癌高发地区人群定期做甲胎蛋白（AFP）检测或超声检查 2. 定期随访，配合医师主动参与治疗

（三）急性胰腺炎

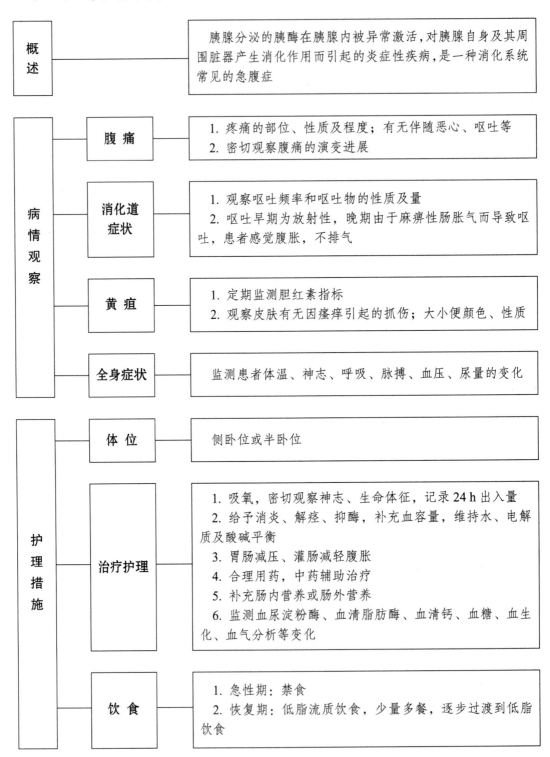

| 概述 | 胰腺分泌的胰酶在胰腺内被异常激活，对胰腺自身及其周围脏器产生消化作用而引起的炎症性疾病，是一种消化系统常见的急腹症 |

病情观察	腹痛	1. 疼痛的部位、性质及程度；有无伴随恶心、呕吐等 2. 密切观察腹痛的演变进展
	消化道症状	1. 观察呕吐频率和呕吐物的性质及量 2. 呕吐早期为放射性，晚期由于麻痹性肠胀气而导致呕吐，患者感觉腹胀，不排气
	黄疸	1. 定期监测胆红素指标 2. 观察皮肤有无因瘙痒引起的抓伤；大小便颜色、性质
	全身症状	监测患者体温、神志、呼吸、脉搏、血压、尿量的变化

护理措施	体位	侧卧位或半卧位
	治疗护理	1. 吸氧，密切观察神志、生命体征，记录24 h出入量 2. 给予消炎、解痉、抑酶，补充血容量，维持水、电解质及酸碱平衡 3. 胃肠减压、灌肠减轻腹胀 4. 合理用药，中药辅助治疗 5. 补充肠内营养或肠外营养 6. 监测血尿淀粉酶、血清脂肪酶、血清钙、血糖、血生化、血气分析等变化
	饮食	1. 急性期：禁食 2. 恢复期：低脂流质饮食，少量多餐，逐步过渡到低脂饮食

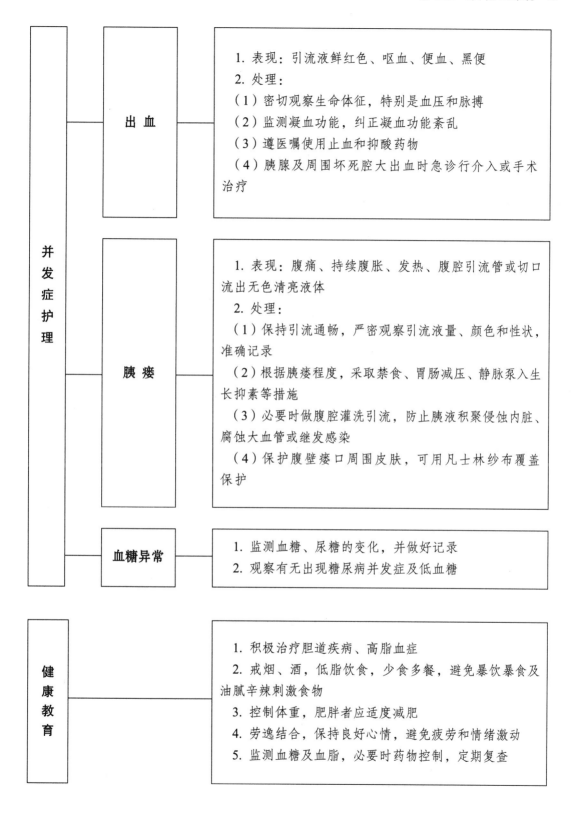

出血

1. 表现：引流液鲜红色、呕血、便血、黑便
2. 处理：
（1）密切观察生命体征，特别是血压和脉搏
（2）监测凝血功能，纠正凝血功能紊乱
（3）遵医嘱使用止血和抑酸药物
（4）胰腺及周围坏死腔大出血时急诊行介入或手术治疗

胰瘘

1. 表现：腹痛、持续腹胀、发热、腹腔引流管或切口流出无色清亮液体
2. 处理：
（1）保持引流通畅，严密观察引流液量、颜色和性状，准确记录
（2）根据胰瘘程度，采取禁食、胃肠减压、静脉泵入生长抑素等措施
（3）必要时做腹腔灌洗引流，防止胰液积聚侵蚀内脏、腐蚀大血管或继发感染
（4）保护腹壁瘘口周围皮肤，可用凡士林纱布覆盖保护

血糖异常

1. 监测血糖、尿糖的变化，并做好记录
2. 观察有无出现糖尿病并发症及低血糖

健康教育

1. 积极治疗胆道疾病、高脂血症
2. 戒烟、酒，低脂饮食，少食多餐，避免暴饮暴食及油腻辛辣刺激食物
3. 控制体重，肥胖者应适度减肥
4. 劳逸结合，保持良好心情，避免疲劳和情绪激动
5. 监测血糖及血脂，必要时药物控制，定期复查

并发症护理

（四）胰腺肿瘤

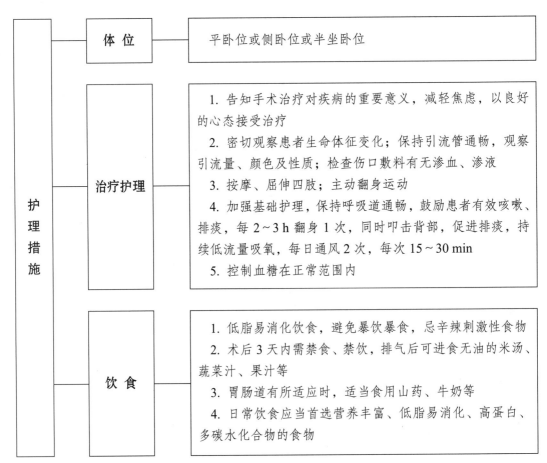

概述		胰腺肿瘤是一种比较常见的消化道恶性肿瘤之一，发病比较隐匿，恶性程度较高，当出现典型症状时大多已经到了中晚期，多发生于胰头部
病情观察		1. 上腹部不适或隐痛、钝痛和胀痛 2. 腹部饱胀不适，可伴有食欲减退，胰腺外分泌功能受损可导致腹泻,晚期癌变浸及十二指肠可导致消化道梗阻或出血 3. 消瘦、乏力、体重减轻等营养不良症 4. 梗阻性黄疸，皮肤巩膜黄染，可伴有皮肤瘙痒，浓茶色尿、陶土色样便
护理措施	体位	平卧位或侧卧位或半坐卧位
	治疗护理	1. 告知手术治疗对疾病的重要意义，减轻焦虑，以良好的心态接受治疗 2. 密切观察患者生命体征变化；保持引流管通畅，观察引流量、颜色及性质；检查伤口敷料有无渗血、渗液 3. 按摩、屈伸四肢；主动翻身运动 4. 加强基础护理，保持呼吸道通畅，鼓励患者有效咳嗽、排痰，每 2~3 h 翻身 1 次，同时叩击背部，促进排痰，持续低流量吸氧，每日通风 2 次，每次 15~30 min 5. 控制血糖在正常范围内
	饮食	1. 低脂易消化饮食，避免暴饮暴食，忌辛辣刺激性食物 2. 术后 3 天内需禁食、禁饮，排气后可进食无油的米汤、蔬菜汁、果汁等 3. 胃肠道有所适应时，适当食用山药、牛奶等 4. 日常饮食应当首选营养丰富、低脂易消化、高蛋白、多碳水化合物的食物

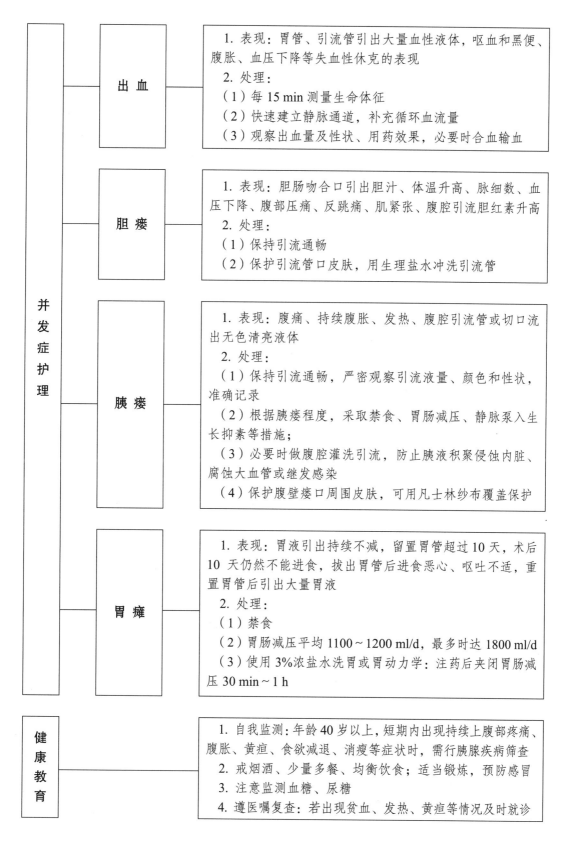

并发症护理	出血	1. 表现：胃管、引流管引出大量血性液体，呕血和黑便、腹胀、血压下降等失血性休克的表现 2. 处理： （1）每 15 min 测量生命体征 （2）快速建立静脉通道，补充循环血流量 （3）观察出血量及性状、用药效果，必要时合血输血
	胆瘘	1. 表现：胆肠吻合口引出胆汁、体温升高、脉细数、血压下降、腹部压痛、反跳痛、肌紧张、腹腔引流胆红素升高 2. 处理： （1）保持引流通畅 （2）保护引流管口皮肤，用生理盐水冲洗引流管
	胰瘘	1. 表现：腹痛、持续腹胀、发热、腹腔引流管或切口流出无色清亮液体 2. 处理： （1）保持引流通畅，严密观察引流液量、颜色和性状，准确记录 （2）根据胰瘘程度，采取禁食、胃肠减压、静脉泵入生长抑素等措施； （3）必要时做腹腔灌洗引流，防止胰液积聚侵蚀内脏、腐蚀大血管或继发感染 （4）保护腹壁瘘口周围皮肤，可用凡士林纱布覆盖保护
	胃瘫	1. 表现：胃液引出持续不减，留置胃管超过 10 天，术后 10 天仍然不能进食，拔出胃管后进食恶心、呕吐不适，重置胃管后引出大量胃液 2. 处理： （1）禁食 （2）胃肠减压平均 1100～1200 ml/d，最多时达 1800 ml/d （3）使用 3%浓盐水洗胃或胃动力学：注药后夹闭胃肠减压 30 min～1 h
健康教育		1. 自我监测：年龄 40 岁以上，短期内出现持续上腹部疼痛、腹胀、黄疸、食欲减退、消瘦等症状时，需行胰腺疾病筛查 2. 戒烟酒、少量多餐、均衡饮食；适当锻炼，预防感冒 3. 注意监测血糖、尿糖 4. 遵医嘱复查：若出现贫血、发热、黄疸等情况及时就诊

（五）脾破裂

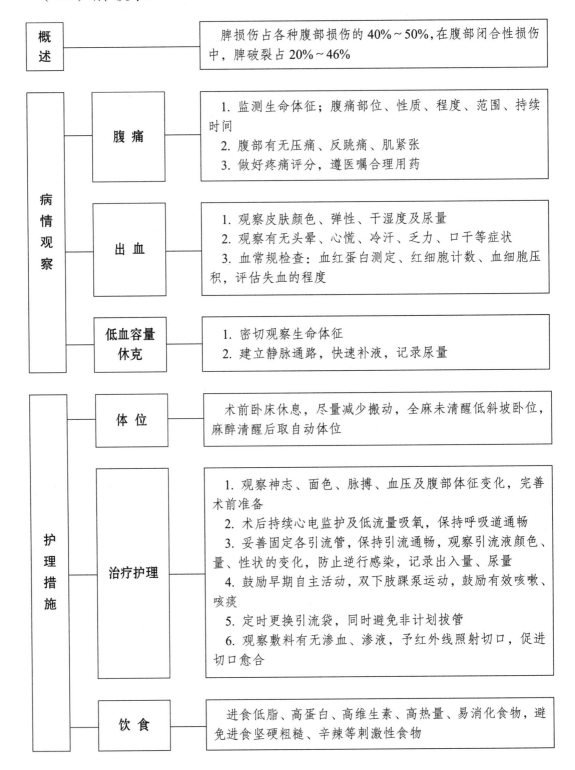

概述	脾损伤占各种腹部损伤的 40%～50%，在腹部闭合性损伤中，脾破裂占 20%～46%

病情观察

腹痛
1. 监测生命体征；腹痛部位、性质、程度、范围、持续时间
2. 腹部有无压痛、反跳痛、肌紧张
3. 做好疼痛评分，遵医嘱合理用药

出血
1. 观察皮肤颜色、弹性、干湿度及尿量
2. 观察有无头晕、心慌、冷汗、乏力、口干等症状
3. 血常规检查：血红蛋白测定、红细胞计数、血细胞压积，评估失血的程度

低血容量休克
1. 密切观察生命体征
2. 建立静脉通路，快速补液，记录尿量

护理措施

体位
术前卧床休息，尽量减少搬动，全麻未清醒低斜坡卧位，麻醉清醒后取自动体位

治疗护理
1. 观察神志、面色、脉搏、血压及腹部体征变化，完善术前准备
2. 术后持续心电监护及低流量吸氧，保持呼吸道通畅
3. 妥善固定各引流管，保持引流通畅，观察引流液颜色、量、性状的变化，防止逆行感染，记录出入量、尿量
4. 鼓励早期自主活动，双下肢踝泵运动，鼓励有效咳嗽、咳痰
5. 定时更换引流袋，同时避免非计划拔管
6. 观察敷料有无渗血、渗液，予红外线照射切口，促进切口愈合

饮食
进食低脂、高蛋白、高维生素、高热量、易消化食物，避免进食坚硬粗糙、辛辣等刺激性食物

并发症护理	**出血**	1. 表现：腹腔引流液呈鲜红色或暗红色，心率增快，血压下降；失血性休克者伴面色苍白、皮肤湿冷、脉搏细速、少尿或无尿 2. 处理：再次开腹止血
	膈下感染/脓肿	1. 表现：发热、局部炎症、左上腹不适、腹部胀痛、胸腔积液等；引流管引流的液体由血性变为淡黄色，呈脓性 2. 处理： （1）定期更换引流袋，严格无菌操作，观察引流液 （2）高热者给予物理降温，必要时给予药物降温 （3）已形成膈下脓肿，行穿刺抽脓或置管引流，取半卧位，利于呼吸和引流 （4）遵医嘱及时使用抗生素 （5）加强营养支持
	静脉血栓形成	1. 表现：发热、腹痛、恶心、呕吐 2. 处理： （1）要鼓励患者早期床上活动，进行肢体主动和被动运动 （2）监测血小板计数和凝血功能 （3）对于血液高凝状态的患者，遵医嘱予抗凝治疗 （4）指导患者禁烟，进食低脂、高纤维食物
	脾热	1. 自限性发热，持续的时间、程度与手术时间成正比，可自行消退，无须治疗 2. 发热时间长、体温较高者，遵医嘱予药物治疗
健康教育		1. 注意休息，禁烟酒及刺激性食物，饮食宜清淡，适当活动 2. 定期门诊复查血常规 3. 出现反复或持续腹痛、腹胀、发热、畏寒、食欲下降、恶心、便血等表现，可能为肝功能下降、腹腔感染或血栓形成，应及时就诊

（六）内镜逆行胰胆管造影（ERCP）

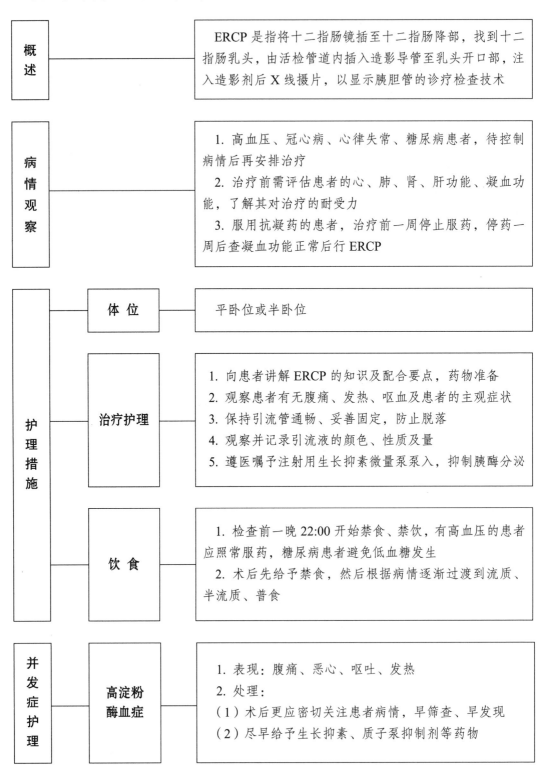

概述		ERCP 是指将十二指肠镜插至十二指肠降部，找到十二指肠乳头，由活检管道内插入造影导管至乳头开口部，注入造影剂后 X 线摄片，以显示胰胆管的诊疗检查技术
病情观察		1. 高血压、冠心病、心律失常、糖尿病患者，待控制病情后再安排治疗 2. 治疗前需评估患者的心、肺、肾、肝功能、凝血功能，了解其对治疗的耐受力 3. 服用抗凝药的患者，治疗前一周停止服药，停药一周后查凝血功能正常后行 ERCP
护理措施	体位	平卧位或半卧位
	治疗护理	1. 向患者讲解 ERCP 的知识及配合要点，药物准备 2. 观察患者有无腹痛、发热、呕血及患者的主观症状 3. 保持引流管通畅、妥善固定，防止脱落 4. 观察并记录引流液的颜色、性质及量 5. 遵医嘱予注射用生长抑素微量泵泵入，抑制胰酶分泌
	饮食	1. 检查前一晚 22:00 开始禁食、禁饮，有高血压的患者应照常服药，糖尿病患者避免低血糖发生 2. 术后先给予禁食，然后根据病情逐渐过渡到流质、半流质、普食
并发症护理	高淀粉酶血症	1. 表现：腹痛、恶心、呕吐、发热 2. 处理： （1）术后更应密切关注患者病情，早筛查、早发现 （2）尽早给予生长抑素、质子泵抑制剂等药物

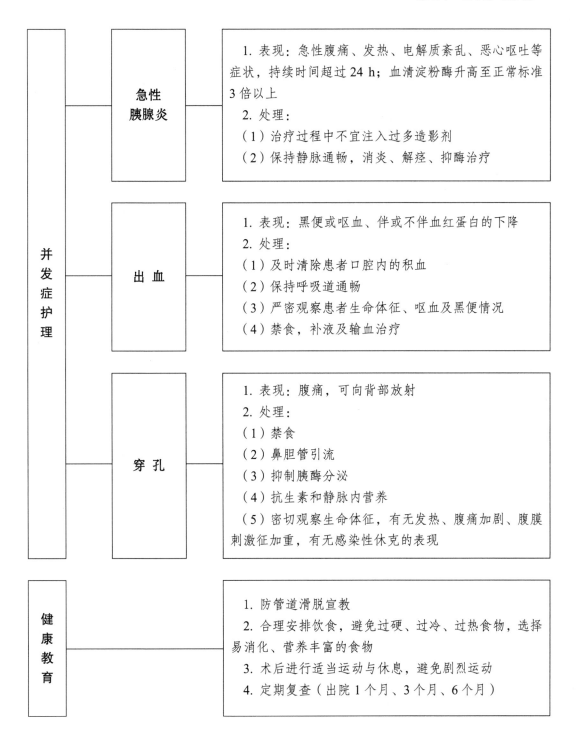

并发症护理	急性胰腺炎	1. 表现：急性腹痛、发热、电解质紊乱、恶心呕吐等症状，持续时间超过 24 h；血清淀粉酶升高至正常标准 3 倍以上 2. 处理： （1）治疗过程中不宜注入过多造影剂 （2）保持静脉通畅，消炎、解痉、抑酶治疗
	出血	1. 表现：黑便或呕血、伴或不伴血红蛋白的下降 2. 处理： （1）及时清除患者口腔内的积血 （2）保持呼吸道通畅 （3）严密观察患者生命体征、呕血及黑便情况 （4）禁食，补液及输血治疗
	穿孔	1. 表现：腹痛，可向背部放射 2. 处理： （1）禁食 （2）鼻胆管引流 （3）抑制胰酶分泌 （4）抗生素和静脉内营养 （5）密切观察生命体征，有无发热、腹痛加剧、腹膜刺激征加重，有无感染性休克的表现
健康教育		1. 防管道滑脱宣教 2. 合理安排饮食，避免过硬、过冷、过热食物，选择易消化、营养丰富的食物 3. 术后进行适当运动与休息，避免剧烈运动 4. 定期复查（出院 1 个月、3 个月、6 个月）

第三节　血管外科护理常规

一、血管外科一般护理

术前护理	执行外科手术术前一般护理常规
	介绍手术的目的、注意事项，可给予适量的安眠药物
	皮肤准备：按手术备皮范围备皮
	呼吸道准备：戒烟、控制呼吸道感染、训练呼吸、指导咳嗽；监测血压、血糖、凝血机制
	术前 12 h 禁食，4~6 h 禁饮；根据医嘱术中用物及用药准备

术后护理	执行外科手术术后一般护理常规
	1. 与麻醉师或手术室护士交接 2. 安置卧位 3. 吸氧 4. 严密观察生命体征及出入量，并记录 5. 正确连接各种引流管，观察引流液色、质、量及伤口敷料
	合理使用药物，观察用药效果及副作用
	观察血管通畅度
	基础护理、疼痛护理、心理护理
	根据病情进行饮食指导，鼓励术后早期活动

二、血管外科专病护理

（一）主动脉夹层

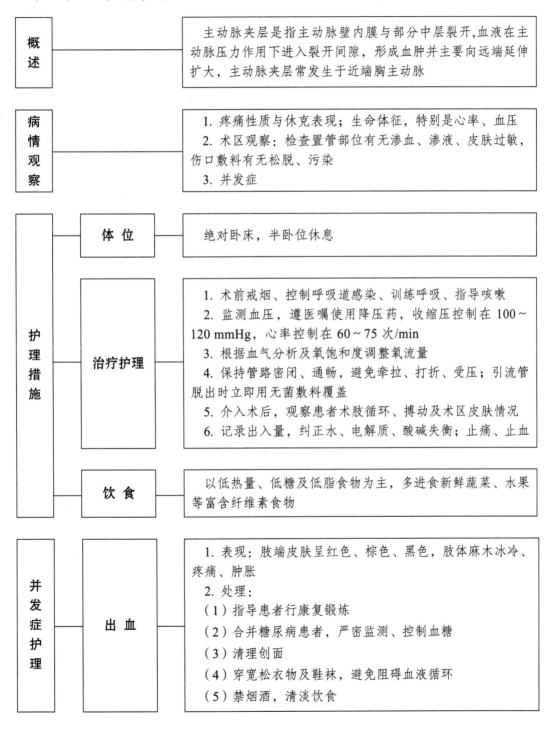

概述	主动脉夹层是指主动脉壁内膜与部分中层裂开，血液在主动脉压力作用下进入裂开间隙，形成血肿并主要向远端延伸扩大，主动脉夹层常发生于近端胸主动脉

病情观察	1. 疼痛性质与休克表现；生命体征，特别是心率、血压 2. 术区观察：检查置管部位有无渗血、渗液、皮肤过敏，伤口敷料有无松脱、污染 3. 并发症

护理措施	体位	绝对卧床，半卧位休息
	治疗护理	1. 术前戒烟、控制呼吸道感染、训练呼吸、指导咳嗽 2. 监测血压，遵医嘱使用降压药，收缩压控制在 100～120 mmHg，心率控制在 60～75 次/min 3. 根据血气分析及氧饱和度调整氧流量 4. 保持管路密闭、通畅，避免牵拉、打折、受压；引流管脱出时立即用无菌敷料覆盖 5. 介入术后，观察患者术肢循环、搏动及术区皮肤情况 6. 记录出入量，纠正水、电解质、酸碱失衡；止痛、止血
	饮食	以低热量、低糖及低脂食物为主，多进食新鲜蔬菜、水果等富含纤维素食物

并发症护理	出血	1. 表现：肢端皮肤呈红色、棕色、黑色，肢体麻木冰冷、疼痛、肿胀 2. 处理： （1）指导患者行康复锻炼 （2）合并糖尿病患者，严密监测、控制血糖 （3）清理创面 （4）穿宽松衣物及鞋袜，避免阻碍血液循环 （5）禁烟酒，清淡饮食

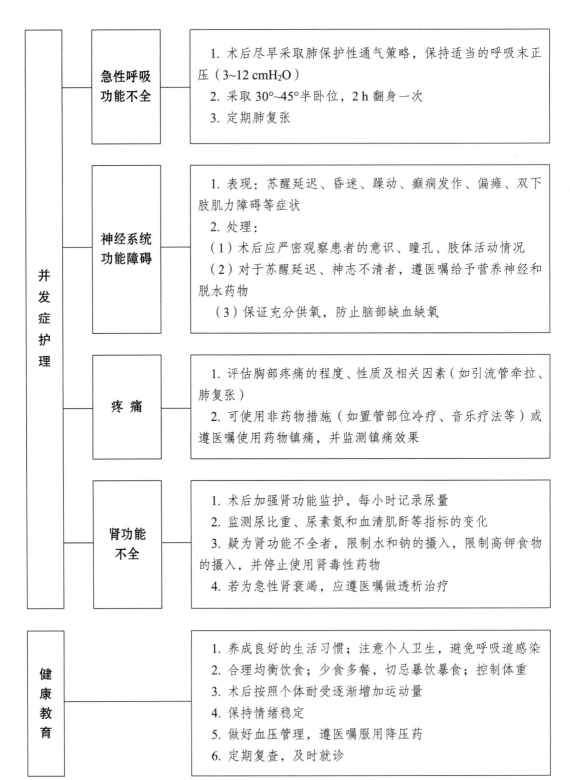

	急性呼吸功能不全	1. 术后尽早采取肺保护性通气策略，保持适当的呼吸末正压（3~12 cmH$_2$O） 2. 采取 30°~45° 半卧位，2 h 翻身一次 3. 定期肺复张
并发症护理	神经系统功能障碍	1. 表现：苏醒延迟、昏迷、躁动、癫痫发作、偏瘫、双下肢肌力障碍等症状 2. 处理： （1）术后应严密观察患者的意识、瞳孔、肢体活动情况 （2）对于苏醒延迟、神志不清者，遵医嘱给予营养神经和脱水药物 （3）保证充分供氧，防止脑部缺血缺氧
	疼痛	1. 评估胸部疼痛的程度、性质及相关因素（如引流管牵拉、肺复张） 2. 可使用非药物措施（如置管部位冷疗、音乐疗法等）或遵医嘱使用药物镇痛，并监测镇痛效果
	肾功能不全	1. 术后加强肾功能监护，每小时记录尿量 2. 监测尿比重、尿素氮和血清肌酐等指标的变化 3. 疑为肾功能不全者，限制水和钠的摄入，限制高钾食物的摄入，并停止使用肾毒性药物 4. 若为急性肾衰竭，应遵医嘱做透析治疗
健康教育		1. 养成良好的生活习惯；注意个人卫生，避免呼吸道感染 2. 合理均衡饮食；少食多餐，切忌暴饮暴食；控制体重 3. 术后按照个体耐受逐渐增加运动量 4. 保持情绪稳定 5. 做好血压管理，遵医嘱服用降压药 6. 定期复查，及时就诊

（二）动脉硬化闭塞症

概述	动脉硬化闭塞症是一种全身性疾病,表现为动脉内膜增厚、钙化、继发血栓形成等,是导致动脉狭窄甚至闭塞的一组慢性缺血性疾病,多见于50岁以上的中老年男性,以腹主动脉远端及髂-股-腘等大动脉、中动脉最易受及
病情观察	1. 症状的轻重与病程进展 2. 患肢血供情况 3. 并发症 4. 疼痛

护理措施	**体位**	取头高脚低位,避免久站、久坐或双膝交叉,以免影响血液循环
	治疗护理	1. 降血脂、控制血压,适当步行锻炼 2. 术后注意保暖,每日用温水洗脚 3. 密切观察患者生命体征、意识及尿量 4. 观察患者术肢循环、搏动及术区皮肤情况 5. 观察引流液的量、颜色及性质,保持引流通畅,并准确记录 6. 遵医嘱使用抗血小板聚集、抗凝、降血脂及降压药 7. 传统术后患者 7~10 天床上活动,10 天后进行床边活动,3 周内避免剧烈运动;介入术后患者鼓励早期锻炼,术后 6 h 可进行床上锻炼,术后 24 h 适当在床旁运动,以加快患肢部位的循环
	饮食	以低热量、低糖及低脂食物为主,多进食新鲜蔬菜、水果等富含纤维素食物

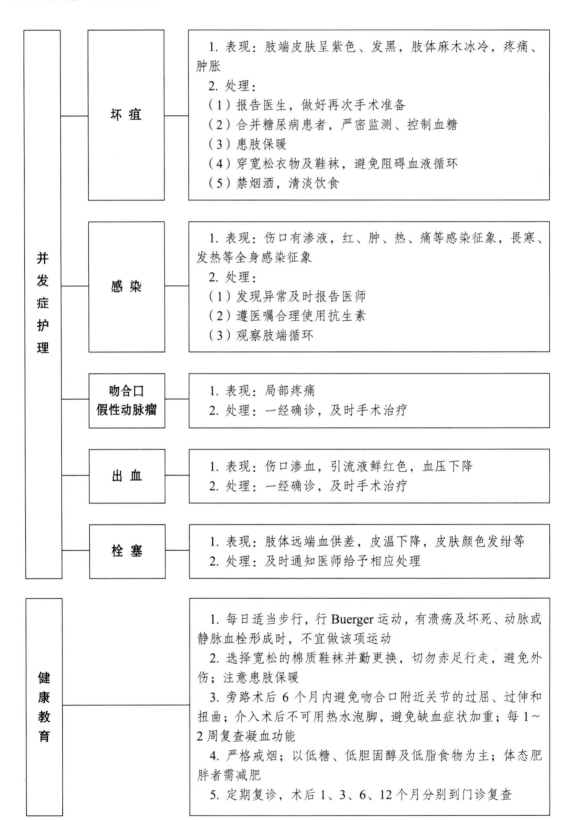

并发症护理

坏疽
1. 表现：肢端皮肤呈紫色、发黑，肢体麻木冰冷，疼痛、肿胀
2. 处理：
（1）报告医生，做好再次手术准备
（2）合并糖尿病患者，严密监测、控制血糖
（3）患肢保暖
（4）穿宽松衣物及鞋袜，避免阻碍血液循环
（5）禁烟酒，清淡饮食

感染
1. 表现：伤口有渗液，红、肿、热、痛等感染征象，畏寒、发热等全身感染征象
2. 处理：
（1）发现异常及时报告医师
（2）遵医嘱合理使用抗生素
（3）观察肢端循环

吻合口假性动脉瘤
1. 表现：局部疼痛
2. 处理：一经确诊，及时手术治疗

出血
1. 表现：伤口渗血，引流液鲜红色，血压下降
2. 处理：一经确诊，及时手术治疗

栓塞
1. 表现：肢体远端血供差，皮温下降，皮肤颜色发绀等
2. 处理：及时通知医师给予相应处理

健康教育
1. 每日适当步行，行 Buerger 运动，有溃疡及坏死、动脉或静脉血栓形成时，不宜做该项运动
2. 选择宽松的棉质鞋袜并勤更换，切勿赤足行走，避免外伤；注意患肢保暖
3. 旁路术后 6 个月内避免吻合口附近关节的过屈、过伸和扭曲；介入术后不可用热水泡脚，避免缺血症状加重；每 1～2 周复查凝血功能
4. 严格戒烟；以低糖、低胆固醇及低脂食物为主；体态肥胖者需减肥
5. 定期复诊，术后 1、3、6、12 个月分别到门诊复查

（三）原发性下肢静脉曲张

概述	原发性下肢静脉曲张是指下肢浅静脉瓣膜关闭不全，静脉内血液倒流，远端静脉瘀滞，继而病变静脉壁伸长、迂曲，呈曲张表现的一种状态；多见于从事久站工作、久坐少动者或体力活动强度高者
病情观察	1. 浅静脉曲张：表现为下肢浅静脉扩张、隆起和迂曲 2. 患肢肿胀、疼痛、酸胀和沉重感，早期仅在站立时发生，同时伴肢体沉重乏力，行走或平卧减轻，长时间站立后加重 3. 小腿下段皮肤营养障碍性病变，多发生于足靴区，主要表现为发痒、湿疹、皮炎、色素沉着和溃疡形成，重者可表现为经久不愈的溃疡，少数可发生癌变

护理措施	体位	1. 术前：平卧抬高患肢，高于心脏水平 20～30 cm 2. 术后 6 h 去枕平卧，抬高患肢，高于心脏水平 20～30 cm 3. 术后 24～48 h 鼓励患者下床活动，但需要穿弹力袜或使用弹力绷带
	治疗护理	1. 观察伤口有无渗血、渗液 2. 弹性绷带松紧度以不妨碍关节活动为宜 3. 观察患肢远端皮肤的温度（与健侧相比不超过 3℃）、颜色，感觉运动功能，有无肿胀、瘀斑及足背动脉搏动减弱或消失等情况 4. 有溃疡形成者应继续换药，并使用弹性绷带护腿
	饮食	患者麻醉清醒予以少量温开水，术后 6 h 进食高维生素、蛋白质食物，鼓励患者多食水果蔬菜，禁食刺激性食物

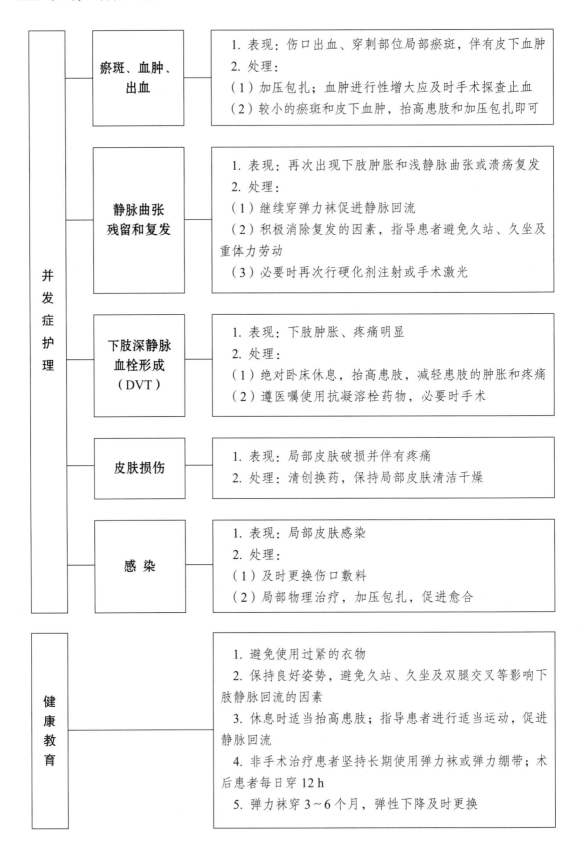

并发症护理	瘀斑、血肿、出血	1. 表现：伤口出血、穿刺部位局部瘀斑，伴有皮下血肿 2. 处理： （1）加压包扎；血肿进行性增大应及时手术探查止血 （2）较小的瘀斑和皮下血肿，抬高患肢和加压包扎即可
	静脉曲张残留和复发	1. 表现：再次出现下肢肿胀和浅静脉曲张或溃疡复发 2. 处理： （1）继续穿弹力袜促进静脉回流 （2）积极消除复发的因素，指导患者避免久站、久坐及重体力劳动 （3）必要时再次行硬化剂注射或手术激光
	下肢深静脉血栓形成（DVT）	1. 表现：下肢肿胀、疼痛明显 2. 处理： （1）绝对卧床休息，抬高患肢，减轻患肢的肿胀和疼痛 （2）遵医嘱使用抗凝溶栓药物，必要时手术
	皮肤损伤	1. 表现：局部皮肤破损并伴有疼痛 2. 处理：清创换药，保持局部皮肤清洁干燥
	感染	1. 表现：局部皮肤感染 2. 处理： （1）及时更换伤口敷料 （2）局部物理治疗，加压包扎，促进愈合
健康教育		1. 避免使用过紧的衣物 2. 保持良好姿势，避免久站、久坐及双腿交叉等影响下肢静脉回流的因素 3. 休息时适当抬高患肢；指导患者进行适当运动，促进静脉回流 4. 非手术治疗患者坚持长期使用弹力袜或弹力绷带；术后患者每日穿 12 h 5. 弹力袜穿 3~6 个月，弹性下降及时更换

（四）下肢深静脉血栓形成

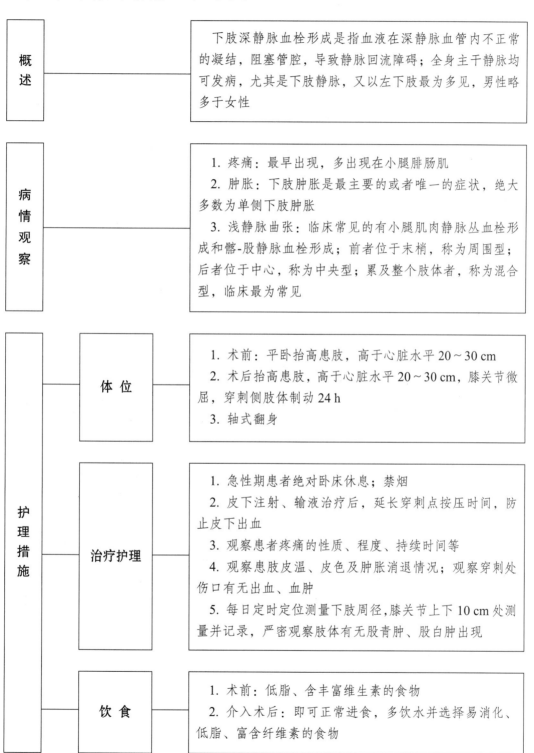

概述	下肢深静脉血栓形成是指血液在深静脉血管内不正常的凝结，阻塞管腔，导致静脉回流障碍；全身主干静脉均可发病，尤其是下肢静脉，又以左下肢最为多见，男性略多于女性

病情观察	1. 疼痛：最早出现，多出现在小腿腓肠肌 2. 肿胀：下肢肿胀是最主要的或者唯一的症状，绝大多数为单侧下肢肿胀 3. 浅静脉曲张：临床常见的有小腿肌肉静脉丛血栓形成和髂-股静脉血栓形成；前者位于末梢，称为周围型；后者位于中心，称为中央型；累及整个肢体者，称为混合型，临床最为常见

护理措施	体位	1. 术前：平卧抬高患肢，高于心脏水平 20～30 cm 2. 术后抬高患肢，高于心脏水平 20～30 cm，膝关节微屈，穿刺侧肢体制动 24 h 3. 轴式翻身
	治疗护理	1. 急性期患者绝对卧床休息；禁烟 2. 皮下注射、输液治疗后，延长穿刺点按压时间，防止皮下出血 3. 观察患者疼痛的性质、程度、持续时间等 4. 观察患肢皮温、皮色及肿胀消退情况；观察穿刺处伤口有无出血、血肿 5. 每日定时定位测量下肢周径，膝关节上下 10 cm 处测量并记录，严密观察肢体有无股青肿、股白肿出现
	饮食	1. 术前：低脂、含丰富维生素的食物 2. 介入术后：即可正常进食，多饮水并选择易消化、低脂、富含纤维素的食物

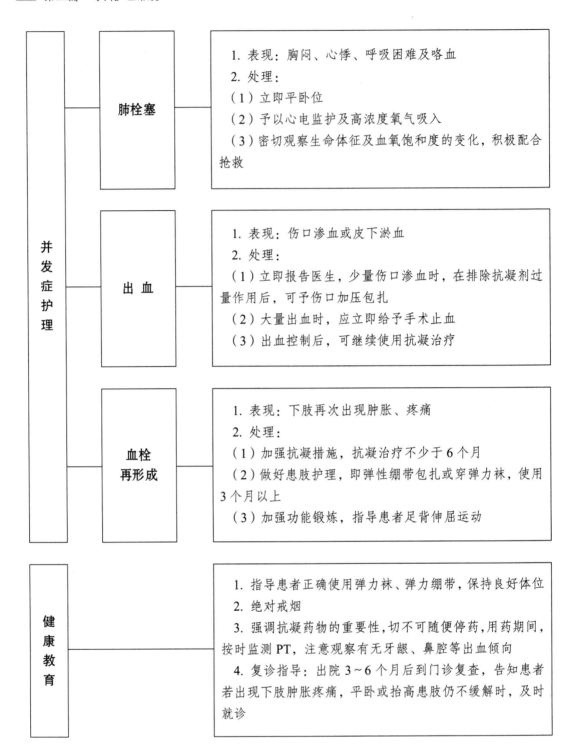

并发症护理	肺栓塞	1. 表现：胸闷、心悸、呼吸困难及咯血 2. 处理： （1）立即平卧位 （2）予以心电监护及高浓度氧气吸入 （3）密切观察生命体征及血氧饱和度的变化，积极配合抢救
	出血	1. 表现：伤口渗血或皮下淤血 2. 处理： （1）立即报告医生，少量伤口渗血时，在排除抗凝剂过量作用后，可予伤口加压包扎 （2）大量出血时，应立即给予手术止血 （3）出血控制后，可继续使用抗凝治疗
	血栓再形成	1. 表现：下肢再次出现肿胀、疼痛 2. 处理： （1）加强抗凝措施，抗凝治疗不少于6个月 （2）做好患肢护理，即弹性绷带包扎或穿弹力袜，使用3个月以上 （3）加强功能锻炼，指导患者足背伸屈运动
健康教育		1. 指导患者正确使用弹力袜、弹力绷带，保持良好体位 2. 绝对戒烟 3. 强调抗凝药物的重要性，切不可随便停药，用药期间，按时监测PT，注意观察有无牙龈、鼻腔等出血倾向 4. 复诊指导：出院3~6个月后到门诊复查，告知患者若出现下肢肿胀疼痛，平卧或抬高患肢仍不缓解时，及时就诊

第四节 胸外科护理常规

一、胸外科一般护理

术前护理	执行胸外科护理常规
	呼吸道准备：戒烟，控制呼吸道感染，训练呼吸，指导咳嗽
	协助做好各种常规检查、心理护理、床上练习使用便器
	术侧标识、术中用物及用药准备

术后护理	执行胸外科护理常规
	1. 与麻醉师或手术室护士交接，安置卧位，吸氧 2. 严密观察生命体征及出入量，并记录 3. 正确连接各种引流管，观察引流液颜色、性质、量及伤口敷料 4. 合理使用药物，观察用药效果及副作用
	呼吸道护理
	胸腔闭式引流护理
	基础护理、疼痛护理、心理护理
	根据病情进行饮食指导
	术后早期活动，锻炼术侧肩关节及手臂抬举运动，踝泵运动及早期下床活动，预防下肢深静脉血栓

二、胸外科专病护理

（一）胸部外伤

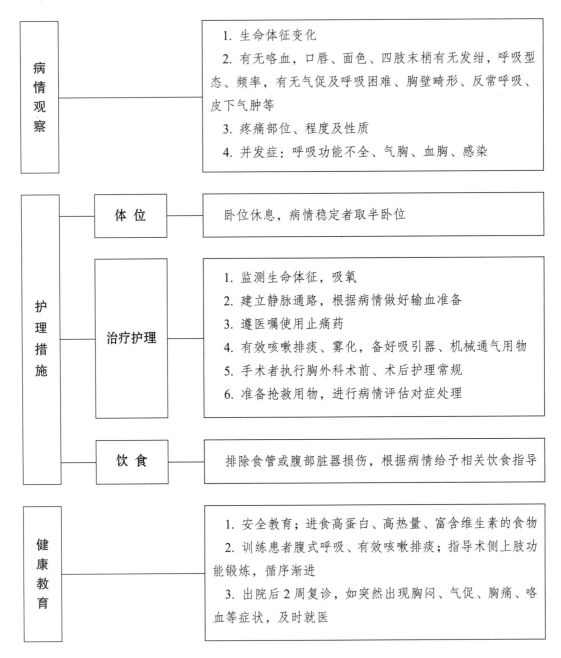

病情观察
1. 生命体征变化
2. 有无咯血，口唇、面色、四肢末梢有无发绀，呼吸型态、频率，有无气促及呼吸困难、胸壁畸形、反常呼吸、皮下气肿等
3. 疼痛部位、程度及性质
4. 并发症：呼吸功能不全、气胸、血胸、感染

护理措施

体位
卧位休息，病情稳定者取半卧位

治疗护理
1. 监测生命体征，吸氧
2. 建立静脉通路，根据病情做好输血准备
3. 遵医嘱使用止痛药
4. 有效咳嗽排痰、雾化，备好吸引器、机械通气用物
5. 手术者执行胸外科术前、术后护理常规
6. 准备抢救用物，进行病情评估对症处理

饮食
排除食管或腹部脏器损伤，根据病情给予相关饮食指导

健康教育
1. 安全教育；进食高蛋白、高热量、富含维生素的食物
2. 训练患者腹式呼吸、有效咳嗽排痰；指导术侧上肢功能锻炼，循序渐进
3. 出院后2周复诊，如突然出现胸闷、气促、胸痛、咯血等症状，及时就医

（二）自发性气胸

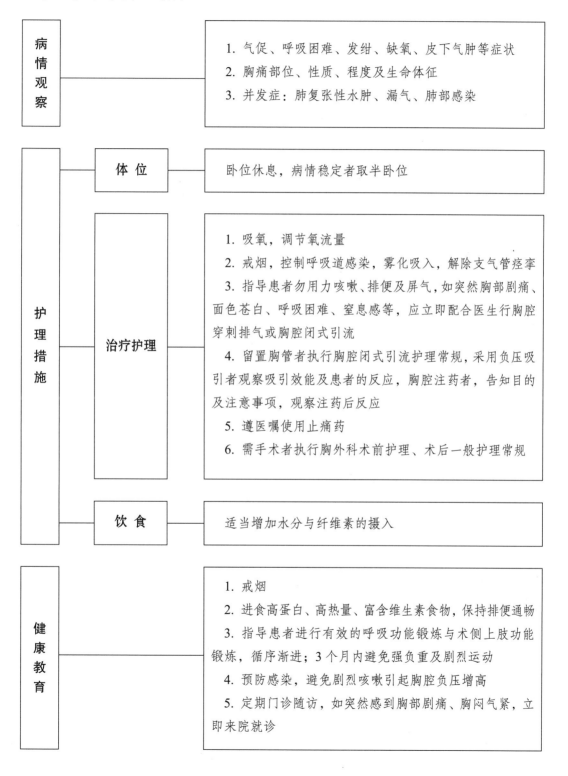

病情观察		1. 气促、呼吸困难、发绀、缺氧、皮下气肿等症状 2. 胸痛部位、性质、程度及生命体征 3. 并发症：肺复张性水肿、漏气、肺部感染
护理措施	体位	卧位休息，病情稳定者取半卧位
	治疗护理	1. 吸氧，调节氧流量 2. 戒烟，控制呼吸道感染，雾化吸入，解除支气管痉挛 3. 指导患者勿用力咳嗽、排便及屏气，如突然胸部剧痛、面色苍白、呼吸困难、窒息感等，应立即配合医生行胸腔穿刺排气或胸腔闭式引流 4. 留置胸管者执行胸腔闭式引流护理常规，采用负压吸引者观察吸引效能及患者的反应，胸腔注药者，告知目的及注意事项，观察注药后反应 5. 遵医嘱使用止痛药 6. 需手术者执行胸外科术前护理、术后一般护理常规
	饮食	适当增加水分与纤维素的摄入
健康教育		1. 戒烟 2. 进食高蛋白、高热量、富含维生素食物，保持排便通畅 3. 指导患者进行有效的呼吸功能锻炼与术侧上肢功能锻炼，循序渐进；3个月内避免强负重及剧烈运动 4. 预防感染，避免剧烈咳嗽引起胸腔负压增高 5. 定期门诊随访，如突然感到胸部剧痛、胸闷气紧，立即来院就诊

（三）血 胸

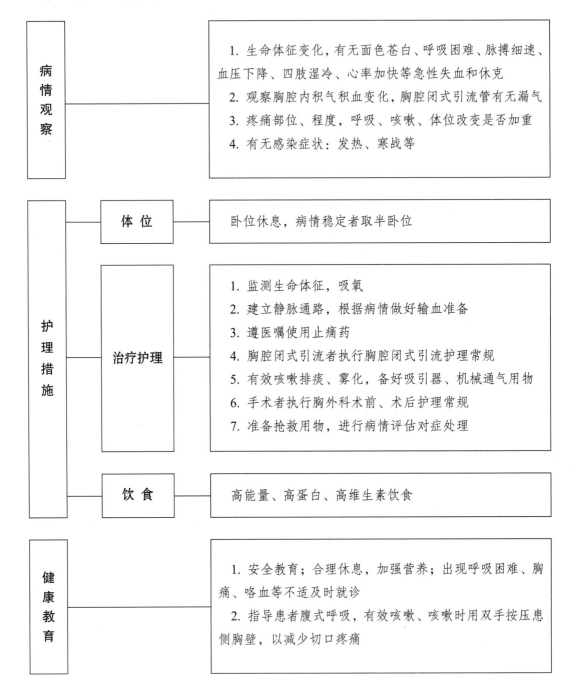

病情观察		1. 生命体征变化，有无面色苍白、呼吸困难、脉搏细速、血压下降、四肢湿冷、心率加快等急性失血和休克 2. 观察胸腔内积气积血变化，胸腔闭式引流管有无漏气 3. 疼痛部位、程度，呼吸、咳嗽、体位改变是否加重 4. 有无感染症状：发热、寒战等
护理措施	体位	卧位休息，病情稳定者取半卧位
	治疗护理	1. 监测生命体征，吸氧 2. 建立静脉通路，根据病情做好输血准备 3. 遵医嘱使用止痛药 4. 胸腔闭式引流者执行胸腔闭式引流护理常规 5. 有效咳嗽排痰、雾化，备好吸引器、机械通气用物 6. 手术者执行胸外科术前、术后护理常规 7. 准备抢救用物，进行病情评估对症处理
	饮食	高能量、高蛋白、高维生素饮食
健康教育		1. 安全教育；合理休息，加强营养；出现呼吸困难、胸痛、咯血等不适及时就诊 2. 指导患者腹式呼吸，有效咳嗽、咳嗽时用双手按压患侧胸壁，以减少切口疼痛

（四）食管、贲门肿瘤

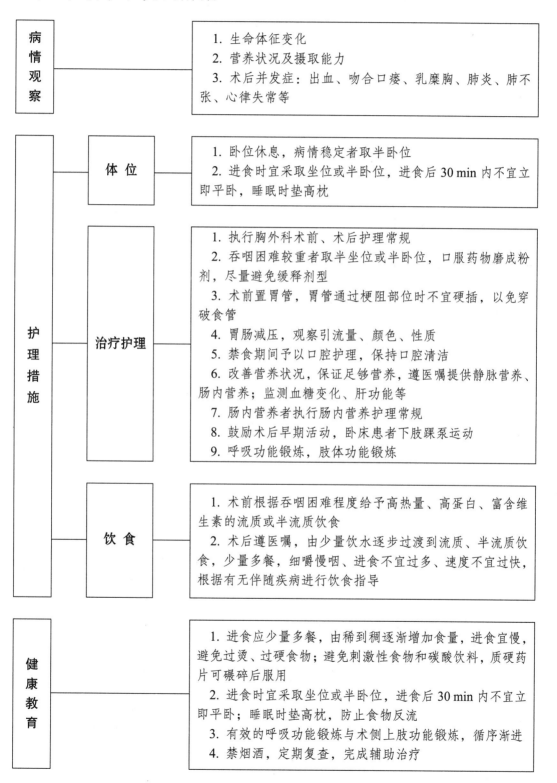

病情观察		1. 生命体征变化 2. 营养状况及摄取能力 3. 术后并发症：出血、吻合口瘘、乳糜胸、肺炎、肺不张、心律失常等
护理措施	体位	1. 卧位休息，病情稳定者取半卧位 2. 进食时宜采取坐位或半卧位，进食后 30 min 内不宜立即平卧，睡眠时垫高枕
	治疗护理	1. 执行胸外科术前、术后护理常规 2. 吞咽困难较重者取半坐位或半卧位，口服药物磨成粉剂，尽量避免缓释剂型 3. 术前置胃管，胃管通过梗阻部位时不宜硬插，以免穿破食管 4. 胃肠减压，观察引流量、颜色、性质 5. 禁食期间予以口腔护理，保持口腔清洁 6. 改善营养状况，保证足够营养，遵医嘱提供静脉营养、肠内营养；监测血糖变化、肝功能等 7. 肠内营养者执行肠内营养护理常规 8. 鼓励术后早期活动，卧床患者下肢踝泵运动 9. 呼吸功能锻炼，肢体功能锻炼
	饮食	1. 术前根据吞咽困难程度给予高热量、高蛋白、富含维生素的流质或半流质饮食 2. 术后遵医嘱，由少量饮水逐步过渡到流质、半流质饮食，少量多餐，细嚼慢咽、进食不宜过多、速度不宜过快，根据有无伴随疾病进行饮食指导
健康教育		1. 进食应少量多餐，由稀到稠逐渐增加食量，进食宜慢，避免过烫、过硬食物；避免刺激性食物和碳酸饮料，质硬药片可碾碎后服用 2. 进食时宜采取坐位或半卧位，进食后 30 min 内不宜立即平卧；睡眠时垫高枕，防止食物反流 3. 有效的呼吸功能锻炼与术侧上肢功能锻炼，循序渐进 4. 禁烟酒，定期复查，完成辅助治疗

（五）肺部肿瘤

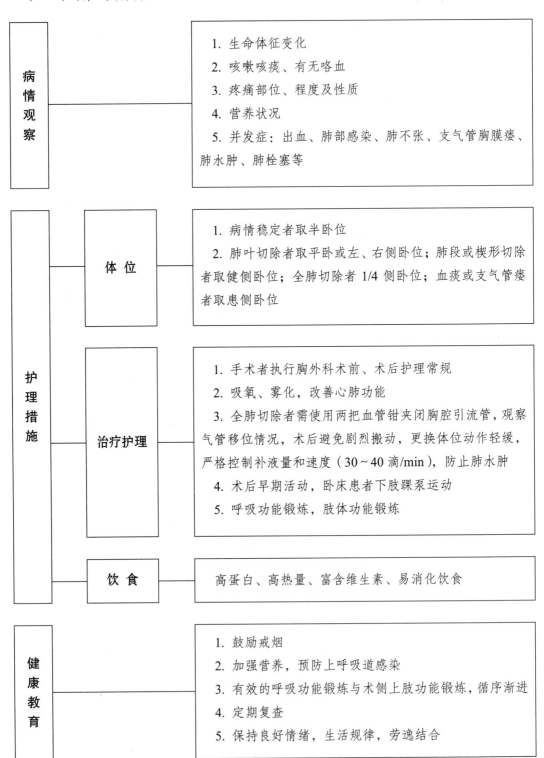

病情观察

1. 生命体征变化
2. 咳嗽咳痰、有无咯血
3. 疼痛部位、程度及性质
4. 营养状况
5. 并发症：出血、肺部感染、肺不张、支气管胸膜瘘、肺水肿、肺栓塞等

护理措施

体位

1. 病情稳定者取半卧位
2. 肺叶切除者取平卧或左、右侧卧位；肺段或楔形切除者取健侧卧位；全肺切除者 1/4 侧卧位；血痰或支气管瘘者取患侧卧位

治疗护理

1. 手术者执行胸外科术前、术后护理常规
2. 吸氧、雾化，改善心肺功能
3. 全肺切除者需使用两把血管钳夹闭胸腔引流管，观察气管移位情况，术后避免剧烈搬动，更换体位动作轻缓，严格控制补液量和速度（30~40 滴/min），防止肺水肿
4. 术后早期活动，卧床患者下肢踝泵运动
5. 呼吸功能锻炼，肢体功能锻炼

饮食

高蛋白、高热量、富含维生素、易消化饮食

健康教育

1. 鼓励戒烟
2. 加强营养，预防上呼吸道感染
3. 有效的呼吸功能锻炼与术侧上肢功能锻炼，循序渐进
4. 定期复查
5. 保持良好情绪，生活规律，劳逸结合

（六）胸腔闭式引流术

概述	胸腔闭式引流术是将胸腔引流管一端经胸壁置入胸膜腔，另一端连接胸腔引流装置，借助气压差或重力引流胸膜腔内的积气、积液，达到重建胸膜腔内负压，保持纵隔的正常位置，促进肺组织复张的技术

病情观察	1. 观察引流液的颜色、性质、量、速度、气体逸出、水封瓶内水柱波动情况 2. 观察生命体征，听呼吸音，呼吸节律、频率、幅度 3. 观察置管部位有无渗血、渗液、皮肤过敏，伤口敷料有无松脱、污染，胸腔引流管置入刻度或外露刻度、固定情况 4. 鼓励患者咳嗽、深呼吸、变换体位和早期活动

护理情况	体位	呼吸困难者予半卧位休息，危重患者绝对卧床休息
	治疗护理	1. 保持引流瓶直立，低于胸壁引流口平面 60～100 cm，长管置于液面下 3～4 cm 2. 保持管路密闭、通畅，避免牵拉、打折、盘曲、受压 3. 引流管脱出时，患者屏气，立即用无菌敷料覆盖 4. 引流装置连接处断开，应立即夹闭或反折引流管，消毒接口后重新连接，必要时更换引流装置 5. 鼓励咳嗽、深呼吸 6. 观察水柱的波动，定时挤捏引流管
	饮食	高蛋白、高维生素、清淡、易消化食物

拔管护理	1. 术后48～72 h，引流液明显减少且颜色变淡，24 h 引流量＜50 ml、脓液量＜10 ml 2. X线胸片提示，肺复张良好、无漏气、无呼吸困难 3. 拔管前可用冰袋冷敷置管部位 15～20 min 或遵医嘱使用镇痛药物 4. 拔管后取健侧卧位 5. 观察生命体征，有无胸闷、胸痛、呼吸困难、皮下气肿 6. 拔管后避免剧烈运动、提举重物等

第五节　心脏外科护理常规

一、心脏外科一般护理

术前护理	呼吸道准备：戒烟 2 周，控制呼吸道感染，训练腹式呼吸，指导咳嗽
	心理护理，增强患者战胜疾病的信心
	改善营养状况，加强饮食宣教
	床上练习使用便器；胃肠道准备：术前禁食 12 h、禁饮 4 h，术前晚给予开塞露促排便
	术前晚给予镇静剂促进睡眠
	术晨测量体重、身高、体温、双上肢血压
	1. 术前一天下午或晚上，用氯己定反复清洗手术区域；手术区域若毛发细小可不必剃毛；若影响手术操作，在术前即刻剔除 2. 备皮范围： （1）胸骨正中切口：上至锁骨上窝、肩上，下至脐水平，左右至双侧腋后线，包括双侧腋下 （2）右胸前小切口：上至锁骨上窝、肩上，下至脐水平，前至左侧腋前线，后至右侧腋后线 （3）左胸后外侧切口：上至锁骨上窝、肩上，下至脐水平，前至右侧腋前线，后至右侧腋后线 （4）腹股沟切口：上至脐水平，下至大腿上 1/3，两侧至腋中线

术后护理	执行心胸外科护理常规
	1. 交接术中情况，生命体征，呼吸机使用情况，血管活性药物，皮肤 2. 卧位：全麻未醒，取平卧位，头偏向一侧；全麻清醒，生命体征平稳，取半卧位；使用呼吸机者抬高床头 30°～45° 3. 监测生命体征、24 h 出入量、化验指标（如血气分析、电解质等）
	引流管：正确连接，观察引流液颜色、性质、量及伤口敷料，保持通畅
	呼吸道护理：定时拍背、咳嗽排痰、雾化吸入，必要时吸痰
	疼痛：咳嗽时轻按伤口，必要时使用止痛剂
	饮食：高蛋白、富含维生素、易消化食物，防误吸
	术后早期活动，锻炼术侧肩关节及手臂抬举运动，踝泵运动及早期下床活动，预防下肢深静脉血栓

二、体外循环

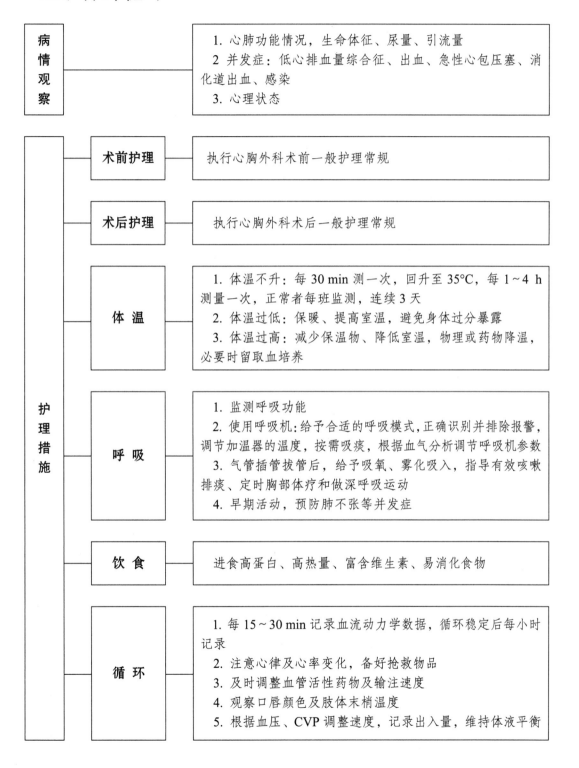

病情观察	1. 心肺功能情况，生命体征、尿量、引流量 2 并发症：低心排血量综合征、出血、急性心包压塞、消化道出血、感染 3. 心理状态

护理措施	术前护理	执行心胸外科术前一般护理常规
	术后护理	执行心胸外科术后一般护理常规
	体温	1. 体温不升：每 30 min 测一次，回升至 35℃，每 1~4 h 测量一次，正常者每班监测，连续 3 天 2. 体温过低：保暖、提高室温，避免身体过分暴露 3. 体温过高：减少保温物、降低室温，物理或药物降温，必要时留取血培养
	呼吸	1. 监测呼吸功能 2. 使用呼吸机：给予合适的呼吸模式，正确识别并排除报警，调节加温器的温度，按需吸痰，根据血气分析调节呼吸机参数 3. 气管插管拔管后，给予吸氧、雾化吸入，指导有效咳嗽排痰、定时胸部体疗和做深呼吸运动 4. 早期活动，预防肺不张等并发症
	饮食	进食高蛋白、高热量、富含维生素、易消化食物
	循环	1. 每 15~30 min 记录血流动力学数据，循环稳定后每小时记录 2. 注意心律及心率变化，备好抢救物品 3. 及时调整血管活性药物及输注速度 4. 观察口唇颜色及肢体末梢温度 5. 根据血压、CVP 调整速度，记录出入量，维持体液平衡

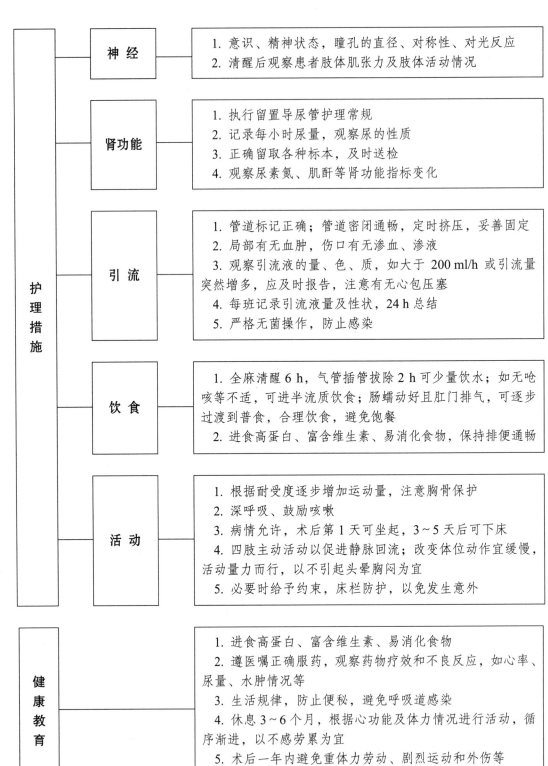

护理措施	神经	1. 意识、精神状态，瞳孔的直径、对称性、对光反应 2. 清醒后观察患者肢体肌张力及肢体活动情况
	肾功能	1. 执行留置导尿管护理常规 2. 记录每小时尿量，观察尿的性质 3. 正确留取各种标本，及时送检 4. 观察尿素氮、肌酐等肾功能指标变化
	引流	1. 管道标记正确；管道密闭通畅，定时挤压，妥善固定 2. 局部有无血肿，伤口有无渗血、渗液 3. 观察引流液的量、色、质，如大于 200 ml/h 或引流量突然增多，应及时报告，注意有无心包压塞 4. 每班记录引流液量及性状，24 h 总结 5. 严格无菌操作，防止感染
	饮食	1. 全麻清醒 6 h，气管插管拔除 2 h 可少量饮水；如无呛咳等不适，可进半流质饮食；肠蠕动好且肛门排气，可逐步过渡到普食，合理饮食，避免饱餐 2. 进食高蛋白、富含维生素、易消化食物，保持排便通畅
	活动	1. 根据耐受度逐步增加运动量，注意胸骨保护 2. 深呼吸、鼓励咳嗽 3. 病情允许，术后第 1 天可坐起，3~5 天后可下床 4. 四肢主动活动以促进静脉回流；改变体位动作宜缓慢，活动量力而行，以不引起头晕胸闷为宜 5. 必要时给予约束，床栏防护，以免发生意外
健康教育		1. 进食高蛋白、富含维生素、易消化食物 2. 遵医嘱正确服药，观察药物疗效和不良反应，如心率、尿量、水肿情况等 3. 生活规律，防止便秘，避免呼吸道感染 4. 休息 3~6 个月，根据心功能及体力情况进行活动，循序渐进，以不感劳累为宜 5. 术后一年内避免重体力劳动、剧烈运动和外伤等 6. 监测体温、血压、心率，不适及时就诊；定期复查

三、心脏大血管外科专病护理

（一）先天性心脏病

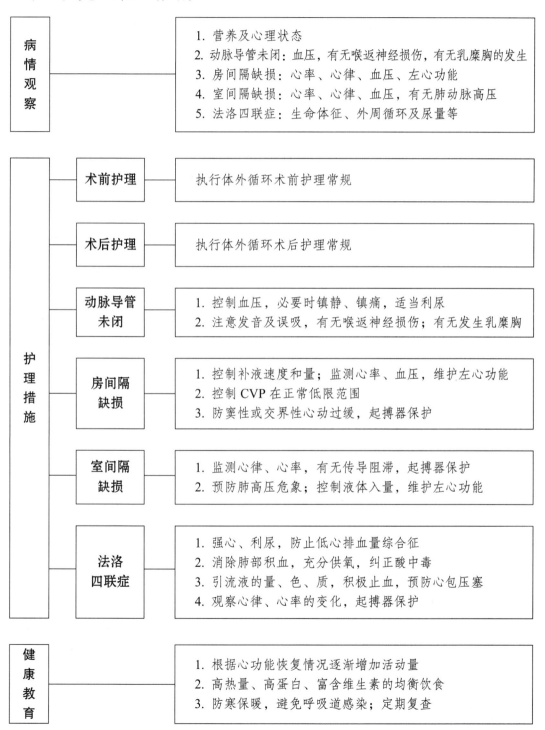

病情观察	1. 营养及心理状态 2. 动脉导管未闭：血压，有无喉返神经损伤，有无乳糜胸的发生 3. 房间隔缺损：心率、心律、血压、左心功能 4. 室间隔缺损：心率、心律、血压，有无肺动脉高压 5. 法洛四联症：生命体征、外周循环及尿量等

	术前护理	执行体外循环术前护理常规
护理措施	术后护理	执行体外循环术后护理常规
	动脉导管未闭	1. 控制血压，必要时镇静、镇痛，适当利尿 2. 注意发音及误吸，有无喉返神经损伤；有无发生乳糜胸
	房间隔缺损	1. 控制补液速度和量；监测心率、血压，维护左心功能 2. 控制 CVP 在正常低限范围 3. 防窦性或交界性心动过缓，起搏器保护
	室间隔缺损	1. 监测心律、心率，有无传导阻滞，起搏器保护 2. 预防肺高压危象；控制液体入量，维护左心功能
	法洛四联症	1. 强心、利尿，防止低心排血量综合征 2. 消除肺部积血，充分供氧，纠正酸中毒 3. 引流液的量、色、质，积极止血，预防心包压塞 4. 观察心律、心率的变化，起搏器保护

健康教育	1. 根据心功能恢复情况逐渐增加活动量 2. 高热量、高蛋白、富含维生素的均衡饮食 3. 防寒保暖，避免呼吸道感染；定期复查

（二）心脏瓣膜病

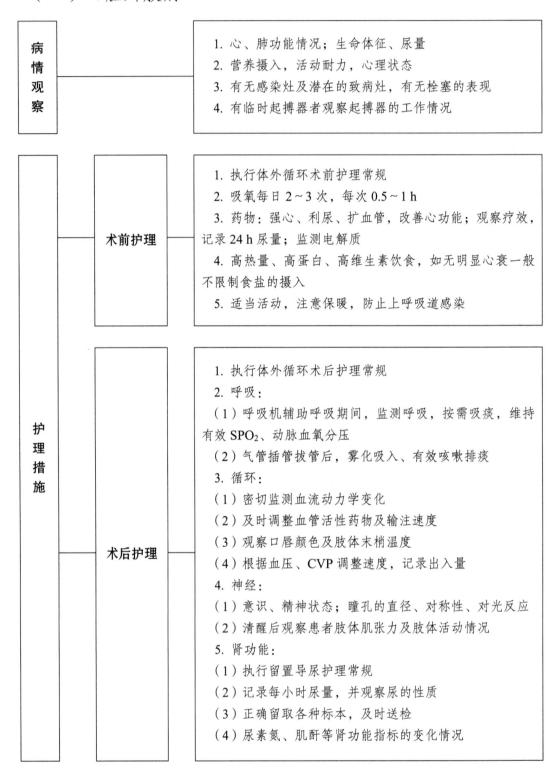

病情观察	1. 心、肺功能情况；生命体征、尿量 2. 营养摄入，活动耐力，心理状态 3. 有无感染灶及潜在的致病灶，有无栓塞的表现 4. 有临时起搏器者观察起搏器的工作情况
护理措施 — 术前护理	1. 执行体外循环术前护理常规 2. 吸氧每日 2~3 次，每次 0.5~1 h 3. 药物：强心、利尿、扩血管，改善心功能；观察疗效，记录 24 h 尿量；监测电解质 4. 高热量、高蛋白、高维生素饮食，如无明显心衰一般不限制食盐的摄入 5. 适当活动，注意保暖，防止上呼吸道感染
护理措施 — 术后护理	1. 执行体外循环术后护理常规 2. 呼吸： （1）呼吸机辅助呼吸期间，监测呼吸，按需吸痰，维持有效 SPO_2、动脉血氧分压 （2）气管插管拔管后，雾化吸入、有效咳嗽排痰 3. 循环： （1）密切监测血流动力学变化 （2）及时调整血管活性药物及输注速度 （3）观察口唇颜色及肢体末梢温度 （4）根据血压、CVP 调整速度，记录出入量 4. 神经： （1）意识、精神状态；瞳孔的直径、对称性、对光反应 （2）清醒后观察患者肢体肌张力及肢体活动情况 5. 肾功能： （1）执行留置导尿护理常规 （2）记录每小时尿量，并观察尿的性质 （3）正确留取各种标本，及时送检 （4）尿素氮、肌酐等肾功能指标的变化情况

护理措施	术后护理	6. 引流： （1）管道密闭通畅，定时挤压，妥善固定 （2）局部有无血肿，伤口有无渗血、渗液 （3）观察引流液的量、色、质 （4）严格无菌操作，防止感染 7. 饮食： （1）进食高蛋白、富含维生素、易消化的食物 （2）华法林抗凝者避免大量使用影响抗凝效果的食物及药物 8. 活动： （1）病情允许，早期活动，注意保护胸骨 （2）改变体位动作应缓慢，活动量力而行，以不引起头晕胸闷不适为宜 （3）长期卧床者：腓肠肌和股四头肌的训练
健康教育		1. 进食高蛋白、低盐、低脂、低胆固醇饮食，忌暴饮暴食，肥胖者减肥 2. 养成良好的习惯、学会自我监测脉搏 3. 术后休息 6 个月，根据心功能及体力情况进行活动，循序渐进，以不感劳累为宜 4. 遵医嘱服药，服用华法林的患者避免大量使用影响抗凝效果的食物及药物 5. 保持 INR（国际标准化比值）1.8~2.5，观察用药疗效，及时发现不良反应 6. 预防感染、控制风湿活动 7. 定期复查，如持续高热（＞38℃）、下肢水肿、体重增加、心律不齐等及时就诊 8. 术后 1~2 年、心功能完全恢复后，不妨碍结婚和性生活 9. 女性婚后应避孕 3 年，3 年后欲怀孕或已怀孕者如坚持生育，应尽早与医院联系 10. 可口服避孕药或使用避孕工具或男方做绝育术，不宜应用避孕环，以免引起慢性炎症病灶

（三）心脏黏液瘤

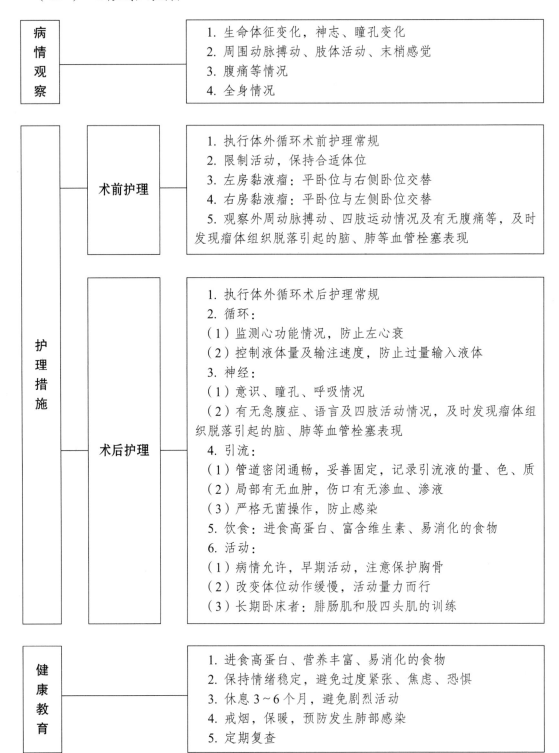

| 病情观察 | | 1. 生命体征变化，神志、瞳孔变化
2. 周围动脉搏动、肢体活动、末梢感觉
3. 腹痛等情况
4. 全身情况 |

| 护理措施 | 术前护理 | 1. 执行体外循环术前护理常规
2. 限制活动，保持合适体位
3. 左房黏液瘤：平卧位与右侧卧位交替
4. 右房黏液瘤：平卧位与左侧卧位交替
5. 观察外周动脉搏动、四肢运动情况及有无腹痛等，及时发现瘤体组织脱落引起的脑、肺等血管栓塞表现 |
| | 术后护理 | 1. 执行体外循环术后护理常规
2. 循环：
（1）监测心功能情况，防止左心衰
（2）控制液体量及输注速度，防止过量输入液体
3. 神经：
（1）意识、瞳孔、呼吸情况
（2）有无急腹症、语言及四肢活动情况，及时发现瘤体组织脱落引起的脑、肺等血管栓塞表现
4. 引流：
（1）管道密闭通畅，妥善固定，记录引流液的量、色、质
（2）局部有无血肿，伤口有无渗血、渗液
（3）严格无菌操作，防止感染
5. 饮食：进食高蛋白、富含维生素、易消化的食物
6. 活动：
（1）病情允许，早期活动，注意保护胸骨
（2）改变体位动作缓慢，活动量力而行
（3）长期卧床者：腓肠肌和股四头肌的训练 |

| 健康教育 | | 1. 进食高蛋白、营养丰富、易消化的食物
2. 保持情绪稳定，避免过度紧张、焦虑、恐惧
3. 休息3～6个月，避免剧烈活动
4. 戒烟，保暖，预防发生肺部感染
5. 定期复查 |

（四）主动脉造影术

病情观察	1. 穿刺处情况：有无出血、血肿 2. 双足背动脉搏动和（或）双侧桡动脉搏动 3. 生命体征 4. 有无急性、迟发性对比剂过敏

护理措施	术前护理	1. 术前测量双上肢血压 2. 床上排便训练 3. 心理护理
	术后护理	1. 监测生命体征 2. 肾功能、尿量、尿色 3. 保证入量（饮水+补液），促进对比剂的排出，减轻肾毒性 4. 做好生活护理

健康教育	1. 肢体制动期如咳嗽、移动身体时，应用手压迫穿刺处 2. 术后 24 h 逐渐增加活动量 3. 穿刺处 1 周内避免揉搓、挤压，避免做升高腹压的动作

（五）胸主动脉瘤

病情观察	1. 疼痛 2. 血压、心率 3. 注意观察并发症：出血、肾功能障碍、神经系统功能障碍等

护理措施	术前护理	1. 执行体外循环术前护理常规 2. 保持室内安静、整洁、舒适，保持情绪稳定，戒烟、戒酒 3. 绝对卧床，协助进餐、床上排便，避免用力，预防压疮 4. 进食清淡、易消化、富含维生素的流质或半流质饮食

护理措施	术前护理	5. 测量四肢血压，以健侧肢体血压为真实血压 6. 建立静脉通路，根据医嘱用药，收缩压控制在 100～120 mmHg，心率控制在 60～75 次/min 7. 根据血气分析及指脉氧结果调整氧流量 8. 监测 24 h 出入量 9. 部位及进展情况，观察性质、程度 10. 应用镇痛药物，观察药物效果
	术后护理	1. 执行体外循环术后护理常规 2. 神经： （1）意识、瞳孔、发现和预防脑部并发症 （2）肢体活动末梢动脉搏动、皮温、色泽、感觉情况 3. 呼吸： （1）监测呼吸功能，根据病情及血气分析及时调整呼吸机参数 （2）预防呼吸机相关性肺炎 4. 肾功能： （1）监测肾功能指标，尿量、尿色、尿常规，记录 24 h 出入量 （2）必要时腹膜透析、血液透析 5. 引流液：保持通畅，低负压吸引，注意引流液的量、色和性质 6. 皮肤：给予相应的减压及保护措施 7. 其他：协助和鼓励患者早期进行功能锻炼；正确服用药物，特别是华法林，观察用药疗效，及时发现不良反应
健康教育		1. 进食低盐、低脂、富含纤维素的食物，戒烟、酒 2. 自我调整心态，调整不良情绪 3. 以休息为主，活动循序渐进，劳逸结合 4. 预防感染，防止感染性心内膜炎的发生 5. 定期复查，如出现胸、腹、腰痛及时就诊 6. 遵医嘱服药，自测血压、脉搏，避免残留病变蔓延 7. 服用华法林者，定期检查 INR；避免大量进食影响抗凝结果的药物或食物；及时发现不良反应

（六）腹主动脉瘤

病情观察	1. 脐周或中上腹有无波动性肿块 2. 疼痛的部位、性质、持续时间、有无放射痛 3. 心率、血压波动，意识情况 4. 腹部情况，监测腹围、肠鸣音，排便情况 5. 下肢血液循环情况

护理措施	术前护理	1. 控制血压，保持排便通畅，避免用力排便等增加腹压的情况 2. 测胫后动脉、足背动脉搏动强度，以便手术后比较
	术后护理	1. 监测生命体征 2. 穿刺侧伤口用沙袋压迫6~8 h，制动12 h，观察局部伤口有无出血、血肿及引流液的性质、量等，及时换药 3. 全麻未醒者，头偏向一侧，24 h后取低半卧位，翻身动作宜缓慢，以防支架移位 4. 严密观察并记录体温变化，遵医嘱处理和控制感染 5. 做好导尿管的护理，记录尿量 6. 气管插管、拔管且全麻清醒后6 h，遵医嘱进食清淡、易消化食物，逐渐从流质饮食过渡到普食 7. 使用抗凝药物者，要注意观察有无出血倾向并定期监测 8. 并发症的观察：患者有无腹胀、腹痛、腹泻、便血等肠道缺血情况

健康教育	1. 进食低盐、低脂、富含纤维素的食物，戒烟、酒 2. 自我调整心态，调整不良情绪 3. 以休息为主，活动循序渐进，劳逸结合 4. 预防感染，防止感染性心内膜炎的发生 5. 定期复查，如出现胸、腹、腰痛及时就诊 6. 遵医嘱服药，自测血压、脉搏，避免残留病变蔓延 7. 服用华法林者，定期检查INR；避免大量进食影响抗凝结果的药物或食物；及时发现不良反应

第六节 甲状腺/乳腺外科护理常规

一、甲状腺/乳腺外科一般护理

术前护理	执行甲状腺/乳腺外科术前护理常规
	指导甲状腺手术患者头颈部过伸练习
	完成常规术前检查，备皮
	乳腺手术患者备胸部固定带和肩部固定带

术后护理	执行甲状腺/乳腺外科术后护理常规
	1. 与麻醉师或手术室护士完成术后患者交接 2. 安置适宜卧位 3. 吸氧，严密观察生命体征并记录 4. 检查伤口敷料有无渗血渗液 5. 妥善固定尿管及引流管 6. 合理使用药物，观察用药效果及副作用
	基础护理、疼痛护理、心理护理、专科护理
	根据病情进行饮食指导
	遵医嘱实施专科治疗
	常规术后换药
	术后早期活动，踝泵运动及早期下床活动，预防下肢深静脉血栓

二、甲状腺/乳腺外科专病护理

（一）甲状腺癌

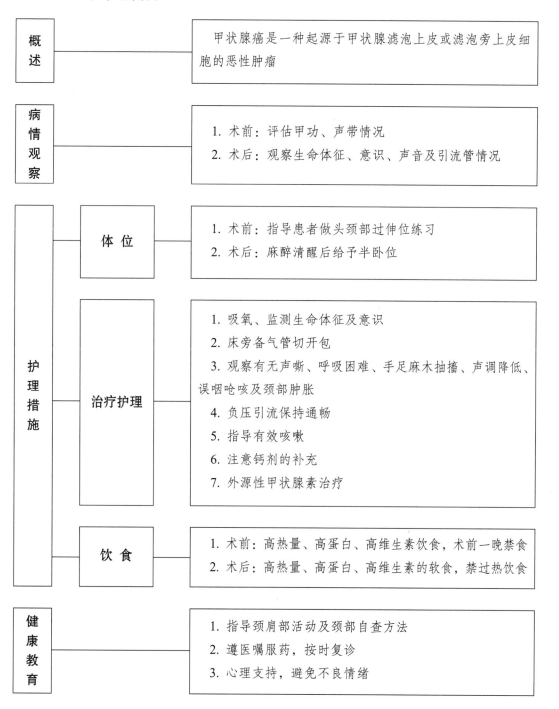

概述	甲状腺癌是一种起源于甲状腺滤泡上皮或滤泡旁上皮细胞的恶性肿瘤

病情观察	1. 术前：评估甲功、声带情况 2. 术后：观察生命体征、意识、声音及引流管情况

护理措施	体位	1. 术前：指导患者做头颈部过伸位练习 2. 术后：麻醉清醒后给予半卧位
	治疗护理	1. 吸氧、监测生命体征及意识 2. 床旁备气管切开包 3. 观察有无声嘶、呼吸困难、手足麻木抽搐、声调降低、误咽呛咳及颈部肿胀 4. 负压引流保持通畅 5. 指导有效咳嗽 6. 注意钙剂的补充 7. 外源性甲状腺素治疗
	饮食	1. 术前：高热量、高蛋白、高维生素饮食，术前一晚禁食 2. 术后：高热量、高蛋白、高维生素的软食，禁过热饮食

健康教育	1. 指导颈肩部活动及颈部自查方法 2. 遵医嘱服药，按时复诊 3. 心理支持，避免不良情绪

（二）乳腺癌

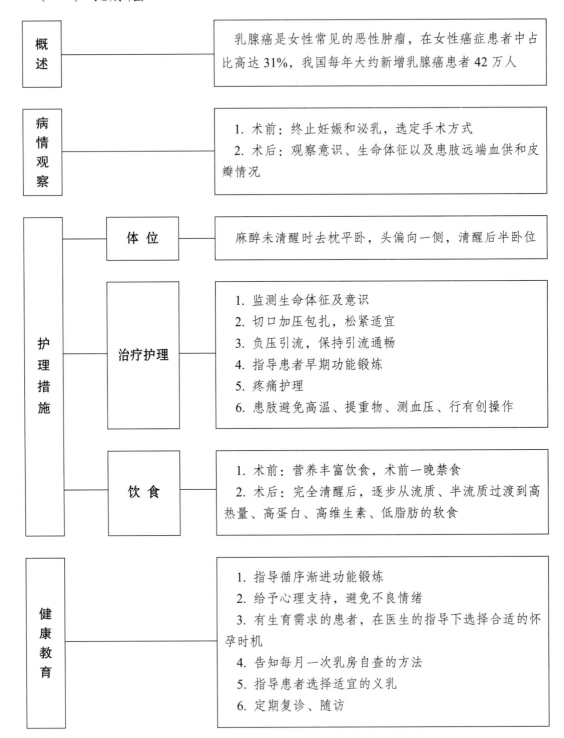

概述	乳腺癌是女性常见的恶性肿瘤，在女性癌症患者中占比高达 31%，我国每年大约新增乳腺癌患者 42 万人
病情观察	1. 术前：终止妊娠和泌乳，选定手术方式 2. 术后：观察意识、生命体征以及患肢远端血供和皮瓣情况

护理措施

体位	麻醉未清醒时去枕平卧，头偏向一侧，清醒后半卧位
治疗护理	1. 监测生命体征及意识 2. 切口加压包扎，松紧适宜 3. 负压引流，保持引流通畅 4. 指导患者早期功能锻炼 5. 疼痛护理 6. 患肢避免高温、提重物、测血压、行有创操作
饮食	1. 术前：营养丰富饮食，术前一晚禁食 2. 术后：完全清醒后，逐步从流质、半流质过渡到高热量、高蛋白、高维生素、低脂肪的软食

健康教育	1. 指导循序渐进功能锻炼 2. 给予心理支持，避免不良情绪 3. 有生育需求的患者，在医生的指导下选择合适的怀孕时机 4. 告知每月一次乳房自查的方法 5. 指导患者选择适宜的义乳 6. 定期复诊、随访

（三）乳腺癌化学治疗

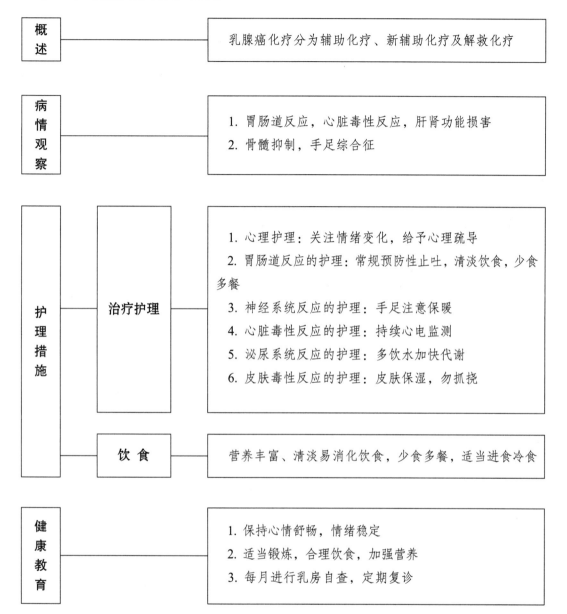

概述	乳腺癌化疗分为辅助化疗、新辅助化疗及解救化疗

病情观察	1. 胃肠道反应，心脏毒性反应，肝肾功能损害 2. 骨髓抑制，手足综合征

护理措施	治疗护理	1. 心理护理：关注情绪变化，给予心理疏导 2. 胃肠道反应的护理：常规预防性止吐，清淡饮食，少食多餐 3. 神经系统反应的护理：手足注意保暖 4. 心脏毒性反应的护理：持续心电监测 5. 泌尿系统反应的护理：多饮水加快代谢 6. 皮肤毒性反应的护理：皮肤保湿，勿抓挠
	饮食	营养丰富、清淡易消化饮食，少食多餐，适当进食冷食

健康教育	1. 保持心情舒畅，情绪稳定 2. 适当锻炼，合理饮食，加强营养 3. 每月进行乳房自查，定期复诊

（四）哺乳期乳腺炎

概述	哺乳期乳腺炎以初产妇多见，好发于产后 3~4 周，多由乳汁淤积和细菌感染引起
病情观察	乳房红肿、胀痛，出现边界不清的硬结，伴寒战、高热，严重者可并发脓毒血症

护理措施	治疗护理	1. 监测生命体征；心理护理 2. 患侧乳房不过度排空 3. 硫酸镁或中药外敷，红外线、微波理疗
	饮食	高热量、高蛋白、高维生素、低脂肪、易消化的清淡饮食，多饮水

健康教育	1. 矫正乳头内陷；预防产后乳头破损；保持乳房清洁 2. 指导正确哺乳

（五）乳腺微创旋切术

概述	乳腺微创旋切术是在超声定位引导下，利用真空旋切技术，把乳腺内可疑微小病灶通过 < 5 mm 的皮肤切口取出进行活检，并对可疑病灶进行精准切除的微创手术
病情观察	1. 绷带或胸部固定带加压包扎，松紧适宜 2. 观察伤口敷料渗血情况

护理措施	体位	术后半卧位或健侧卧位
	治疗护理	术侧肢体勿剧烈活动；伤口绷带加压包扎，松紧适宜
	饮食	清淡饮食，一周内禁食活血化瘀的食物药物

健康教育	1. 一个月内勿剧烈运动，不提 ≥ 3 kg 的重物 2. 勿暴力揉搓乳房；每月乳房自查一次；按时复诊

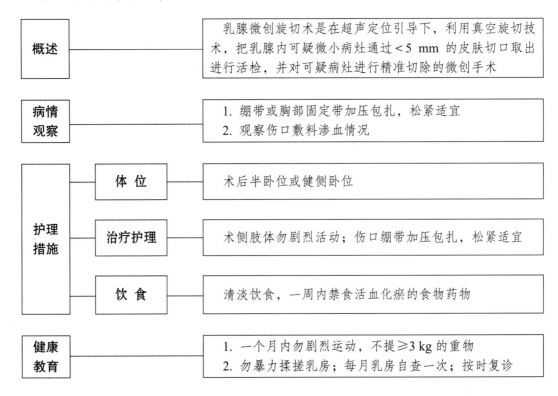

第七节　胃肠外科护理常规

一、胃肠外科护理常规

术前护理	执行外科手术术前一般护理常规
	呼吸道准备：戒烟、控制呼吸道感染、训练呼吸、指导咳嗽
	协助做好各种常规检查
	心理护理、床上练习使用便器
	术前备皮、术中用物及用药准备

术后护理	执行外科手术术后一般护理常规
	1. 与麻醉师或手术室护士交接 2. 安置卧位，吸氧 3. 严密观察生命体征及出入量，并记录 4. 正确连接各种引流管，观察引流液色、质、量及伤口敷料 5. 合理使用药物，观察用药效果及副作用
	呼吸道护理、腹腔引流管护理
	基础护理、疼痛护理、心理护理；根据病情进行饮食指导
	术后早期活动，踝泵运动及早期下床活动，预防下肢深静脉血栓

二、胃肠外科专病护理

（一）胃 癌

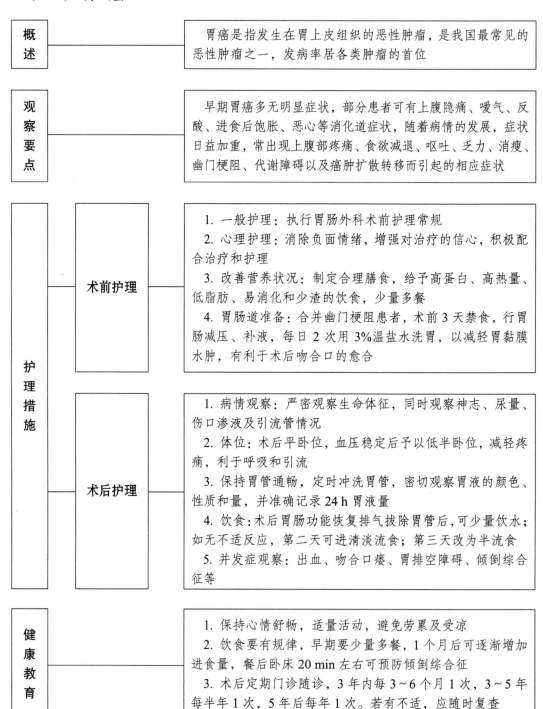

概述	胃癌是指发生在胃上皮组织的恶性肿瘤，是我国最常见的恶性肿瘤之一，发病率居各类肿瘤的首位
观察要点	早期胃癌多无明显症状，部分患者可有上腹隐痛、嗳气、反酸、进食后饱胀、恶心等消化道症状，随着病情的发展，症状日益加重，常出现上腹部疼痛、食欲减退、呕吐、乏力、消瘦、幽门梗阻、代谢障碍以及癌肿扩散转移而引起的相应症状

护理措施

术前护理
1. 一般护理：执行胃肠外科术前护理常规
2. 心理护理：消除负面情绪，增强对治疗的信心，积极配合治疗和护理
3. 改善营养状况：制定合理膳食，给予高蛋白、高热量、低脂肪、易消化和少渣的饮食，少量多餐
4. 胃肠道准备：合并幽门梗阻患者，术前3天禁食，行胃肠减压、补液，每日2次用3%温盐水洗胃，以减轻胃黏膜水肿，有利于术后吻合口的愈合

术后护理
1. 病情观察：严密观察生命体征，同时观察神志、尿量、伤口渗液及引流管情况
2. 体位：术后平卧位，血压稳定后予以低半卧位，减轻疼痛，利于呼吸和引流
3. 保持胃管通畅，定时冲洗胃管，密切观察胃液的颜色、性质和量，并准确记录24 h胃液量
4. 饮食：术后胃肠功能恢复排气拔除胃管后，可少量饮水；如无不适反应，第二天可进清淡流食；第三天改为半流食
5. 并发症观察：出血、吻合口瘘、胃排空障碍、倾倒综合征等

健康教育
1. 保持心情舒畅，适量活动，避免劳累及受凉
2. 饮食要有规律，早期要少量多餐，1个月后可逐渐增加进食量，餐后卧床20 min左右可预防倾倒综合征
3. 术后定期门诊随诊，3年内每3～6个月1次，3～5年每半年1次，5年后每年1次。若有不适，应随时复查

（二）阑尾炎

概述	阑尾炎（appendicitis）是指发生在阑尾的炎症反应，分为急性阑尾炎和慢性阑尾炎。急性阑尾炎是常见的外科急腹症之一，以青壮年多见，男性发病率高于女性

观察要点	1. 阑尾炎常见的症状有转移性右下腹痛 2. 早期患者可出现厌食、恶心、呕吐，部分患者还可能发生腹泻或便秘 3. 全身表现：多数患者早期仅有乏力、低热，炎症加重时可出现全身中毒症状 4. 常见的体征：右下腹压痛、腹膜刺激征、右下腹包块等

护理措施	术前护理	1. 心理护理：建立良好护患沟通，做好解释安慰工作，减轻患者紧张焦虑情绪 2. 病情观察：严密观察生命体征，加强巡视，观察其腹部症状和体征 3. 避免增加肠内压力：禁食、禁服泻药及灌肠 4. 缓解疼痛：取舒适体位，如半卧位，明确诊断者可遵医嘱给予镇痛或镇静、解痉药
	术后护理	1. 病情观察：监测生命体征，加强巡视 2. 饮食：肠蠕动恢复后可进流食，逐渐过渡到普食 3. 体位与活动：全麻术后平卧位，清醒后可半卧位，减少腹壁张力，鼓励患者早期床上翻身、活动，待麻醉反应消失后即下床活动 4. 并发症：切口感染、粘连性肠梗阻、出血等

健康教育	1. 保持良好的饮食、卫生及生活习惯，避免暴饮暴食，餐后不做剧烈运动 2. 及时治疗胃肠道炎症或其他疾病，预防慢性阑尾炎的急性发作 3. 术后避免体力劳动，以防形成切口疝 4. 发生腹痛、腹胀等不适应及时就诊

（三）腹股沟疝

概述	腹股沟疝是指发生在腹股沟区域的腹外疝，男性多见，男女发病率之比约为 15：1，右侧较左侧多见

观察要点	1. 当久站、咳嗽、用力时疝块会突出，平卧后可向腹腔回纳而消失，为可复性疝 2. 如疝块不能完全回纳，并伴胀痛等症状，为难复性疝 3. 当腹压骤增，疝块突然增大，平卧或用手推送不能使疝块回纳，伴腹部绞痛、恶心、呕吐、停止排气排便、腹胀等症状，为嵌顿性疝 4. 疝一旦嵌顿，自行回纳的机会较少，不及时处理将发展为绞窄性疝

护理措施	术前护理	1. 指导并采取措施帮助消除致腹内压升高的因素，避免剧烈运动或增加腹压的活动 2. 密切观察患者病情，做好心理护理 3. 完善术前准备
	术后护理	1. 密切观察患者的生命体征及伤口敷料情况 2. 术后当日平卧位，膝下垫一软枕，减少腹腔压力，减轻疼痛 3. 预防血肿和阴囊水肿，可用丁字带托起阴囊 4. 术中操作未触及肠管者，当日开始进流食，逐渐过渡到普食 5. 保持排便通畅，便秘时，不要骤然用力，应协助使用润肠剂或缓泻剂

健康教育	1. 出院后近期内预防感冒、咳嗽及便秘； 2. 逐步增加活动量，3 个月内避免从事重体力劳动 3. 定期随访，若复发，应及早治疗

（四）大肠癌

概述	大肠癌是结肠癌及直肠癌的总称，为常见的消化道恶性肿瘤之一

观察要点	1. 早期多无特异性表现或症状，易被忽视，进展后表现为便意频繁，排便习惯改变，便前肛门下坠感、里急后重、排便不尽感；晚期有下腹痛 2. 癌肿侵犯致肠管狭窄，初时大便变形、变细；随着癌肿增大出现不完全肠梗阻征象；癌肿表面破溃继发感染时，大便表面带血及黏液，甚至脓血便，晚期出现全身转移表现

护理措施	术前护理	1. 一般护理：执行胃肠外科术前护理常规 2. 营养支持：术前补充高蛋白、高热量、高维生素、易于消化、营养丰富的少渣饮食 3. 肠道准备：术前 3 日进少渣半流质饮食，术前 1 日行肠道清洁，进行肠造口定位 4. 肠造口定位：腹直肌内，避开瘢痕、皮肤凹陷、褶皱、皮肤慢性病变、系腰带及骨隆突处等 5. 心理护理：加强健康指导，减轻患者心理负担，配合治疗
	术后护理	1. 严密观察病情变化，监测生命体征 2. 定时观察引流液的颜色、性质及量，妥善固定，保持引流管通畅 3. 造口护理：做好造口评估，预防并发症 4. 并发症的护理：出血、吻合口瘘、伤口感染

健康教育	1. 根据患者情况调节饮食，鼓励规律生活，适当参加体育锻炼 2. 锻炼每日定时排便，逐渐养成有规律的排便习惯 3. 患者要自我监测，发现造口周围皮肤有红肿、破溃及人工肛门狭窄或排便困难时应及时就诊 4. 每 3~6 个月定期门诊复诊，行化学治疗、放射治疗者，定期检查血常规，出现异常时应及时就诊

（五）切口疝

概述	切口疝（incisional hernia）是指腹腔内器官或组织自腹壁手术切口突出的疝，其发生率约占腹外疝的第三位

观察要点	1. 腹壁切口处出现肿块，通常在站立或用力时更为明显，平卧休息时缩小或消失 2. 较大的切口疝有腹部牵拉感，伴食欲减退、恶心、便秘、腹部隐痛等表现

护理措施	术前护理	1. 消除导致腹内压升高的因素 2. 密切观察患者病情，警惕嵌顿疝的发生 3. 疝块较大者应减少活动，多卧床休息
	术后护理	1. 密切观察患者的生命体征及伤口敷料情况 2. 术后即可床上活动，第一日可下地活动 3. 当日开始进流食，逐渐过渡到普食，如涉及肠管，应在恢复肠蠕动后进食 4. 防止腹内压增高

健康教育	1. 近期内预防感冒、咳嗽及便秘 2. 适当休息，逐渐增加活动量，3个月内避免从事重体力劳动 3. 积极预防和治疗腹内压升高的因素，多吃蔬菜、水果，保持大便通畅 4. 适当锻炼身体，加强肌肉功能，预防复发

（六）肠梗阻

概述	肠内容物由于各种原因不能正常运行，顺利通过肠道，即形成肠梗阻

观察要点	1. 症状：腹痛、呕吐、腹胀、肛门停止排气排便 2. 肠梗阻早期无明显变化，晚期或绞窄性肠梗阻可出现唇干舌燥、眼窝凹陷、皮肤弹性消失、尿少或无尿等明显体征，还可出现脉搏细速、血压下降、面色苍白、四肢发冷等全身中毒和休克征象

护理措施	术前护理	1. 缓解疼痛与腹胀：胃肠减压、安置半卧位、应用解痉药 2. 维持体液与营养平衡：补充液体，禁食患者给予肠外营养支持 3. 呕吐护理：及时清理口腔呕吐物，观察颜色、性质与量 4. 病情观察：监测生命体征以及腹痛、腹胀和呕吐等变化
	术后护理	1. 体位：全麻术后未清醒时取去枕平卧位，头偏向于一侧；清醒且血压平稳后取半卧位 2. 饮食：术后暂禁食，静脉补液。待肠蠕动恢复、肛门排气后可进少量流质，无特殊情况可逐步过渡至半流质 3. 鼓励患者术后早期活动，以促进机体和胃肠道功能的恢复 4. 腹腔内感染及肠瘘：妥善固定各导管，观察并记录引流液的颜色、性质及量；密切观察生命体征，若术后 3~5 日出现体温升高、切口红肿，应怀疑是切口感染；若出现腹膜炎的表现，引流液带粪臭味，应警惕腹腔内感染及肠瘘的可能，遵医嘱进行积极的全身营养支持和抗感染治疗

健康教育	1. 调整饮食：少食辛辣刺激性食物，宜进高蛋白、高维生素、易消化吸收的食物。避免暴饮暴食，饭后忌剧烈运动 2. 保持排便通畅：便秘者应采用调整饮食、腹部按摩等方法保持大便通畅，无效者可适当给予缓泻剂，避免用力排便 3. 自我监测：教会患者监测病情，出现腹胀、腹痛、呕吐、停止排便等不适，及时就诊

（七）成人肠造口

概述	肠造口是指出于治疗目的将一段肠管拉出腹壁外所做的人工回/结肠开口，粪便由此排出体外

评估及护理	评估	1. 评估： （1）活力：颜色呈鲜红色，表面光滑湿润，术后水肿1周左右消退 （2）高度：高出皮肤1～2 cm （3）形状与大小：圆形或椭圆形 2. 根据患者造口情况，合理使用造口用品 3. 乙状结肠造口和降结肠造口患者可每日或隔日进行结肠造口灌洗
	并发症护理	1. 造口出血：少量用棉球和纱布稍加压迫，较多时可用1‰肾上腺素浸湿的纱布压迫或用云南白药粉外敷，大量出血需缝扎止血 2. 造口缺血坏死：解除压迫因素，暗红色或紫色提示肠黏膜缺血，局部或全部肠管变黑提示肠管缺血坏死，报告医师处理 3. 造口狭窄：出现腹胀、腹痛、恶心、呕吐，停止排气、排便等肠梗阻症状，应在造口处拆线愈合后定期进行扩张 4. 造口回缩：轻度回缩使用凸面底盘造口袋，严重者需手术重建造口 5. 造口脱垂：轻度脱垂无须处理，中度可手法复位并用腹带加压，重症者手术处理 6. 皮肤黏膜分离：分离浅可用水胶体保护，分离深者用藻酸盐类敷料填塞 7. 粪水性皮炎：指导患者使用造口护理用品 8. 造口旁疝：避免腹压增高，佩戴特制疝气带，严重者行修补手术

健康教育	1. 无特殊饮食禁忌，回肠造口和造口狭窄者避免进食易成团食物，可适当控制易产气、异味、辛辣、生冷等食物 2. 宜穿着较宽松衣服，系腰带时应避开造口的位置 3. 手术切口愈合、体力恢复后可沐浴和游泳 4. 旅游出行前应备足造口护理用品并随身携带 5. 3～6个月门诊定期复诊，异常情况及时就诊

（八）肠内营养

概述	肠内营养是在患者饮食不能获取或摄入不足的情况下，通过肠内途径补充或提供维持人体必需的营养素

适应证	1. 吞咽和咀嚼困难，如食道癌 2. 意识障碍或昏迷，无进食能力者 3. 消化道疾病稳定期，如消化道瘘、短肠综合征 4. 慢性消耗性疾病，如结核、肿瘤 5. 高分解代谢状态 6. 肠梗阻、活动性消化道出血、严重肠道感染、腹泻及休克均是肠内营养的禁忌证，吸收不良者应慎用

操作要点	1. 评估患者合作程度及喂养管路通畅情况 2. 应现配现用，配置过程中应避免污染 3. 喂养过程中应每 4～6 h 评估一次患者肠内营养耐受性情况 4. 做好喂养管路维护

并发症护理	1. 胃潴留：胃残留量＞500 ml，宜结合患者主诉和体征考虑暂停喂养 2. 腹泻：观察患者腹泻频次，排便的色、质、量，及时与医生沟通 3. 恶心呕吐：查找原因，降低输注速度，取右侧卧位 4. 堵管：用 20～30 ml 温开水通过抽吸和脉冲式推注的方式冲洗喂养管 5. 误吸：暂停喂养，鼓励患者咳嗽，协助取半卧位

（九）成人鼻肠管

概述	1. 鼻肠管是一种由鼻腔插入，经咽部、食管、胃置入十二指肠或空肠，用于肠内营养输注的管道 2. 常使用的鼻肠管有螺旋型鼻肠管、三腔喂养管和液囊空肠导管
适应证	1. 存在吞咽困难、胃食管反流或胃瘫等高误吸风险的患者 2. 无法耐受经胃管喂养的患者
维护	1. 定期检查鼻肠管是否通畅，如有堵塞及时处理 2. 保持鼻肠管周围皮肤清洁，避免感染 3. 鼻肠管固定牢固，防止滑脱 4. 鼻肠管使用过程中，注意观察患者的反应，如有不适及时处理
观察	1. 生命体征：如心率、血压等 2. 置管部位：有无红肿、疼痛、渗液等 3. 饮食情况：有无恶心、呕吐、腹胀等 4. 心理状态：有无焦虑、抑郁等情绪变化 5. 排便情况：有无便秘、腹泻等 6. 活动情况：有无活动受限、疼痛等
并发症处理	1. 皮肤、黏膜损伤：用生理盐水清洁，遵医嘱给予外用药物 2. 堵管：两个端口分别连接 10 ml 空注射器和抽有 10 ml 生理盐水的注射器，通过旋转三通阀门反复向外抽吸，遵医嘱使用药物疏通，禁止直接插入导丝疏通导管 3. 移位或脱出：怀疑导管移位时，应暂停喂养，通过 X 光片确认导管头端位置，确认导管移位后，应及时调整或更换导管

第八节　泌尿外科护理常规

一、泌尿外科一般护理

术前护理	执行泌尿外科术前一般护理常规
	1. 呼吸道准备：戒烟、控制呼吸道感染、训练呼吸、指导咳嗽 2. 胃肠道准备：术前禁食8 h、禁饮4 h
	协助做好各种常规检查、心理护理、床上练习使用便器
	术前备皮、术中用物及用药准备

术后护理	执行泌尿外科术后一般护理常规
	1. 与麻醉师或手术室护士交接 2. 安置去枕平卧位 3. 吸氧、安装心电监护 4. 严密观察生命体征，并记录 5. 正确固定各种引流管、尿管，观察引流液及尿液的颜色、性质、量及伤口敷料有无渗血、渗液 6. 观察术后肢体感知觉恢复情况及四肢活动度 7. 合理使用药物，观察用药效果及副作用 8. 观察小便排泄有无异常
	基础护理、疼痛护理、心理护理
	留置尿管护理，遵医嘱实施专科护理：膀胱功能训练、膀胱冲洗
	根据病情进行饮食指导
	术后早期活动，踝泵运动及早期下床活动，预防下肢深静脉血栓

二、泌尿外科专病护理

（一）良性前列腺增生

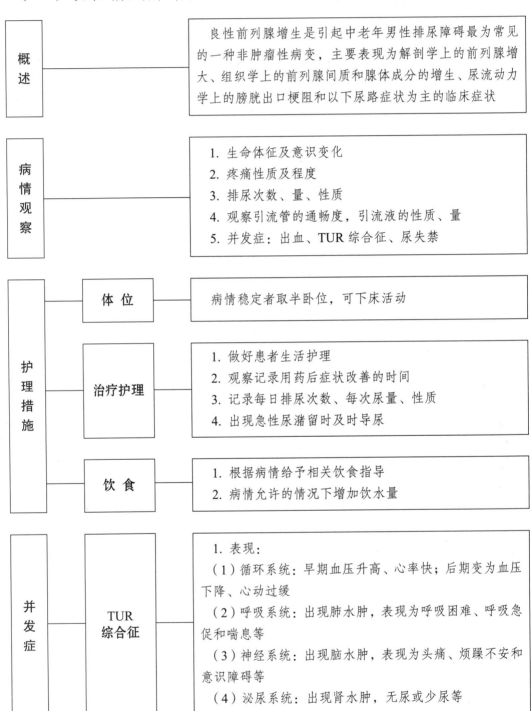

概述		良性前列腺增生是引起中老年男性排尿障碍最为常见的一种非肿瘤性病变，主要表现为解剖学上的前列腺增大、组织学上的前列腺间质和腺体成分的增生、尿流动力学上的膀胱出口梗阻和以下尿路症状为主的临床症状
病情观察		1. 生命体征及意识变化 2. 疼痛性质及程度 3. 排尿次数、量、性质 4. 观察引流管的通畅度，引流液的性质、量 5. 并发症：出血、TUR 综合征、尿失禁
护理措施	体 位	病情稳定者取半卧位，可下床活动
	治疗护理	1. 做好患者生活护理 2. 观察记录用药后症状改善的时间 3. 记录每日排尿次数、每次尿量、性质 4. 出现急性尿潴留时及时导尿
	饮 食	1. 根据病情给予相关饮食指导 2. 病情允许的情况下增加饮水量
并发症	TUR综合征	1. 表现： （1）循环系统：早期血压升高、心率快；后期变为血压下降、心动过缓 （2）呼吸系统：出现肺水肿，表现为呼吸困难、呼吸急促和喘息等 （3）神经系统：出现脑水肿，表现为头痛、烦躁不安和意识障碍等 （4）泌尿系统：出现肾水肿，无尿或少尿等

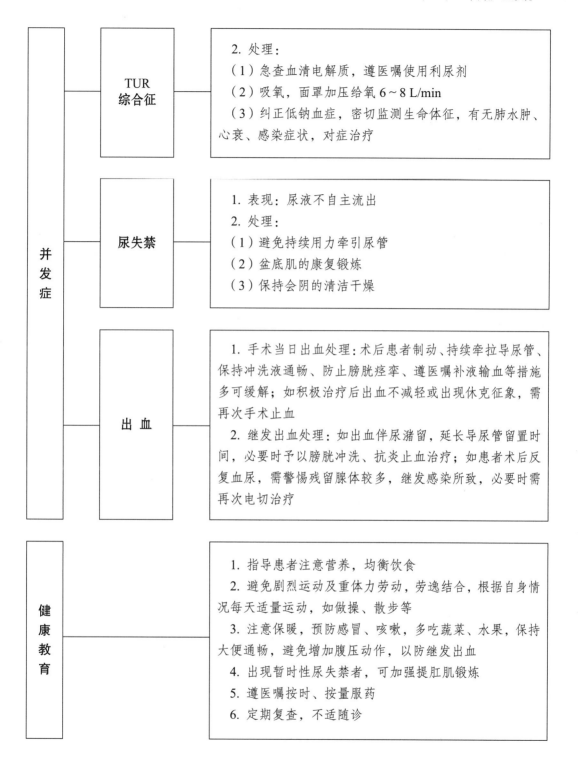

并发症

TUR综合征

2. 处理：
（1）急查血清电解质，遵医嘱使用利尿剂
（2）吸氧，面罩加压给氧 6～8 L/min
（3）纠正低钠血症，密切监测生命体征，有无肺水肿、心衰、感染症状，对症治疗

尿失禁

1. 表现：尿液不自主流出
2. 处理：
（1）避免持续用力牵引尿管
（2）盆底肌的康复锻炼
（3）保持会阴的清洁干燥

出血

1. 手术当日出血处理：术后患者制动、持续牵拉导尿管、保持冲洗液通畅、防止膀胱痉挛、遵医嘱补液输血等措施多可缓解；如积极治疗后出血不减轻或出现休克征象，需再次手术止血

2. 继发出血处理：如出血伴尿潴留，延长导尿管留置时间，必要时予以膀胱冲洗、抗炎止血治疗；如患者术后反复血尿，需警惕残留腺体较多，继发感染所致，必要时需再次电切治疗

健康教育

1. 指导患者注意营养，均衡饮食
2. 避免剧烈运动及重体力劳动，劳逸结合，根据自身情况每天适量运动，如做操、散步等
3. 注意保暖，预防感冒、咳嗽，多吃蔬菜、水果，保持大便通畅，避免增加腹压动作，以防继发出血
4. 出现暂时性尿失禁者，可加强提肛肌锻炼
5. 遵医嘱按时、按量服药
6. 定期复查，不适随诊

（二）输尿管结石

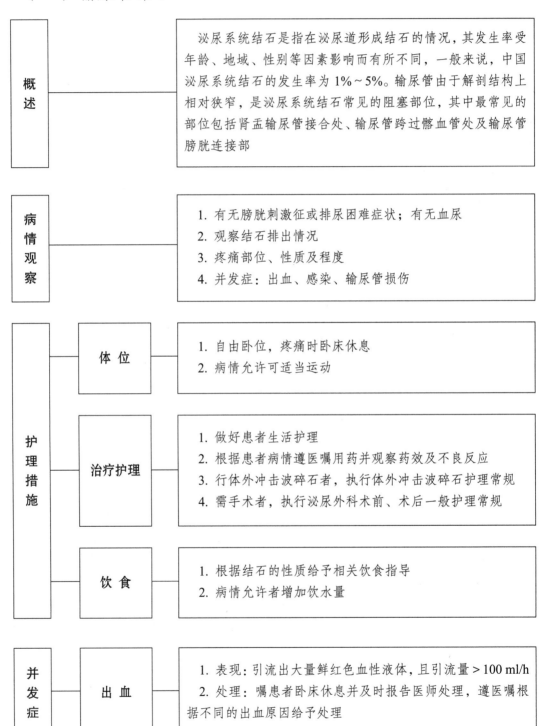

| 概述 | | 泌尿系统结石是指在泌尿道形成结石的情况，其发生率受年龄、地域、性别等因素影响而有所不同，一般来说，中国泌尿系统结石的发生率为 1%～5%。输尿管由于解剖结构上相对狭窄，是泌尿系统结石常见的阻塞部位，其中最常见的部位包括肾盂输尿管接合处、输尿管跨过髂血管处及输尿管膀胱连接部 |

| 病情观察 | | 1. 有无膀胱刺激征或排尿困难症状；有无血尿
2. 观察结石排出情况
3. 疼痛部位、性质及程度
4. 并发症：出血、感染、输尿管损伤 |

护理措施	体位	1. 自由卧位，疼痛时卧床休息 2. 病情允许可适当运动
	治疗护理	1. 做好患者生活护理 2. 根据患者病情遵医嘱用药并观察药效及不良反应 3. 行体外冲击波碎石者，执行体外冲击波碎石护理常规 4. 需手术者，执行泌尿外科术前、术后一般护理常规
	饮食	1. 根据结石的性质给予相关饮食指导 2. 病情允许者增加饮水量

| 并发症 | 出血 | 1. 表现：引流出大量鲜红色血性液体，且引流量 >100 ml/h
2. 处理：嘱患者卧床休息并及时报告医师处理，遵医嘱根据不同的出血原因给予处理 |

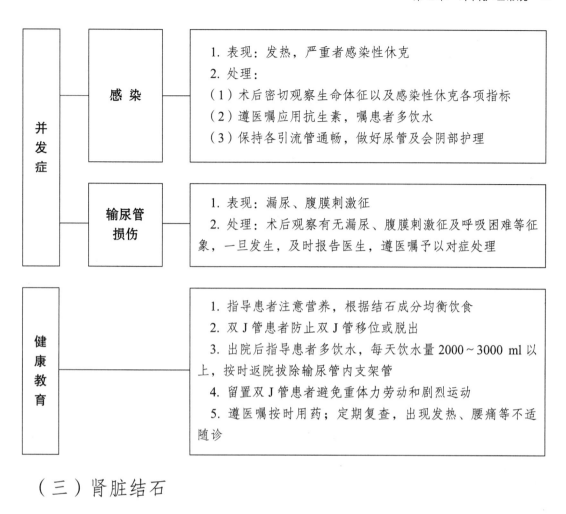

		1. 表现：发热，严重者感染性休克 2. 处理： （1）术后密切观察生命体征以及感染性休克各项指标 （2）遵医嘱应用抗生素，嘱患者多饮水 （3）保持各引流管通畅，做好尿管及会阴部护理
并发症	感 染	
	输尿管损伤	1. 表现：漏尿、腹膜刺激征 2. 处理：术后观察有无漏尿、腹膜刺激征及呼吸困难等征象，一旦发生，及时报告医生，遵医嘱予以对症处理
健康教育		1. 指导患者注意营养，根据结石成分均衡饮食 2. 双J管患者防止双J管移位或脱出 3. 出院后指导患者多饮水，每天饮水量2000～3000 ml以上，按时返院拔除输尿管内支架管 4. 留置双J管患者避免重体力劳动和剧烈运动 5. 遵医嘱按时用药；定期复查，出现发热、腰痛等不适随诊

（三）肾脏结石

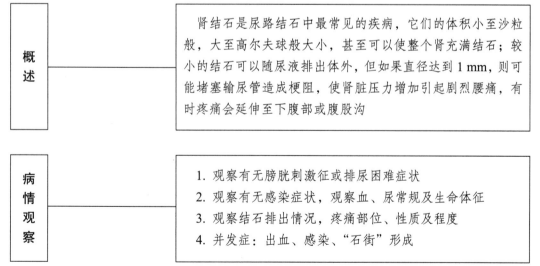

概述	肾结石是尿路结石中最常见的疾病，它们的体积小至沙粒般，大至高尔夫球般大小，甚至可以使整个肾充满结石；较小的结石可以随尿液排出体外，但如果直径达到1 mm，则可能堵塞输尿管造成梗阻，使肾脏压力增加引起剧烈腰痛，有时疼痛会延伸至下腹部或腹股沟
病情观察	1. 观察有无膀胱刺激征或排尿困难症状 2. 观察有无感染症状，观察血、尿常规及生命体征 3. 观察结石排出情况，疼痛部位、性质及程度 4. 并发症：出血、感染、"石街"形成

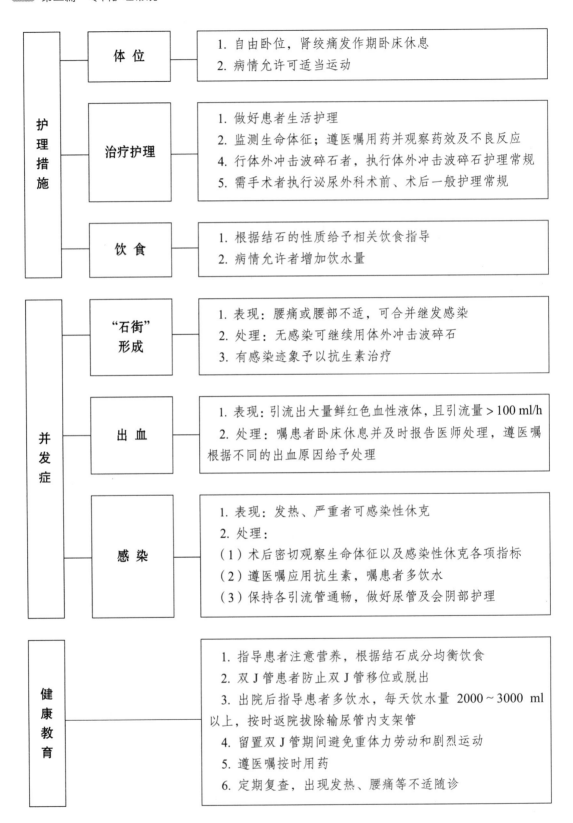

护理措施	体 位	1. 自由卧位，肾绞痛发作期卧床休息
		2. 病情允许可适当运动
	治疗护理	1. 做好患者生活护理
		2. 监测生命体征；遵医嘱用药并观察药效及不良反应
		4. 行体外冲击波碎石者，执行体外冲击波碎石护理常规
		5. 需手术者执行泌尿外科术前、术后一般护理常规
	饮 食	1. 根据结石的性质给予相关饮食指导
		2. 病情允许者增加饮水量
并发症	"石街"形成	1. 表现：腰痛或腰部不适，可合并继发感染
		2. 处理：无感染可继续用体外冲击波碎石
		3. 有感染迹象予以抗生素治疗
	出 血	1. 表现：引流出大量鲜红色血性液体，且引流量＞100 ml/h
		2. 处理：嘱患者卧床休息并及时报告医师处理，遵医嘱根据不同的出血原因给予处理
	感 染	1. 表现：发热、严重者可感染性休克
		2. 处理：
		（1）术后密切观察生命体征以及感染性休克各项指标
		（2）遵医嘱应用抗生素，嘱患者多饮水
		（3）保持各引流管通畅，做好尿管及会阴部护理
健康教育		1. 指导患者注意营养，根据结石成分均衡饮食
		2. 双J管患者防止双J管移位或脱出
		3. 出院后指导患者多饮水，每天饮水量 2000～3000 ml 以上，按时返院拔除输尿管内支架管
		4. 留置双J管期间避免重体力劳动和剧烈运动
		5. 遵医嘱按时用药
		6. 定期复查，出现发热、腰痛等不适随诊

（四）膀胱肿瘤

概述	膀胱肿瘤是泌尿外科临床上最常见的肿瘤，男性膀胱癌的发病率几乎是女性的 3 倍。在我国，男性膀胱癌发病率居全身恶性肿瘤的第七位，女性居于第十位后，可发生在任何年龄，但主要发病年龄是在中年以后，是一种直接威胁患者生命的疾病

病情观察	1. 观察有无血尿，血尿为间歇性还是持续性 2. 有无膀胱刺激征或排尿异常 3. 疼痛部位、性质及程度 4. 并发症：尿瘘、尿失禁、代谢异常

护理措施	体位	自由卧位，病情严重者卧床休息
	治疗护理	1. 做好患者生活护理及心理护理 2. 观察记录用药后症状改善的时间 3. 记录患者每日排尿次数、尿量、性质和血尿的程度 4. 出现急性尿潴留时及时导尿 5. 需手术者执行泌尿外科术前、术后一般护理常规 6. 需放化疗患者执行放化疗护理常规
	饮食	1. 根据病情给予相关饮食指导 2. 必要时给予静脉营养支持

并发症	尿瘘	1. 表现：引流量明显增多，而尿管引流量明显减少 2. 处理：指导患者养成定时排尿、及时排尿习惯，避免长时间憋尿，以预防膀胱自发破裂；若发生尿瘘，应加强引流，换用非负压持续引流管，保持引流通畅

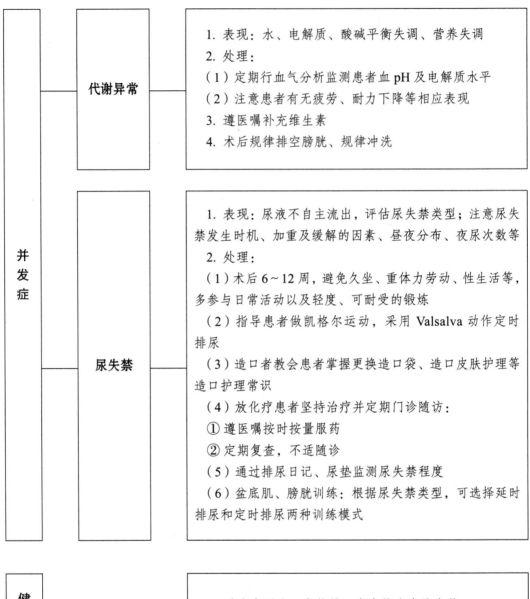

并发症	代谢异常	1. 表现：水、电解质、酸碱平衡失调、营养失调 2. 处理： （1）定期行血气分析监测患者血 pH 及电解质水平 （2）注意患者有无疲劳、耐力下降等相应表现 3. 遵医嘱补充维生素 4. 术后规律排空膀胱、规律冲洗
	尿失禁	1. 表现：尿液不自主流出，评估尿失禁类型；注意尿失禁发生时机、加重及缓解的因素、昼夜分布、夜尿次数等 2. 处理： （1）术后 6～12 周，避免久坐、重体力劳动、性生活等，多参与日常活动以及轻度、可耐受的锻炼 （2）指导患者做凯格尔运动，采用 Valsalva 动作定时排尿 （3）造口者教会患者掌握更换造口袋、造口皮肤护理等造口护理常识 （4）放化疗患者坚持治疗并定期门诊随访： ① 遵医嘱按时按量服药 ② 定期复查，不适随诊 （5）通过排尿日记、尿垫监测尿失禁程度 （6）盆底肌、膀胱训练：根据尿失禁类型，可选择延时排尿和定时排尿两种训练模式
健康教育		1. 进食高蛋白、高热量、富含维生素的食物 2. 根据体力，适当参加体育锻炼 3. 戒烟、戒酒，定期复查与随访

（五）前列腺癌

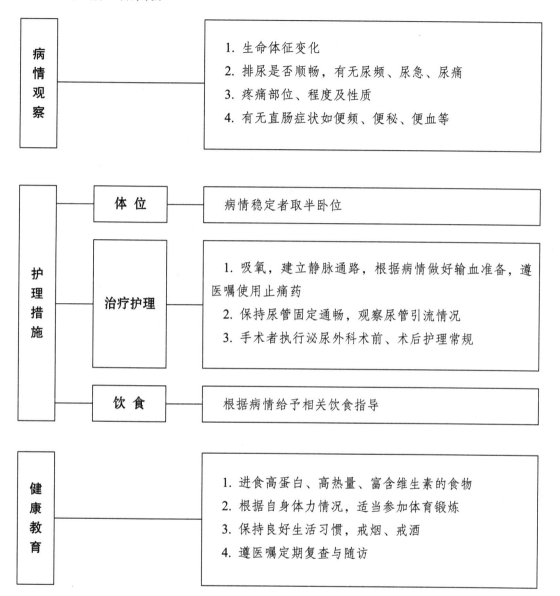

| 病情观察 | 1. 生命体征变化
2. 排尿是否顺畅，有无尿频、尿急、尿痛
3. 疼痛部位、程度及性质
4. 有无直肠症状如便频、便秘、便血等 |

护理措施	体 位	病情稳定者取半卧位
	治疗护理	1. 吸氧，建立静脉通路，根据病情做好输血准备，遵医嘱使用止痛药 2. 保持尿管固定通畅，观察尿管引流情况 3. 手术者执行泌尿外科术前、术后护理常规
	饮 食	根据病情给予相关饮食指导

| 健康教育 | 1. 进食高蛋白、高热量、富含维生素的食物
2. 根据自身体力情况，适当参加体育锻炼
3. 保持良好生活习惯，戒烟、戒酒
4. 遵医嘱定期复查与随访 |

（六）睾丸鞘膜积液

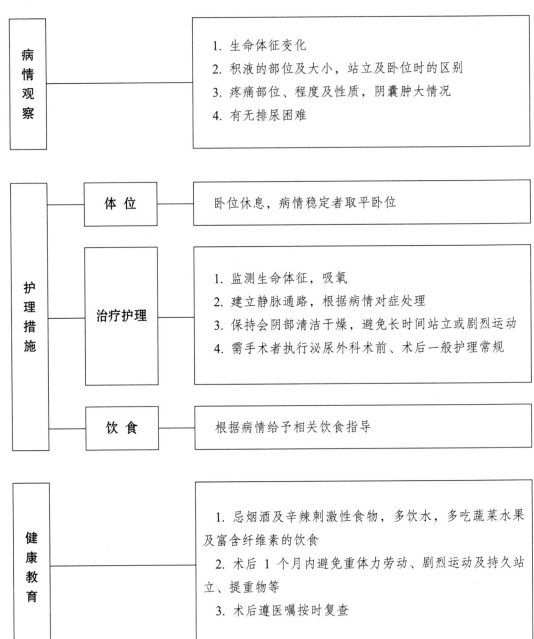

| 病情观察 | | 1. 生命体征变化
 2. 积液的部位及大小，站立及卧位时的区别
 3. 疼痛部位、程度及性质，阴囊肿大情况
 4. 有无排尿困难 |

护理措施	体 位	卧位休息，病情稳定者取平卧位
	治疗护理	1. 监测生命体征，吸氧 2. 建立静脉通路，根据病情对症处理 3. 保持会阴部清洁干燥，避免长时间站立或剧烈运动 4. 需手术者执行泌尿外科术前、术后一般护理常规
	饮 食	根据病情给予相关饮食指导

| 健康教育 | | 1. 忌烟酒及辛辣刺激性食物，多饮水，多吃蔬菜水果及富含纤维素的饮食
 2. 术后 1 个月内避免重体力劳动、剧烈运动及持久站立、提重物等
 3. 术后遵医嘱按时复查 |

（七）精索静脉曲张

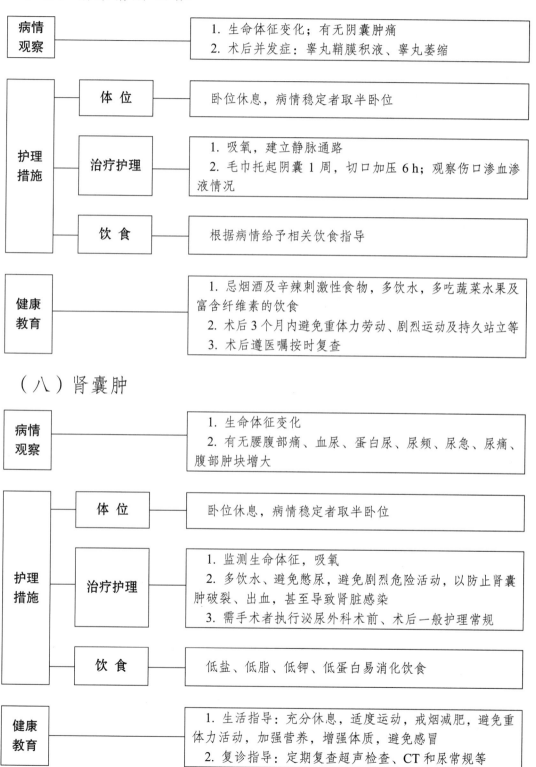

病情观察		1. 生命体征变化；有无阴囊肿痛 2. 术后并发症：睾丸鞘膜积液、睾丸萎缩
护理措施	体 位	卧位休息，病情稳定者取半卧位
	治疗护理	1. 吸氧，建立静脉通路 2. 毛巾托起阴囊 1 周，切口加压 6 h；观察伤口渗血渗液情况
	饮 食	根据病情给予相关饮食指导
健康教育		1. 忌烟酒及辛辣刺激性食物，多饮水，多吃蔬菜水果及富含纤维素的饮食 2. 术后 3 个月内避免重体力劳动、剧烈运动及持久站立等 3. 术后遵医嘱按时复查

（八）肾囊肿

病情观察		1. 生命体征变化 2. 有无腰腹部痛、血尿、蛋白尿、尿频、尿急、尿痛、腹部肿块增大
护理措施	体 位	卧位休息，病情稳定者取半卧位
	治疗护理	1. 监测生命体征，吸氧 2. 多饮水、避免憋尿，避免剧烈危险活动，以防止肾囊肿破裂、出血，甚至导致肾脏感染 3. 需手术者执行泌尿外科术前、术后一般护理常规
	饮 食	低盐、低脂、低钾、低蛋白易消化饮食
健康教育		1. 生活指导：充分休息，适度运动，戒烟减肥，避免重体力活动，加强营养，增强体质，避免感冒 2. 复诊指导：定期复查超声检查、CT 和尿常规等

（九）皮质醇增多症

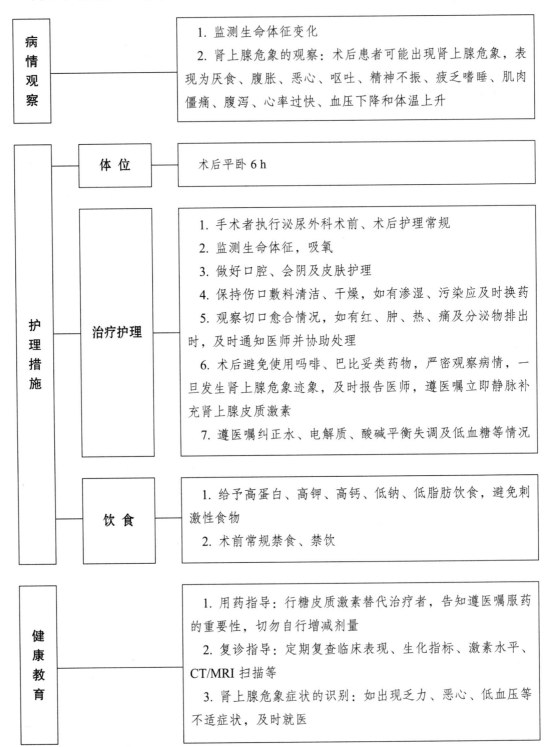

病情观察		1. 监测生命体征变化 2. 肾上腺危象的观察：术后患者可能出现肾上腺危象，表现为厌食、腹胀、恶心、呕吐、精神不振、疲乏嗜睡、肌肉僵痛、腹泻、心率过快、血压下降和体温上升
护理措施	**体 位**	术后平卧 6 h
	治疗护理	1. 手术者执行泌尿外科术前、术后护理常规 2. 监测生命体征，吸氧 3. 做好口腔、会阴及皮肤护理 4. 保持伤口敷料清洁、干燥，如有渗湿、污染应及时换药 5. 观察切口愈合情况，如有红、肿、热、痛及分泌物排出时，及时通知医师并协助处理 6. 术后避免使用吗啡、巴比妥类药物，严密观察病情，一旦发生肾上腺危象迹象，及时报告医师，遵医嘱立即静脉补充肾上腺皮质激素 7. 遵医嘱纠正水、电解质、酸碱平衡失调及低血糖等情况
	饮 食	1. 给予高蛋白、高钾、高钙、低钠、低脂肪饮食，避免刺激性食物 2. 术前常规禁食、禁饮
健康教育		1. 用药指导：行糖皮质激素替代治疗者，告知遵医嘱服药的重要性，切勿自行增减剂量 2. 复诊指导：定期复查临床表现、生化指标、激素水平、CT/MRI 扫描等 3. 肾上腺危象症状的识别：如出现乏力、恶心、低血压等不适症状，及时就医

（十）原发性醛固酮增多症

病情观察		1. 监测生命体征变化 2. 低钾血症观察：患者有无肌无力，甚至周期性瘫痪等低钾血症相关症状 3. 观察患者有无出现烦渴、多饮、多尿、夜尿增多等症状
护理措施	体位	麻醉术后护理常规体位
	治疗护理	1. 需手术者执行泌尿外科术前、术后一般护理常规 2. 遵医嘱记录 24 h 出入水量 3. 遵医嘱补充液体，纠正水、电解质及酸碱平衡失调 4. 保持伤口敷料清洁、干燥，如有渗湿、污染应及时换药 5. 观察切口愈合情况，如有红、肿、热、痛及分泌物排出时，及时通知医师并协助处理 6. 预防受伤：低钾性软瘫以及降压治疗期间可引起直立性低血压，应做好活动指导，加强防护，避免长时间站立；改变体位宜缓慢；避免用过热水洗澡；上厕所或外出时有人陪伴
	饮食	1. 给予高钾、低钠、低脂肪饮食 2. 术前常规禁食、禁饮
健康教育		1. 用药指导：行肾上腺全切除或次全切除患者需终身激素替代治疗，告知服药的重要性，切勿自行增减剂量；若术后血压未降至正常水平，遵医嘱服用降压药 2. 复诊指导：定期复查血压、肝肾功能、血浆肾素活性水平和血、尿醛固酮；根据情况进行腹部超声和CT检查，以判断疾病的治疗效果及康复情况

（十一）肾　癌

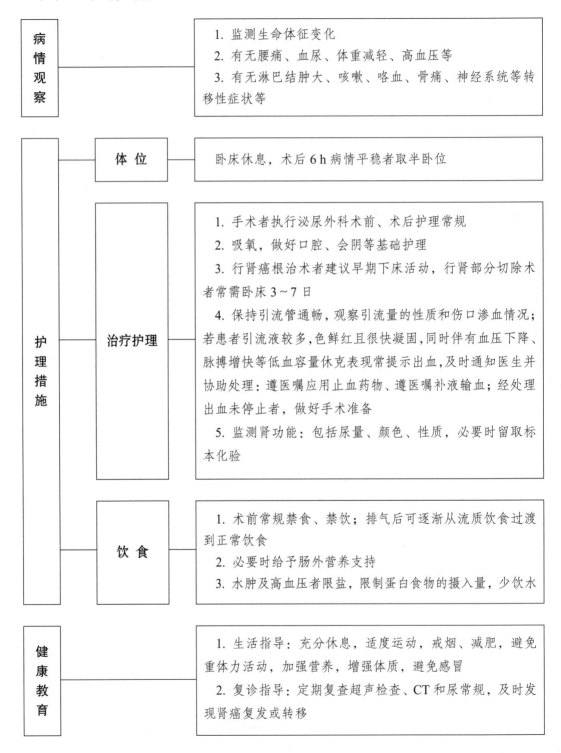

病情观察		1. 监测生命体征变化 2. 有无腰痛、血尿、体重减轻、高血压等 3. 有无淋巴结肿大、咳嗽、咯血、骨痛、神经系统等转移性症状等
护理措施	体　位	卧床休息，术后6 h病情平稳者取半卧位
	治疗护理	1. 手术者执行泌尿外科术前、术后护理常规 2. 吸氧，做好口腔、会阴等基础护理 3. 行肾癌根治术者建议早期下床活动，行肾部分切除术者常需卧床3～7日 4. 保持引流管通畅，观察引流量的性质和伤口渗血情况；若患者引流液较多，色鲜红且很快凝固，同时伴有血压下降、脉搏增快等低血容量休克表现常提示出血，及时通知医生并协助处理：遵医嘱应用止血药物、遵医嘱补液输血；经处理出血未停止者，做好手术准备 5. 监测肾功能：包括尿量、颜色、性质，必要时留取标本化验
	饮　食	1. 术前常规禁食、禁饮；排气后可逐渐从流质饮食过渡到正常饮食 2. 必要时给予肠外营养支持 3. 水肿及高血压者限盐，限制蛋白食物的摄入量，少饮水
健康教育		1. 生活指导：充分休息，适度运动，戒烟、减肥，避免重体力活动，加强营养，增强体质，避免感冒 2. 复诊指导：定期复查超声检查、CT和尿常规，及时发现肾癌复发或转移

第九节　神经外科护理常规

一、神经外科一般护理

术前护理	执行神经外科术前护理常规
	评估神志、瞳孔、生命体征、疾病症状及体征、全身情况（女性关注月经）等
	协助做好各种常规检查，床上练习使用便器
	心理护理：予以安慰、解释，消除恐慌，使其积极配合治疗
	术前禁食、禁饮，备皮，术中用物及用药准备，术后接待准备

术后护理	执行神经外科术后护理常规 1. 与麻醉师或手术室护士交接 2. 监测观察神志、瞳孔、生命体征及肢体活动等变化，保持呼吸道通畅 3. 安置体位： （1）麻醉清醒后血压平稳者，床头抬高 15°～30° （2）昏迷患者取侧卧位 （3）桥小脑角肿瘤手术后，应防止脑干突然移位，24 h 内平卧或健侧卧位 4. 导管护理： （1）妥善固定，保持通畅，观察引流液的量及性质，有异常告知医生 （2）脑室外引流护理：脑室引流管开口高于侧脑室平面 10～15 cm，以维持正常颅内压；每日引流量以不超过 500 ml 为宜；正常脑脊液无色透明、无沉淀，术后 1～2 日为血性后逐渐转橙色；严格无菌，防止感染；保持引流通畅；持续引流时间一般不超过 7～10 天，拔管前先夹闭引流管，观察 24～48 h，密切观察患者有无头痛、呕吐等颅内压增高的症状；拔管后，加压包扎伤口，观察伤口有无渗血和脑脊液漏出 （3）蛛网膜下隙引流者，按蛛网膜下隙引流护理常规护理 5. 合理使用药物，观察用药效果及副作用
	根据病情进行饮食指导
	基础护理、疼痛护理、心理护理
	安全护理：躁动者签署保护性约束知情同意书后予以适当约束，防止跌伤、拔管等意外
	昏迷护理：执行昏迷护理常规

二、神经外科专病护理

（一）蛛网膜下腔出血

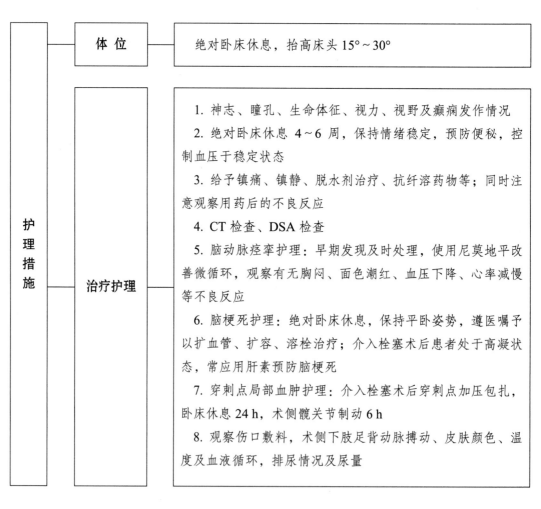

病情观察	1. 神志、瞳孔、生命体征、视力、视野
	2. 头痛的性质及程度，颅内压增高症状
	3. 有无神经功能障碍症状及癫痫发作情况
	4. 有无诱发出血相关因素
	5. 头部 CT 是首选检查，DSA（数字减影血管造影术）是检查病因的必要手段

护理措施	体位	绝对卧床休息，抬高床头 15°～30°
	治疗护理	1. 神志、瞳孔、生命体征、视力、视野及癫痫发作情况
		2. 绝对卧床休息 4～6 周，保持情绪稳定，预防便秘，控制血压于稳定状态
		3. 给予镇痛、镇静、脱水剂治疗、抗纤溶药物等；同时注意观察用药后的不良反应
		4. CT 检查、DSA 检查
		5. 脑动脉痉挛护理：早期发现及时处理，使用尼莫地平改善微循环，观察有无胸闷、面色潮红、血压下降、心率减慢等不良反应
		6. 脑梗死护理：绝对卧床休息，保持平卧姿势，遵医嘱予以扩血管、扩容、溶栓治疗；介入栓塞术后患者处于高凝状态，常应用肝素预防脑梗死
		7. 穿刺点局部血肿护理：介入栓塞术后穿刺点加压包扎，卧床休息 24 h，术侧髋关节制动 6 h
		8. 观察伤口敷料，术侧下肢足背动脉搏动、皮肤颜色、温度及血液循环，排尿情况及尿量

| 护理措施 | 饮食 | 1. 清醒者予以高蛋白、高纤维、高热量、易消化饮食；昏迷者予以鼻饲饮食

2. 介入术后多饮水，进食低盐、低脂、易消化的食物，保持大便通畅，促进造影剂排出 |

| 健康教育 | 1. 多进食粗纤维食物，防止便秘
2. 绝对卧床休息，避免各种不良刺激，注意保暖
3. 有高血压者按时服降压药，维持血压稳定
4. 遵医嘱服抗癫痫药
5. 加强肢体、语言功能训练及皮肤护理
6. 定期门诊随访 |

（二）脑震荡

| 病情观察 | 1. 动态观察神志、瞳孔变化
2. 有无精神症状 |

| 护理措施 | 治疗护理 | 1. 精神症状、意识等
2. 卧床1~2天，尽量减少外界刺激
3. 遵医嘱适当使用镇静、镇痛药物 |
| | 饮食 | 普食 |

| 健康教育 | 1. 保证充足的睡眠，避免过度用脑
2. 无须特殊治疗，休息5~7天
3. 适当增加体育锻炼，以舒缓运动为宜，避免劳累 |

（三）头部损伤

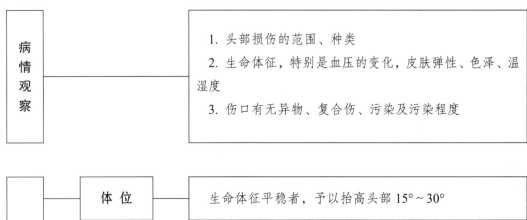

| 病情观察 | 1. 头部损伤的范围、种类
2. 生命体征，特别是血压的变化，皮肤弹性、色泽、温湿度
3. 伤口有无异物、复合伤、污染及污染程度 |

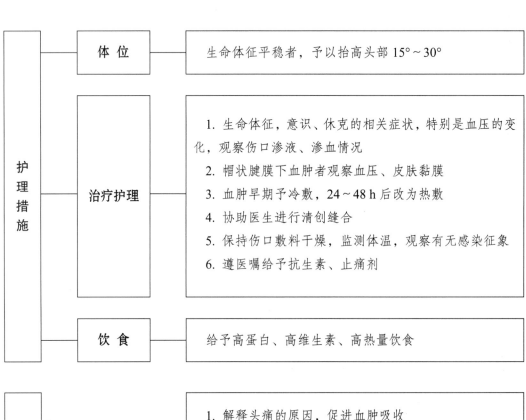

护理措施	体位	生命体征平稳者，予以抬高头部 15°～30°
	治疗护理	1. 生命体征，意识、休克的相关症状，特别是血压的变化，观察伤口渗液、渗血情况 2. 帽状腱膜下血肿者观察血压、皮肤黏膜 3. 血肿早期予冷敷，24～48 h 后改为热敷 4. 协助医生进行清创缝合 5. 保持伤口敷料干燥，监测体温，观察有无感染征象 6. 遵医嘱给予抗生素、止痛剂
	饮食	给予高蛋白、高维生素、高热量饮食

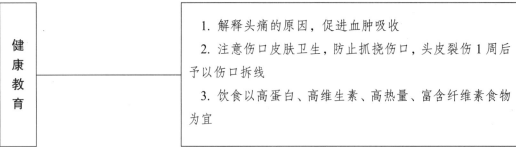

| 健康教育 | 1. 解释头痛的原因，促进血肿吸收
2. 注意伤口皮肤卫生，防止抓挠伤口，头皮裂伤 1 周后予以伤口拆线
3. 饮食以高蛋白、高维生素、高热量、富含纤维素食物为宜 |

（四）脑血管意外

病情观察	1. 头痛部位、性质及程度，颅内压增高症状 2. 有无神经功能障碍症状及癫痫发作情况 3. 有无诱发出血的相关因素 4. DSA 检查术后相关并发症

护理措施	体位	1. 绝对卧床休息，颅内压增高患者，呕吐时将头偏向一侧 2. 动脉瘤破裂出血造成肢体偏瘫患者，尽量避免患侧卧位，并注意肢体摆放于功能位 3. 麻醉清醒后抬高床头 15°～30°
	治疗护理	1. 神志、瞳孔、生命体征、肢体活动及癫痫 2. 防再出血：绝对卧床休息，保持情绪稳定，预防便秘，控制血压于稳定状态 3. 肺部感染：清除气道分泌物，保持通畅 4. 手术者执行神经外科术前、术后护理常规 5. 头痛者遵医嘱用止痛药、脱水剂、激素治疗、行腰椎穿刺术等 6. 消化道出血：根据出血量调整饮食，必要时禁食并遵医嘱用抑酸、止血药等 7. 高热护理 8. 癫痫护理：遵医嘱应用抗癫痫药，保持呼吸道通畅，防止舌咬伤等意外发生 9. 脑脊液漏护理： （1）四禁：禁止做耳道填塞、禁止冲洗、禁止药液滴入、禁止做腰穿 （2）三不：不擤鼻涕、不打喷嚏、不剧烈咳嗽 （3）二要：床头要抬高 15°～30°或患侧卧位，要保持鼻腔或外耳道清洁 （4）一抗：配合抗生素治疗，预防感染 （5）绝对卧床至脑脊液耳漏停止后 3～5 天 10. 进行溶栓、抗凝治疗时观察有无出血倾向

护理措施	**饮食**	术后全麻清醒后给予温水，逐渐过渡到高热量、高蛋白、流质或半流质饮食；昏迷者予以鼻饲饮食

健康教育	1. 多食粗纤维食物，防止便秘 2. 绝对卧床，避免各种不良刺激，注意保暖 3. 有高血压者按时服用降压药，维持血压稳定 4. 遵医嘱服抗癫痫药，定期门诊随访 5. 颅脑术后去骨瓣者，注意保护骨窗 6. 加强肢体、语言功能训练及皮肤护理 7. 预防脑脊液漏：预防感冒，不可用力咳嗽、擤鼻涕、挖鼻；站立或坐位有液体流出或咽部有咸水感，应平卧或抬高床头 $15°\sim30°$

（五）头部包块

病情观察	1. 包块大小、活动度、质地、局部压痛等 2. 注意肿块与全身症状的关系

护理措施	**体位**	生命体征平稳者，予以抬高头部 $30°$
	治疗护理	1. 手术者行神经外科术前、术后护理常规 2. 观察伤口敷料渗血、渗液 3. 遵医嘱用药
	饮食	给予高蛋白质、高热量、高维生素饮食

健康教育	1. 高蛋白质、高热量、高维生素饮食 2. 注意伤口皮肤卫生，避免抓挠伤口 3. 定期随访

（六）动脉瘤

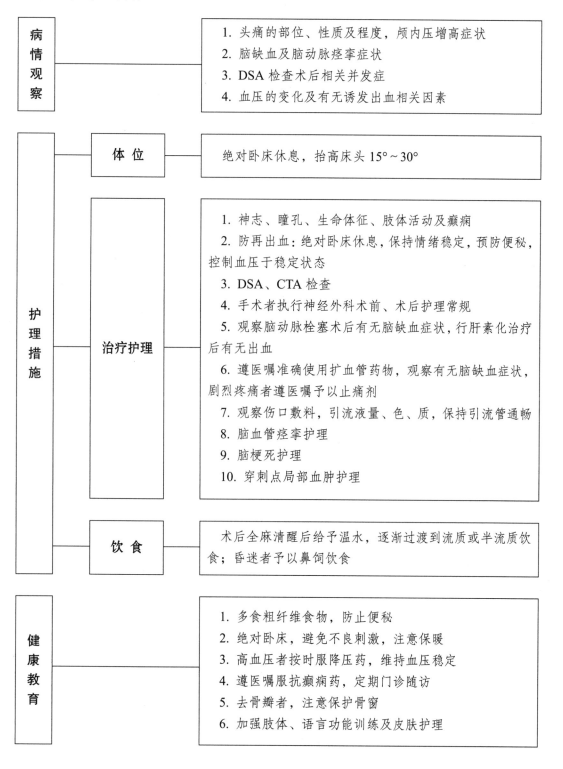

病情观察		1. 头痛的部位、性质及程度，颅内压增高症状 2. 脑缺血及脑动脉痉挛症状 3. DSA 检查术后相关并发症 4. 血压的变化及有无诱发出血相关因素
护理措施	体位	绝对卧床休息，抬高床头 15°～30°
	治疗护理	1. 神志、瞳孔、生命体征、肢体活动及癫痫 2. 防再出血：绝对卧床休息，保持情绪稳定，预防便秘，控制血压于稳定状态 3. DSA、CTA 检查 4. 手术者执行神经外科术前、术后护理常规 5. 观察脑动脉栓塞术后有无脑缺血症状，行肝素化治疗后有无出血 6. 遵医嘱准确使用扩血管药物，观察有无脑缺血症状，剧烈疼痛者遵医嘱予以止痛剂 7. 观察伤口敷料，引流液量、色、质，保持引流管通畅 8. 脑血管痉挛护理 9. 脑梗死护理 10. 穿刺点局部血肿护理
	饮食	术后全麻清醒后给予温水，逐渐过渡到流质或半流质饮食；昏迷者予以鼻饲饮食
健康教育		1. 多食粗纤维食物，防止便秘 2. 绝对卧床，避免不良刺激，注意保暖 3. 高血压者按时服降压药，维持血压稳定 4. 遵医嘱服抗癫痫药，定期门诊随访 5. 去骨瓣者，注意保护骨窗 6. 加强肢体、语言功能训练及皮肤护理

（七）中重型颅脑损伤

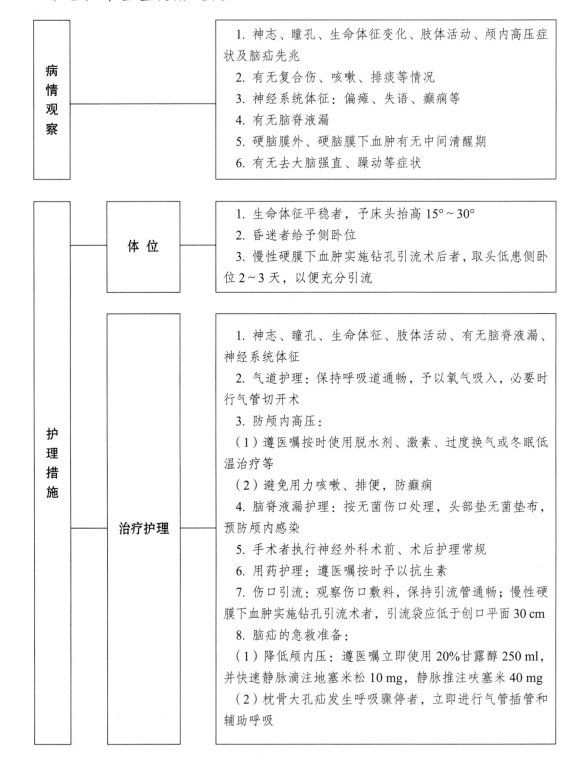

病情观察		1. 神志、瞳孔、生命体征变化、肢体活动、颅内高压症状及脑疝先兆 2. 有无复合伤、咳嗽、排痰等情况 3. 神经系统体征：偏瘫、失语、癫痫等 4. 有无脑脊液漏 5. 硬脑膜外、硬脑膜下血肿有无中间清醒期 6. 有无去大脑强直、躁动等症状
护理措施	**体 位**	1. 生命体征平稳者，予床头抬高 15°～30° 2. 昏迷者给予侧卧位 3. 慢性硬膜下血肿实施钻孔引流术后者，取头低患侧卧位 2～3 天，以便充分引流
	治疗护理	1. 神志、瞳孔、生命体征、肢体活动、有无脑脊液漏、神经系统体征 2. 气道护理：保持呼吸道通畅，予以氧气吸入，必要时行气管切开术 3. 防颅内高压： （1）遵医嘱按时使用脱水剂、激素、过度换气或冬眠低温治疗等 （2）避免用力咳嗽、排便，防癫痫 4. 脑脊液漏护理：按无菌伤口处理，头部垫无菌垫布，预防颅内感染 5. 手术者执行神经外科术前、术后护理常规 6. 用药护理：遵医嘱按时予以抗生素 7. 伤口引流：观察伤口敷料，保持引流管通畅；慢性硬膜下血肿实施钻孔引流术者，引流袋应低于创口平面 30 cm 8. 脑疝的急救准备： （1）降低颅内压：遵医嘱立即使用 20%甘露醇 250 ml，并快速静脉滴注地塞米松 10 mg，静脉推注呋塞米 40 mg （2）枕骨大孔疝发生呼吸骤停者，立即进行气管插管和辅助呼吸

护理措施	饮食	1. 给予高蛋白、高维生素、高热量和易消化饮食；有吞咽困难、呛咳、昏迷者予以鼻饲饮食 2. 术后第 1 天可进食流质饮食，并逐渐过渡到普食
健康教育		1. 预防脑脊液漏 2. 躁动者加强防护 3. 拆线一周后可洗头洗澡，避免伤口抓伤导致感染 4. 给予高蛋白、高维生素、低脂肪、易消化饮食，保持良好的生活习惯，戒烟酒 5. 长期卧床者加强皮肤护理，预防压力性损伤 6. 肢体功能障碍者及早进行功能锻炼，必要时行辅助治疗，如针灸治疗；语言功能障碍者进行日常口语、手势等训练；认知障碍者给予个性化训练；加强生活自理能力的训练 7. 遵医嘱口服抗癫痫药物 8. 颅骨缺损者外出时戴帽保护骨窗，出院后 3～6 个月来院行颅脑缺损修补 9. 门诊定期复查

（八）颅脑肿瘤

病情观察		1. 神志、瞳孔、生命体征、肢体活动、颅内高压症状，有无癫痫发作 2. 眩晕、耳鸣、听力、视力、视野、眼球运动功能 3. 有无内分泌功能障碍症状、下丘脑损害的表现，有无精神异常、神经功能受损情况及小脑共济失调症状 4. 尿崩症，水、电解质失调的症状和体征 5. 有无鼻出血，脑脊液耳漏、鼻漏，嗅觉障碍 6. 小脑、延髓肿瘤，注意呼吸频率和节律的变化

	体 位	生命体征平稳者，予以抬高头部 15°～30°
护理措施	**治疗护理**	1. 意识、瞳孔、生命体征、肢体活动及颅内高压症状、骨窗压力、有无癫痫发作等 2. 保持呼吸道通畅，予以氧气吸入 3. 手术者行神经外科术前、术后护理常规 4. 肺部感染：定时翻身拍背，及时清除分泌物，加强气道管理 5. 口腔炎：饮食温度 37～38℃，餐后漱口 6. 观察伤口渗血、渗液，引流液的量、色、质，保持引流通畅 7. 遵医嘱准确使用脱水剂、抗癫痫、扩血管、止血等药物，并注意观察用药后的反应 8. 尿崩症：注意尿液的色、质、量、尿比重、每小时尿量及 24 h 尿量；监测电解质，准确记录出入量 9. 脑脊液漏：切口漏、鼻漏、耳漏，以切口漏最为多见 （1）切口漏：观察伤口敷料，保持清洁、干燥，绝对卧床，降颅压，局部加压包扎，必要时进行腰大池引流 （2）鼻漏：多发生于术后 3～7 天，禁止冲洗、填塞鼻腔，避免屏气、咳嗽、擤鼻涕等，绝对卧床休息，去枕平卧 2 周 （3）耳漏：床头抬高30°，患侧卧位，避免用力咳嗽、打喷嚏、排便等，禁止挖耳或堵塞 10. 垂体功能低下：常发生于术后 3～5 天；可出现嗜睡、头晕、恶心、呕吐、血压下降等症状 11. 中枢性高热：监测体温，及时物理降温 12. 视力、视野障碍：与术前对比，查找视力障碍加重原因，予以对症治疗；有复视、视力减退、听力下降、小脑共济失调者，避免单独外出，防止跌倒 13. 颅内出血：出血 10 ml 以上易引起脑疝 14. 暴露性角膜炎：给予眼药水滴眼或涂眼膏保护，无菌纱布覆盖 15. 营养性疱疹：遵医嘱涂抹红霉素眼膏，防止继发感染

护理措施	饮食	1. 予以高蛋白、高热量、高维生素饮食；昏迷、吞咽困难者，予以鼻饲饮食 2. 手术当天禁食；术后1天起评估病情，给予流质或半流质饮食，逐渐过渡至普食 3. 垂体瘤及颅咽管瘤者禁忌高糖饮食
健康教育		1. 按时服用抗癫痫药物，监测肝功能和血药浓度 2. 术后1周不宜洗头，可用温水毛巾擦拭，去骨瓣者做好骨窗防护措施 3. 多食高蛋白、高维生素、低脂、粗纤维素食物，忌易产气食物，垂体瘤及颅咽管瘤者忌高糖饮食；饮食温度宜温热偏凉，每次餐后漱口，防止口腔感染；有吞咽困难者及时进行吞咽功能康复训练，并评估有无误吸发生 4. 预防脑脊液漏（参见"脑血管意外护理常规"） 5. 眼睑闭合不全者按时滴眼药水或涂红霉素眼膏，用无菌纱布覆盖 6. 遵医嘱服用激素、抗凝等药物，监测尿量，定时复查电解质、尿常规，半月后门诊复查，戒烟酒，定期监测垂体全套（垂体瘤、颅咽管瘤） 7. 根据病理结果，遵医嘱进行放化疗，放化疗一般在术后1个月左右，定时监测血常规；肿瘤不全切者，一般在术后1个月进行放疗，监测血常规、肝功能 8. 听力丧失患者可考虑使用助听器；偏瘫、失语者进行个体化的功能锻炼；面瘫者建议术后2周开始进行面肌功能训练，促进神经功能恢复 9. 步态不稳者需有人陪护，防止意外发生 10. 加强皮肤护理，注意休息 11. 定期门诊随访

（九）三叉神经痛

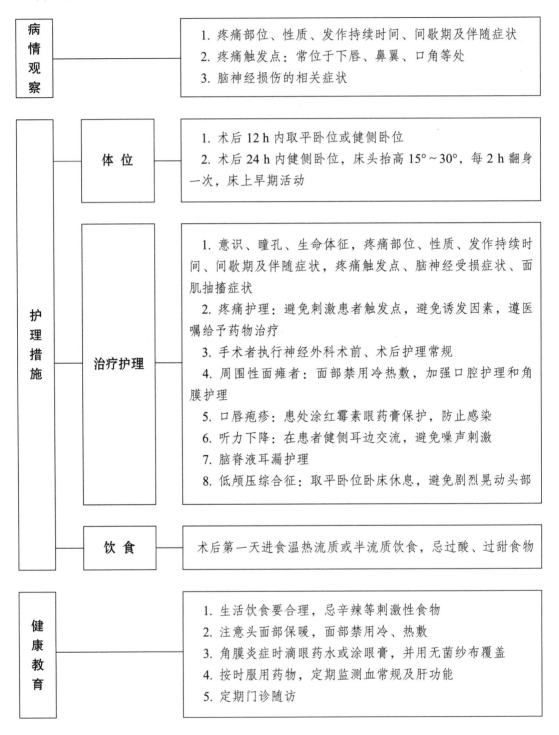

病情观察	1. 疼痛部位、性质、发作持续时间、间歇期及伴随症状 2. 疼痛触发点：常位于下唇、鼻翼、口角等处 3. 脑神经损伤的相关症状

护理措施

体位	1. 术后 12 h 内取平卧位或健侧卧位 2. 术后 24 h 内健侧卧位，床头抬高 15°～30°，每 2 h 翻身一次，床上早期活动
治疗护理	1. 意识、瞳孔、生命体征，疼痛部位、性质、发作持续时间、间歇期及伴随症状，疼痛触发点、脑神经受损症状、面肌抽搐症状 2. 疼痛护理：避免刺激患者触发点，避免诱发因素，遵医嘱给予药物治疗 3. 手术者执行神经外科术前、术后护理常规 4. 周围性面瘫者：面部禁用冷热敷，加强口腔护理和角膜护理 5. 口唇疱疹：患处涂红霉素眼药膏保护，防止感染 6. 听力下降：在患者健侧耳边交流，避免噪声刺激 7. 脑脊液耳漏护理 8. 低颅压综合征：取平卧位卧床休息，避免剧烈晃动头部
饮食	术后第一天进食温热流质或半流质饮食，忌过酸、过甜食物

健康教育	1. 生活饮食要合理，忌辛辣等刺激性食物 2. 注意头面部保暖，面部禁用冷、热敷 3. 角膜炎症时滴眼药水或涂眼膏，并用无菌纱布覆盖 4. 按时服用药物，定期监测血常规及肝功能 5. 定期门诊随访

（十）认知障碍患者激越行为非药物管理

评估		1. 在入院时进行评估，判定有无激越行为 2. 观察患者或询问照护者，采用"激越行为评估表"，评估和记录激越行为类型和表现 3. 激越行为者，宜至少每2周评估一次并记录 4. "激越行为评估表"中第1、2项≥3分者，应报告医生，并每天评估并记录 5. "激越行为评估表"中的项目≥3分者，宜进一步评估和记录激越行为的原因和诱发因素
护理措施	躯体攻击行为	1. 发生时： （1）立即将患者与激惹他/她的环境或人分开 （2）应确保患者安全，管理好周围的贵重物品、易碎物品及锐利物品 （3）应与患者保持安全距离，做好自身防范 （4）应保持冷静，不应对抗或表现出愤怒 （5）可尝试由信任的人给予安抚 2. 预防： （1）应每天监测和记录躯体攻击行为的类别，评估诱发因素 （2）应在可视范围内接近患者，避免从患者身体背后突然触碰 （3）宜在每个动作前告知患者下一步做什么
	躯体非攻击行为	1. 徘徊/游荡： （1）应确认活动空间防滑、无障碍、光线充足，有患者安全设施 （2）应在床头设置防走失和防跌倒的标识 （3）应在患者身上携带紧急联系人电话 （4）宜每天陪伴患者散步、做喜欢的活动，不宜限制和使用身体约束 2. 藏/储藏物品： （1）保管好危险物品及患者认为重要的物品 （2）不应责怪、说服患者 （3）观察藏东西的地点，引导患者自己找到 （4）宜在患者不在场时清理储藏物品，对不会带来异味或风险的物品，可提供储藏空间

护理措施	躯体非攻击行为	3. 重复动作： （1）不会危及患者自身及周围人时，宜有意忽略，不应阻止或限制 （2）可在柜子、箱子、抽屉里摆放不同颜色、性状和质地的物品，让患者翻弄；引导患者做折叠衣服、擦桌子等需要重复动作的事
	语言攻击行为	1. 有明确指向对象时，应立即将其与患者分开，保持安静，不应争辩 2. 无明确指向对象且不会危及与周围人的关系时，宜有意忽略 3. 由幻觉、妄想引发者，应认可患者的感受，移除引发因素，可转换话题、引导做感兴趣的事来转移注意力
	语言非攻击行为	1. 反复问或说同一件事： （1）应耐心解答，可尝试用小卡片或小白板写上答案 （2）不应责怪、说服、表现出厌烦 （3）可转移注意力，把话题转移到感兴趣的其他事情上 2. 持续要求帮助或引人注意： （1）应主动表达关心，多陪伴 （2）不应责怪、说服、表现出厌烦
健康教育		1. 应采取措施去除诱发因素 2. 对躯体不适症状引发的激越行为，应与医生协商对症处理躯体问题 3. 宜保持住所稳定，居室内家具简洁、摆放固定，放置熟悉的个人物品、醒目的时间和定向标识 4. 对于长期卧床者，可提供贴近患者原有生活习惯及兴趣爱好的感官刺激 5. 可根据患者的兴趣爱好和尚存能力，安排和引导患者进行愉悦性活动，每次活动宜 30~60 min，活动中应给予引导和鼓励，及时调整难度 6. 与患者沟通时，应放慢语速，采用简单、直接的语言，一次只说一件事或只问一个问题，给出反应时间，沟通过程中出现过激情绪时，应立即停止

请阅读以下《激越行为评估表》，在相应的数字上圈出最近 2 周各项行为的发生情况。1：从未出现；2：≤1 次/周；3：1～6 次/周；4：每天发生；5：每小时发生。如每组行为类型中有多项行为表现发生，则把出现的次数加起来。例如，每周有 3 天打人，4 天破坏物品，则 3+4=7 天（圈"4"）。

激越行为评估表

行为类型	行为表现	评 分
1. 躯体攻击行为	打人、踢人、推人、咬人、用指甲抓人/自己；攻击性呕吐；扔东西、撕东西、破坏物品；伤害自己；不恰当的性行为	1 2 3 4 5
2. 语言攻击行为	诅咒、骂人；语言恐吓或威胁；说与性有关的脏话；尖叫	1 2 3 4 5
3. 徘徊/游荡	无目的地持续来回走动；无目的地走出房间或大门，进入他人房间、办公室等	1 2 3 4 5
4. 藏/储藏物品	将物品放在隐蔽的地方；收集无明显用途的物品	1 2 3 4 5
5. 重复动作	重复拍打、敲击、摇晃、拨弄、捻弄、揉搓、穿脱鞋子；在身体上/物体上找东西；在空中、地板上找想象的东西	1 2 3 4 5
6. 不恰当地处理物品	拿不属于自己的东西；在抽屉里翻寻；移动家具；玩弄食物；涂抹粪便	1 2 3 4 5
7. 不恰当地穿脱衣服	穿衣不当，如把裤子套在头上；在公共场合/不适宜的地方脱衣服	1 2 3 4 5
8. 反复问或说同一件事	反复问同一个问题；反复说同一件事	1 2 3 4 5
9. 持续要求帮助或引人注意	言语或非语言的唠叨、抱怨、请求、命令	1 2 3 4 5
10. 发出奇怪的声音	无原因地大声哭、呜咽、怪笑，磨牙	1 2 3 4 5

三、神经外科操作技术

（一）脑血管造影术

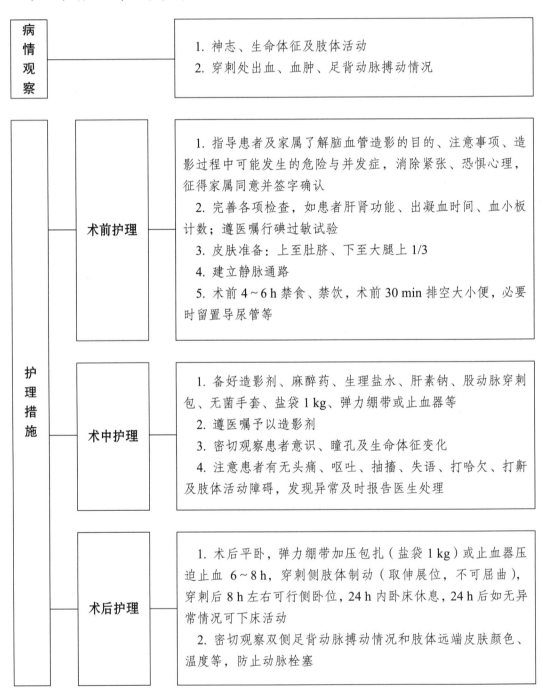

| 病情观察 | 1. 神志、生命体征及肢体活动
2. 穿刺处出血、血肿、足背动脉搏动情况 |

护理措施	术前护理	1. 指导患者及家属了解脑血管造影的目的、注意事项、造影过程中可能发生的危险与并发症，消除紧张、恐惧心理，征得家属同意并签字确认 　2. 完善各项检查，如患者肝肾功能、出凝血时间、血小板计数；遵医嘱行碘过敏试验 　3. 皮肤准备：上至肚脐、下至大腿上 1/3 　4. 建立静脉通路 　5. 术前 4~6 h 禁食、禁饮，术前 30 min 排空大小便，必要时留置导尿管等
	术中护理	1. 备好造影剂、麻醉药、生理盐水、肝素钠、股动脉穿刺包、无菌手套、盐袋 1 kg、弹力绷带或止血器等 　2. 遵医嘱予以造影剂 　3. 密切观察患者意识、瞳孔及生命体征变化 　4. 注意患者有无头痛、呕吐、抽搐、失语、打哈欠、打鼾及肢体活动障碍，发现异常及时报告医生处理
	术后护理	1. 术后平卧，弹力绷带加压包扎（盐袋 1 kg）或止血器压迫止血 6~8 h，穿刺侧肢体制动（取伸展位，不可屈曲），穿刺后 8 h 左右可行侧卧位，24 h 内卧床休息，24 h 后如无异常情况可下床活动 　2. 密切观察双侧足背动脉搏动情况和肢体远端皮肤颜色、温度等，防止动脉栓塞

护理措施	术后护理	3. 观察局部有无渗血、血肿，指导患者咳嗽或呕吐时按压穿刺部位，避免因腹压增高而导致伤口出血 4. 患者若无恶心、呕吐等症状，指导进食高热量、高维生素、清淡易消化流质、半流质 5. 指导患者多饮水，无特殊禁忌者，每日饮水量 1500 ml 以上，以促进造影剂的排泄 6. 并发症预防： （1）穿刺点皮下血肿护理：动态观察患者穿刺部位有无出血或青紫、肿胀等情况，检查和调整包扎处的松紧度，避免因包扎过紧导致患者疼痛，同时防止因包扎过松影响止血效果；术前凝血功能异常，出血风险较高者适当延长按压止血时间；已发生血肿者适当延长压迫时间，并抬高患肢 （2）脑血管痉挛护理：术后注意患者有无因导管的刺激导致脑血管痉挛，若已经出现脑血管痉挛，遵医嘱行尼莫地平注射液治疗 （3）下肢深静脉血栓：术后指导患者术侧下肢进行踝泵运动（踝关节屈伸运动及环转运动）、肌肉按摩等，改善下肢血液循环 （4）碘造影剂迟发性过敏反应：对于碘过敏试验显示有过敏反应者，予以抗敏治疗直至其症状缓解，术前应给予脱敏治疗；在做造影期间若发现患者存在造影剂过敏，立即停止造影；术后嘱患者尽可能多饮水，促进造影剂顺利、及时排出，有效避免各种造影剂导致的相关并发症
健康教育		1. 指导患者制动期间咳嗽、移动身体时按压穿刺部位；术后 24 h 后逐渐增加活动量 2. 穿刺处 1 周内避免揉搓、挤压，避免做上、下楼梯等腹压增加的动作

（二）蛛网膜下隙引流

病情观察	1. 有无头晕、呕吐、虚脱等颅内低压综合征
	2. 有无颅内血肿症状，如头痛、意识改变等
	3. 引流管的固定，引流是否通畅
	4. 脑脊液的色、质、量

护理措施	术前护理	1. 说明治疗的目的，以取得术中配合
		2. 颅内压高者，原则上禁止腰穿，必要时术前 30 min 快速静脉滴注 20%甘露醇 250 ml
		3. 预防术中脑疝发生
		4. 病房宽敞明亮，操作前 30 min 禁止卫生清理工作，避免人员走动
		5. 体位：取弓背曲膝位
		6. 用物：硬膜外穿刺包、引流装置等
	术中护理	观察面色、呼吸情况；协助维持弓背屈膝位
	术后护理	1. 根据病情需要调整高度，一般不高于穿刺平面 20 cm，不低于穿刺平面 5 cm
		2. 观察意识、瞳孔、生命体征，有无恶心、呕吐，区分颅内高压与颅内低压性头痛；脑脊液的色、质、量，术后 1~2 天可呈血性，以后逐渐转为橙黄色
		3. 应根据病情控制引流速度及量，保持匀速，每日引流量不超过 300 ml 为宜
		4. 置管部位敷料保持清洁干燥，防止引流液逆流，严格执行无菌操作原则
		5. 引流者持续引流 7~10 天为宜；拔管前先试行夹管 24~48 h，观察意识、瞳孔变化，无异常则可拔出引流管，拔出后注意置管处有无脑脊液漏

（三）腰大池外持续引流

病情观察	1. 严密观察意识、瞳孔与生命体征等，及早发现脑疝形成的先兆
	2. 观察头痛、呕吐情况，稳定血压，及时脱水、降低颅内压
	3. 引流管的固定通畅；脑脊液的色、质、量

护理措施	持续腰大池引流护理	1. 术后体位：术后平卧或侧卧位，床头抬高 15°～30°，便于脑脊液引流
		2. 妥善固定引流管：自皮肤出口处用胶带固定导管，再将导管沿脊柱侧向头部方向延长固定，直至肩胛位以上，在上面打圈用胶带固定
		3. 密切观察引流液的量、色、质和速度：
		（1）成人每天可产生脑脊液约为 500 ml，要严格控制引流量在 220～350 ml/d，引流速度控制在 11～15 ml/h 左右，防止引流量过多造成颅内低压或气颅等并发症
		（2）装置高度固定在外耳道上 10～15 cm 处，防止过低导致过度引流引起低颅压、过高引起脑脊液反流而致颅内感染
		（3）患者改变体位时，首先应暂时关闭引流管，然后重新调节引流管口的高度，目的是为了维持颅内压的正常值；注意观察引流液的颜色变化，发现异常及时处理
		4. 预防颅内感染：
		（1）开窗通风 30 min/次，空气消毒 2 次/d
		（2）保持伤口敷料清洁干燥
		（3）协助患者翻身时，采用轴线翻身法，使患者身体保持在同一水平位，以免引流液逆流引起感染
		（4）倾倒引流液时注意执行无菌操作，切忌抬高导致逆流
		5. 饮食护理：患者无特殊禁忌时，鼓励进食高蛋白、高纤维素、高热量的食物，补足所需营养
		6. 拔管指征：置管时间通常为 3～7 天，时间最长不能超过两周，患者脑脊液颜色变澄清、颅内压降低，症状明显减轻时，夹闭引流管 24～48 h，闭管期间，密切观察患者病情变化，若患者病情平稳，可以考虑拔管

健康教育	1. 预防肺部感染，防止剧烈咳嗽
	2. 烦躁不安者适当遵医嘱予以止痛镇静药
	3. 保持情绪稳定，避免情绪波动
	4. 保持大便通畅，便秘者给予开塞露，或遵医嘱使用缓泻药帮助排便，严禁患者用力排便，以防再出血
	5. 协助翻身，防止压力性损伤的发生

第十节　肛肠科护理常规

一、肛肠科一般护理

<table>
<tr><td rowspan="5">术前护理</td><td>执行肛肠外科术前护理常规</td></tr>
<tr><td>肠道准备：根据手术要求进行肠道准备</td></tr>
<tr><td>协助做好各种常规检查</td></tr>
<tr><td>心理护理、床上练习使用便器</td></tr>
<tr><td>术前备皮、术中用物及用药准备</td></tr>
</table>

<table>
<tr><td rowspan="6">术后护理</td><td>执行肛肠外科护理常规</td></tr>
<tr><td>1. 与麻醉师或手术室护士交接
2. 安置卧位
3. 吸氧
4. 严密观察生命体征，并记录
5. 检查伤口敷料有无渗血、渗液
6. 合理使用药物，观察用药效果及副作用</td></tr>
<tr><td>基础护理、疼痛护理、心理护理</td></tr>
<tr><td>根据病情进行饮食指导</td></tr>
<tr><td>遵医嘱实施专科护理：微波治疗、红外线烤灯、中药坐浴等</td></tr>
<tr><td>常规术后换药</td></tr>
<tr><td>术后早期活动，踝泵运动及早期下床活动，预防下肢深静脉血栓</td></tr>
</table>

二、肛肠科专病护理

（一）痔

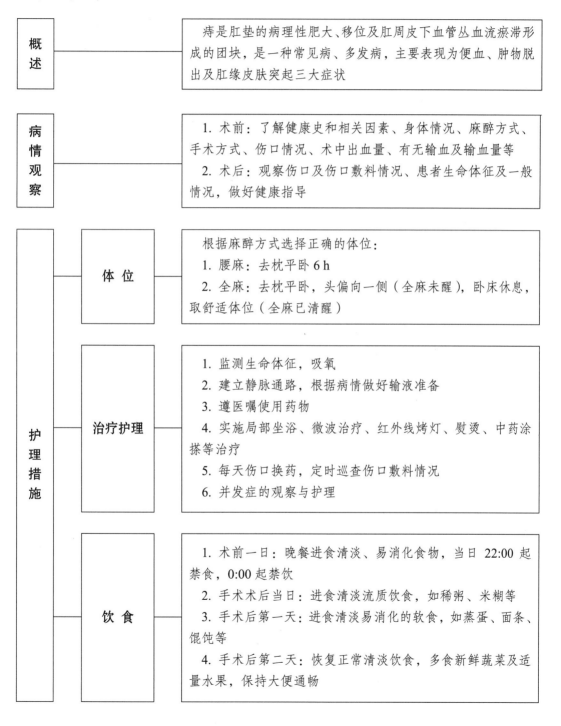

概述	痔是肛垫的病理性肥大、移位及肛周皮下血管丛血流瘀滞形成的团块，是一种常见病、多发病，主要表现为便血、肿物脱出及肛缘皮肤突起三大症状
病情观察	1. 术前：了解健康史和相关因素、身体情况、麻醉方式、手术方式、伤口情况、术中出血量、有无输血及输血量等 2. 术后：观察伤口及伤口敷料情况、患者生命体征及一般情况，做好健康指导

护理措施

体位	根据麻醉方式选择正确的体位： 1. 腰麻：去枕平卧 6 h 2. 全麻：去枕平卧，头偏向一侧（全麻未醒），卧床休息，取舒适体位（全麻已清醒）
治疗护理	1. 监测生命体征，吸氧 2. 建立静脉通路，根据病情做好输液准备 3. 遵医嘱使用药物 4. 实施局部坐浴、微波治疗、红外线烤灯、熨烫、中药涂搽等治疗 5. 每天伤口换药，定时巡查伤口敷料情况 6. 并发症的观察与护理
饮食	1. 术前一日：晚餐进食清淡、易消化食物，当日 22:00 起禁食，0:00 起禁饮 2. 手术术后当日：进食清淡流质饮食，如稀粥、米糊等 3. 手术后第一天：进食清淡易消化的软食，如蒸蛋、面条、馄饨等 4. 手术后第二天：恢复正常清淡饮食，多食新鲜蔬菜及适量水果，保持大便通畅

护理措施	二便	1. 小便：手术当日术后 6 h 内（腰麻），尽量在床上排小便，6 h 后可根据实际情况行床旁或如厕排小便；全麻清醒后，可根据实际情况行床旁或如厕排小便 2. 大便：手术当日及术后第一日，尽量避免排大便，术后第二日开始正常排便；排便过程中避免用力过大，以免引起伤口撕裂

健康教育	1. 指导患者合理搭配饮食，多饮水，多食蔬菜、水果以及富含纤维素的食物，少食辛辣等刺激性食物，忌烟、酒 2. 指导患者养成良好的排便习惯，保持排便通畅，避免久蹲、久坐 3. 便秘时，应增加粗纤维食物，必要时口服适量蜂蜜或润肠通便药物 4. 出院后近期可坚持熏洗坐浴，保持会阴部卫生清洁，并有利于创面愈合 5. 术后适当活动，切勿剧烈活动，防出血 6. 术后早期做提肛运动

（二）肛周脓肿

概述	肛周脓肿是肛门直肠周围脓肿的简称，是由于细菌感染所致的软组织急性化脓性疾病，临床上多数起病急骤，疼痛剧烈，伴有恶寒发热，脓肿破溃或切开引流后易形成肛瘘

病情观察	1. 术前：了解健康史和相关因素、身体情况、麻醉方式、手术方式、伤口情况、术中出血量、有无输血及输血量等 2. 术后：观察伤口及伤口敷料情况、患者生命体征及一般情况，做好健康指导

护理措施	体位	根据麻醉方式选择正确的体位： 1. 腰麻：去枕平卧 6 h 2. 全麻：去枕平卧头偏一侧（全麻未醒），卧床休息，取舒适体位（全麻已清醒）

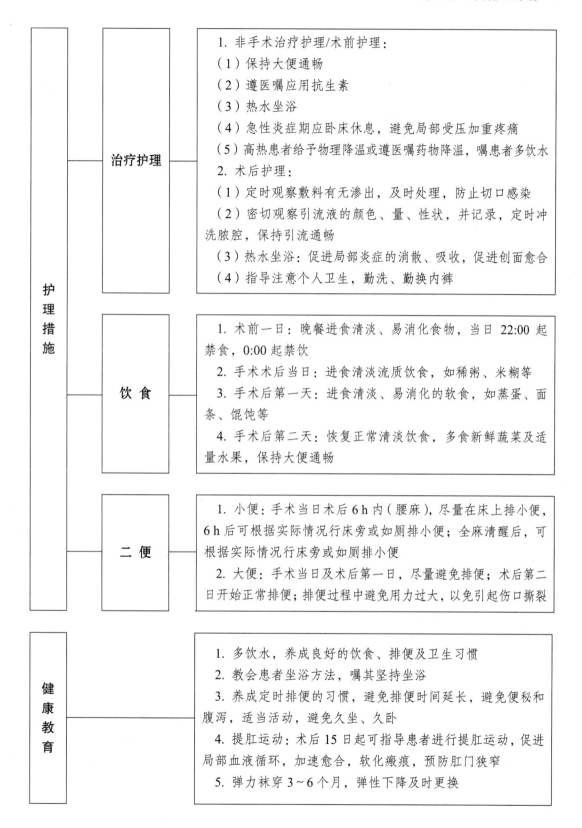

	治疗护理	1. 非手术治疗护理/术前护理： （1）保持大便通畅 （2）遵医嘱应用抗生素 （3）热水坐浴 （4）急性炎症期应卧床休息，避免局部受压加重疼痛 （5）高热患者给予物理降温或遵医嘱药物降温，嘱患者多饮水 2. 术后护理： （1）定时观察敷料有无渗出，及时处理，防止切口感染 （2）密切观察引流液的颜色、量、性状，并记录，定时冲洗脓腔，保持引流通畅 （3）热水坐浴：促进局部炎症的消散、吸收，促进创面愈合 （4）指导注意个人卫生，勤洗、勤换内裤
护理措施	饮食	1. 术前一日：晚餐进食清淡、易消化食物，当日 22:00 起禁食，0:00 起禁饮 2. 手术术后当日：进食清淡流质饮食，如稀粥、米糊等 3. 手术后第一天：进食清淡、易消化的软食，如蒸蛋、面条、馄饨等 4. 手术后第二天：恢复正常清淡饮食，多食新鲜蔬菜及适量水果，保持大便通畅
	二便	1. 小便：手术当日术后 6 h 内（腰麻），尽量在床上排小便，6 h 后可根据实际情况行床旁或如厕排小便；全麻清醒后，可根据实际情况行床旁或如厕排小便 2. 大便：手术当日及术后第一日，尽量避免排便；术后第二日开始正常排便；排便过程中避免用力过大，以免引起伤口撕裂
健康教育		1. 多饮水，养成良好的饮食、排便及卫生习惯 2. 教会患者坐浴方法，嘱其坚持坐浴 3. 养成定时排便的习惯，避免排便时间延长，避免便秘和腹泻，适当活动，避免久坐、久卧 4. 提肛运动：术后 15 日起可指导患者进行提肛运动，促进局部血液循环，加速愈合，软化瘢痕，预防肛门狭窄 5. 弹力袜穿 3~6 个月，弹性下降及时更换

（三）肛 裂

概述	肛裂是指齿状线以下肛管皮肤全层破裂后形成的慢性溃疡，主要表现为便后肛门疼痛、便血、便秘三大症状，具有"四最"特点：病变最小、痛苦最大、诊断最易、治法最多

病情观察	1. 术前：了解健康史和相关因素、身体情况、麻醉方式、手术方式、伤口情况、术中出血量、有无输血及输血量等 　　2. 术后：观察伤口及伤口敷料情况、患者生命体征及一般情况，做好健康指导

	体 位	根据麻醉方式选择正确的体位： 1. 腰麻：去枕平卧 6 h 2. 全麻：去枕平卧，头偏向一侧（全麻未醒），卧床休息，取舒适体位（全麻已清醒）
护理措施	**治疗护理**	1. 非手术治疗护理/术前护理： （1）疾病宣教，予以心理支持 （2）调理饮食，防止便秘 （3）热水坐浴 （4）疼痛护理：遵医嘱适当应用止痛剂，如肌内注射吗啡、曲马多等 　　2. 术后护理： （1）术后观察有无渗血、出血、血肿、感染和尿潴留并发症发生，并及时对症处理 （2）保持大便通畅 （3）局部坐浴 （4）术后常见并发症的预防和护理： ①切口出血：保持大便通畅，防止便秘；避免腹内压增高的因素，如剧烈咳嗽、用力排便等；切忌换药动作粗暴，应轻轻擦拭，密切观察创面的变化

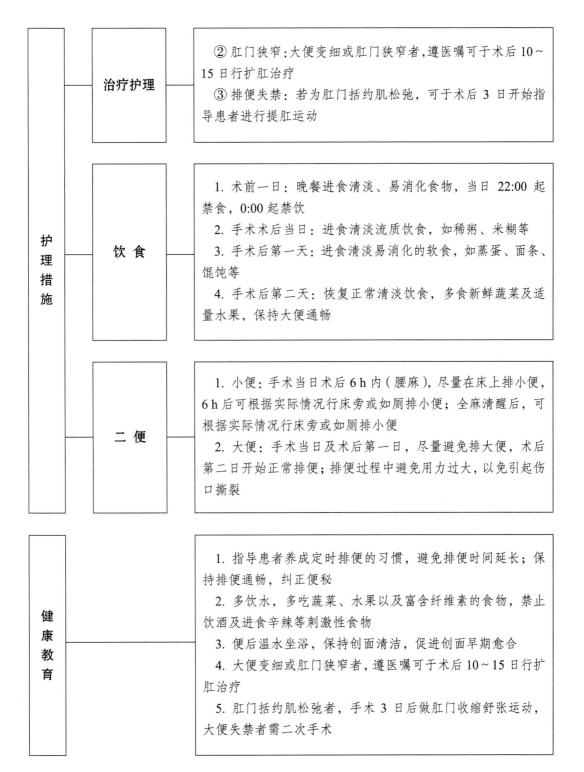

治疗护理

②肛门狭窄:大便变细或肛门狭窄者,遵医嘱可于术后 10～15 日行扩肛治疗

③排便失禁:若为肛门括约肌松弛,可于术后 3 日开始指导患者进行提肛运动

护理措施

饮食

1. 术前一日:晚餐进食清淡、易消化食物,当日 22:00 起禁食,0:00 起禁饮

2. 手术术后当日:进食清淡流质饮食,如稀粥、米糊等

3. 手术后第一天:进食清淡易消化的软食,如蒸蛋、面条、馄饨等

4. 手术后第二天:恢复正常清淡饮食,多食新鲜蔬菜及适量水果,保持大便通畅

二便

1. 小便:手术当日术后 6 h 内(腰麻),尽量在床上排小便,6 h 后可根据实际情况行床旁或如厕排小便;全麻清醒后,可根据实际情况行床旁或如厕排小便

2. 大便:手术当日及术后第一日,尽量避免排大便,术后第二日开始正常排便;排便过程中避免用力过大,以免引起伤口撕裂

健康教育

1. 指导患者养成定时排便的习惯,避免排便时间延长;保持排便通畅,纠正便秘

2. 多饮水,多吃蔬菜、水果以及富含纤维素的食物,禁止饮酒及进食辛辣等刺激性食物

3. 便后温水坐浴,保持创面清洁,促进创面早期愈合

4. 大便变细或肛门狭窄者,遵医嘱可于术后 10～15 日行扩肛治疗

5. 肛门括约肌松弛者,手术 3 日后做肛门收缩舒张运动,大便失禁者需二次手术

（四）肛 瘘

概述	肛瘘是肛门直肠因肛门周围间隙感染、损伤、异物等病理因素造成与肛门周围皮肤相通，形成异常通道的一种疾病

病情观察	1. 术前：了解健康史和相关因素、身体情况、麻醉方式、手术方式、伤口情况、术中出血量、有无输血及输血量等 2. 术后：观察伤口及伤口敷料情况、患者生命体征及一般情况，做好健康指导

护理措施	体位	根据麻醉方式选择正确的体位： 1. 腰麻：去枕平卧 6 h 2. 全麻：去枕平卧，头偏向一侧（全麻未醒），卧床休息，取舒适体位（全麻已清醒）
	治疗护理	1. 术前护理措施： （1）观察患者有无肛门周围皮肤红、肿、疼痛，流脓或排便困难，并对症处理 （2）遵医嘱给予抗生素 （3）每次排便后用清水冲洗干净，并坐浴 （4）术前肠道准备 （5）准备手术区域皮肤，保持肛门皮肤清洁，予修剪指甲 2. 术后护理措施： （1）加强伤口换药，避免假性闭合 （2）做好排便管理 （3）肛门括约肌松弛者，术后 3 日可指导其进行提肛运动
	饮食	1. 术前一日：晚餐进食清淡、易消化食物，当日 22:00 起禁食，0:00 起禁饮 2. 手术术后当日：进食清淡流质饮食，如稀粥、米糊等 3. 手术后第一天：进食清淡易消化的软食，如蒸蛋、面条、馄饨等 4. 手术后第二天：恢复正常清淡饮食，多食新鲜蔬菜及适量水果，保持大便通畅

护理措施	二便	1. 小便：手术当日术后6 h内（腰麻），尽量在床上排小便，6 h后可根据实际情况行床旁或如厕排小便；全麻清醒后，可根据实际情况行床旁或如厕排小便 2. 大便：手术当日及术后第一日，尽量避免排大便，术后第二日开始正常排便；排便过程中避免用力过大，以免引起伤口撕裂
健康教育		1. 饮食指导：术后1~2日予以少渣半流质饮食，之后正常饮食，忌辛辣刺激性食物（如辣椒及烈性酒等），多进食营养且富含粗纤维的食物；鼓励患者多饮水，防止便秘 2. 肛门伤口的清洁：每日排便后，用稀释碘伏溶液或痔疮中药坐浴，保持伤口清洁 3. 术后活动指导：手术创面较大而伤口尚未完全愈合期间，应尽量少走路，避免伤口边缘因用力摩擦而形成水肿，延长创面愈合时间；创面愈合后3个月左右不要长时间骑自行车，以防愈合的创面因摩擦过多而引起出血 4. 发现排便困难或大便失禁，应及时就诊

（五）肛周坏死性筋膜炎

概述	肛周坏死性筋膜炎是一种少见的以广泛而迅速的皮下组织和筋膜坏死为特征的急性软组织感染，主要累及肛周、会阴等部位的筋膜组织；本病是多种细菌的混合感染（包括需氧菌和厌氧菌），感染迅速沿着筋膜间隙扩散，导致组织广泛坏死，若治疗不及时往往导致败血症和脓毒血症
病情观察	1. 术前：了解健康史和相关因素、身体情况、麻醉方式、手术方式、伤口情况、术中出血量、有无输血及输血量等 2. 术后：观察伤口及伤口敷料情况、患者生命体征及一般情况，做好健康指导
护理措施	体位	根据麻醉方式选择正确的体位： 1. 腰麻：去枕平卧6 h 2. 全麻：去枕平卧头偏一侧（全麻未醒），卧床休息，取舒适体位（全麻已清醒）

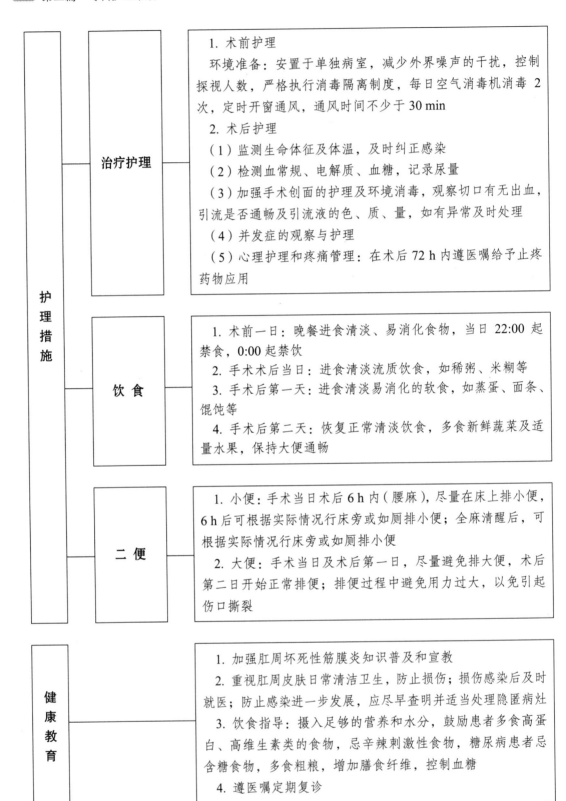

治疗护理

1. 术前护理

环境准备：安置于单独病室，减少外界噪声的干扰，控制探视人数，严格执行消毒隔离制度，每日空气消毒机消毒 2 次，定时开窗通风，通风时间不少于 30 min

2. 术后护理

（1）监测生命体征及体温，及时纠正感染

（2）检测血常规、电解质、血糖，记录尿量

（3）加强手术创面的护理及环境消毒，观察切口有无出血，引流是否通畅及引流液的色、质、量，如有异常及时处理

（4）并发症的观察与护理

（5）心理护理和疼痛管理：在术后 72 h 内遵医嘱给予止疼药物应用

护理措施

饮食

1. 术前一日：晚餐进食清淡、易消化食物，当日 22:00 起禁食，0:00 起禁饮

2. 手术术后当日：进食清淡流质饮食，如稀粥、米糊等

3. 手术后第一天：进食清淡易消化的软食，如蒸蛋、面条、馄饨等

4. 手术后第二天：恢复正常清淡饮食，多食新鲜蔬菜及适量水果，保持大便通畅

二便

1. 小便：手术当日术后 6 h 内（腰麻），尽量在床上排小便，6 h 后可根据实际情况行床旁或如厕排小便；全麻清醒后，可根据实际情况行床旁或如厕排小便

2. 大便：手术当日及术后第一日，尽量避免排大便，术后第二日开始正常排便；排便过程中避免用力过大，以免引起伤口撕裂

健康教育

1. 加强肛周坏死性筋膜炎知识普及和宣教

2. 重视肛周皮肤日常清洁卫生，防止损伤；损伤感染后及时就医；防止感染进一步发展，应尽早查明并适当处理隐匿病灶

3. 饮食指导：摄入足够的营养和水分，鼓励患者多食高蛋白、高维生素类的食物，忌辛辣刺激性食物，糖尿病患者忌含糖食物，多食粗粮，增加膳食纤维，控制血糖

4. 遵医嘱定期复诊

（六）骶尾部藏毛窦

概述	骶尾部藏毛窦是一种发生于骶尾部臀间裂软组织内的慢性窦道或囊肿，内藏毛发是其特征；该病好发于 20～30 岁青年男性群体，肥胖及多毛体质者更易发；典型症状即骶尾部急性浅表脓肿，破溃后为一窦道，反复破溃，经久难愈，囊肿内常含毛发，伴肉芽组织；该病以肛门坠胀、疼痛、肛周流脓为特征，伴有感染时可见恶寒、发热、周身不适
病情观察	1. 术前：了解健康史和相关因素、身体情况、麻醉方式、手术方式、伤口情况、术中出血量、有无输血及输血量等 2. 术后：观察伤口及伤口敷料情况、患者生命体征及一般情况，做好健康指导

护理措施

体位	根据麻醉方式选择正确的体位： 1. 腰麻：去枕平卧 6 h 2. 全麻：去枕平卧，头偏向一侧（全麻未醒），卧床休息，取舒适体位（全麻已清醒）
治疗护理	1. 执行术前一般护理常规 2. 术后护理： （1）伤口观察：监测生命体征 （2）疼痛护理：评估患者疼痛的性质及程度，必要时遵医嘱使用镇痛药物 （3）尿潴留护理：诱导排尿，必要时遵医嘱在无菌原则下行导尿术 （4）皮肤护理：保持皮肤清洁干燥，避免感染 （5）心理护理：应耐心解释病情，分散患者注意力，消除患者对疾病的恐惧、紧张心理
饮食	1. 术前一日晚餐进食清淡、易消化食物，当日 22:00 起禁食，0:00 起禁饮 2. 手术术后当日进食清淡流质饮食，如稀粥、米糊等 3. 手术后第一天：恢复正常清淡饮食，多食新鲜蔬菜及适量水果，保持大便通畅

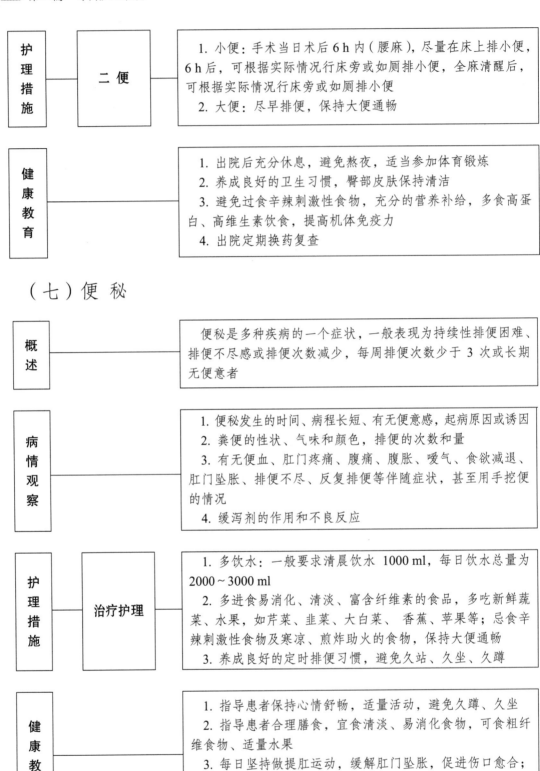

护理措施	二便	1. 小便：手术当日术后 6 h 内（腰麻），尽量在床上排小便，6 h 后，可根据实际情况行床旁或如厕排小便，全麻清醒后，可根据实际情况行床旁或如厕排小便 2. 大便：尽早排便，保持大便通畅

健康教育	1. 出院后充分休息，避免熬夜，适当参加体育锻炼 2. 养成良好的卫生习惯，臀部皮肤保持清洁 3. 避免过食辛辣刺激性食物，充分的营养补给，多食高蛋白、高维生素饮食，提高机体免疫力 4. 出院定期换药复查

（七）便　秘

概述	便秘是多种疾病的一个症状，一般表现为持续性排便困难、排便不尽感或排便次数减少，每周排便次数少于 3 次或长期无便意者

病情观察	1. 便秘发生的时间、病程长短、有无便意感，起病原因或诱因 2. 粪便的性状、气味和颜色，排便的次数和量 3. 有无便血、肛门疼痛、腹痛、腹胀、嗳气、食欲减退、肛门坠胀、排便不尽、反复排便等伴随症状，甚至用手挖便的情况 4. 缓泻剂的作用和不良反应

护理措施	治疗护理	1. 多饮水：一般要求清晨饮水 1000 ml，每日饮水总量为 2000～3000 ml 2. 多进食易消化、清淡、富含纤维素的食品，多吃新鲜蔬菜、水果，如芹菜、韭菜、大白菜、香蕉、苹果等；忌食辛辣刺激性食物及寒凉、煎炸助火的食物，保持大便通畅 3. 养成良好的定时排便习惯，避免久站、久坐、久蹲

健康教育	1. 指导患者保持心情舒畅，适量活动，避免久蹲、久坐 2. 指导患者合理膳食，宜食清淡、易消化食物，可食粗纤维食物、适量水果 3. 每日坚持做提肛运动，缓解肛门坠胀，促进伤口愈合；院外指导督促患者排便训练；注意劳逸结合，避免过度劳累 4. 鼓励患者根据个体情况制订合理的活动计划

第八章　妇产科护理常规

一、妇产科一般护理

术前护理	协助做好各种常规检查
	术前健康教育、戒烟、控制呼吸道感染、训练呼吸、指导咳嗽、床上练习使用便器、静脉血栓栓塞症的护理指导
	肠道准备：机械性肠道准备、饮食管理
	心理护理，必要时术前皮肤准备，术中用物及用药准备

术后护理	1. 与手术室交接 2. 根据不同手术方式和部位选择合适的体位 3. 遵医嘱安置心电监护仪、吸氧 4. 观察尿量及出入量并记录
	妇科阴道流血的观察和护理；产科子宫收缩、阴道流血的观察和护理
	遵医嘱使用药物，观察用药效果及副作用
	基础护理、心理护理、产科母乳喂养指导，跌倒坠床、非计划拔管、压力性损伤、VTE、疼痛的评估与预防并采取对应的护理措施
	根据病情及营养风险评估结果进行饮食指导
	活动指导：床上翻身、踝泵运动及早期下床活动，预防下肢深静脉血栓

二、妇产科专病护理

（一）单胎顺产待产

病情观察		1. 生命体征变化 2. 胎心监测，胎监图形研判，胎膜是否破裂，羊水有无粪染，有无尿潴留；疼痛部位、程度及性质 3. 产程进展情况：宫口扩张、先露下降、宫颈是否水肿、胎方位是否正常、会阴膨隆、阴道血性分泌物、流血或流液的量及性状等
护理措施	体位	不限制孕妇姿势，鼓励孕妇离床活动，不要长时间仰卧在床上，可提供支持工具，特殊情况除外
	治疗护理	1. 监测生命体征：临产后每 4 h 一次，破水后每 2 h 一次，必要时吸氧 2. 监测胎心：临产前每 4 h 一次，临产后潜伏期每 60 min 一次，活跃期每 30 min 一次；第二产程每 5~10 min 一次；胎膜破裂，应立即听诊胎心；必要时行持续电子胎心监护，了解胎儿宫内储备能力 3. 阴道检查：潜伏期每 4 h 一次，活跃期每 2 h 一次；出现会阴膨隆、阴道血性分泌物增多、排便感等可疑宫口快速开大的表现时，应立即行阴道检查 4. 每 2 h 提醒排尿一次，必要时导尿 5. 采用非药物及药物镇痛方法减轻分娩疼痛 6. 建立静脉通道，遵医嘱用药 7. 做好接产及新生儿复苏准备
	饮食	1. 第一产程：不限制饮食，鼓励适量摄入易消化食物 2. 第二产程：鼓励摄入流质、半流质食物或液体
健康教育		1. 安全教育，人文关怀，鼓励家属陪伴 2. 讲解分娩相关知识(分娩方式的指导、产程中医患配合)、药物疗效不良反应、镇痛方法的风险及效果 3. 指导正确用力

（二）单胎顺产产后

病情观察	1. 生命体征变化 2. 子宫收缩及阴道流血情况 3. 膀胱是否充盈 4. 会阴伤口情况，行肛门指检

护理措施	体 位	1. 产后 6～12 h 内可起床轻微活动 2. 产后第 2 日可在室内随意走动
	治疗护理	1. 监测生命体征：产后 2 h 内（产后即时、15 min、30 min、1 h、2 h），2 h 后按照一般患者护理常规进行 2. 监测子宫收缩及阴道流血情况：产后 2 h 内（产后即时、15 min、30 min、1 h、2 h），2 h 后每日监测子宫收缩及阴道流血情况 3. 遵医嘱用药 4. 产后 4 h 排尿，必要时留置尿管 5. 会阴护理每日 2 次
	饮 食	产后 1 h 进流食或清淡半流质饮食，后可进食营养、足够热量和水分的普通饮食

健康教育	1. 安全教育 2. 产后 3 天内注意对产妇的精神关怀，产后 3～10 天帮助产妇及家属适应新的角色 3. 母乳喂养指导、挤奶手法、如何识别新生儿进食信号、如何保持泌乳 4. 保持会阴部清洁及大小便后擦拭的方法 5. 产后 42 天内禁止性生活，门诊复查 6. 避孕方式：哺乳者推荐工具避孕，不哺乳者避孕方法无须限制

（三）剖宫产待产

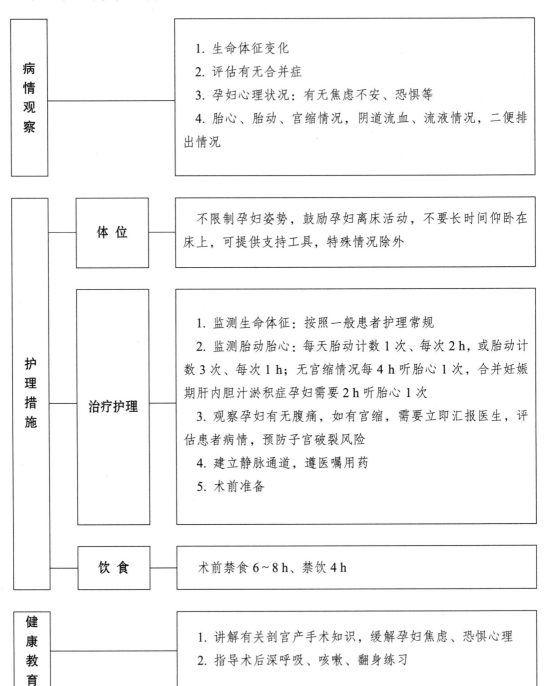

病情观察		1. 生命体征变化 2. 评估有无合并症 3. 孕妇心理状况：有无焦虑不安、恐惧等 4. 胎心、胎动、宫缩情况，阴道流血、流液情况，二便排出情况
护理措施	体位	不限制孕妇姿势，鼓励孕妇离床活动，不要长时间仰卧在床上，可提供支持工具，特殊情况除外
	治疗护理	1. 监测生命体征：按照一般患者护理常规 2. 监测胎动胎心：每天胎动计数 1 次、每次 2 h，或胎动计数 3 次、每次 1 h；无宫缩情况每 4 h 听胎心 1 次，合并妊娠期肝内胆汁淤积症孕妇需要 2 h 听胎心 1 次 3. 观察孕妇有无腹痛，如有宫缩，需要立即汇报医生，评估患者病情，预防子宫破裂风险 4. 建立静脉通道，遵医嘱用药 5. 术前准备
	饮食	术前禁食 6~8 h、禁饮 4 h
健康教育		1. 讲解有关剖宫产手术知识，缓解孕妇焦虑、恐惧心理 2. 指导术后深呼吸、咳嗽、翻身练习

（四）剖宫产手术

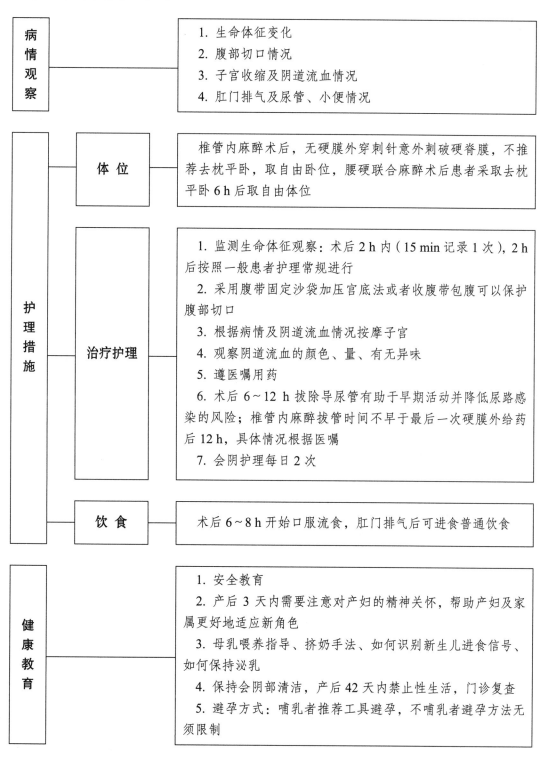

病情观察		1. 生命体征变化
		2. 腹部切口情况
		3. 子宫收缩及阴道流血情况
		4. 肛门排气及尿管、小便情况

护理措施

体位	椎管内麻醉术后，无硬膜外穿刺针意外刺破硬脊膜，不推荐去枕平卧，取自由卧位，腰硬联合麻醉术后患者采取去枕平卧 6 h 后取自由体位

治疗护理	1. 监测生命体征观察：术后 2 h 内（15 min 记录 1 次），2 h 后按照一般患者护理常规进行 2. 采用腹带固定沙袋加压宫底法或者收腹带包腹可以保护腹部切口 3. 根据病情及阴道流血情况按摩子宫 4. 观察阴道流血的颜色、量、有无异味 5. 遵医嘱用药 6. 术后 6~12 h 拔除导尿管有助于早期活动并降低尿路感染的风险；椎管内麻醉拔管时间不早于最后一次硬膜外给药后 12 h，具体情况根据医嘱 7. 会阴护理每日 2 次

饮食	术后 6~8 h 开始口服流食，肛门排气后可进食普通饮食

健康教育	1. 安全教育 2. 产后 3 天内需要注意对产妇的精神关怀，帮助产妇及家属更好地适应新角色 3. 母乳喂养指导、挤奶手法、如何识别新生儿进食信号、如何保持泌乳 4. 保持会阴部清洁，产后 42 天内禁止性生活，门诊复查 5. 避孕方式：哺乳者推荐工具避孕，不哺乳者避孕方法无须限制

（五）缩宫素引产

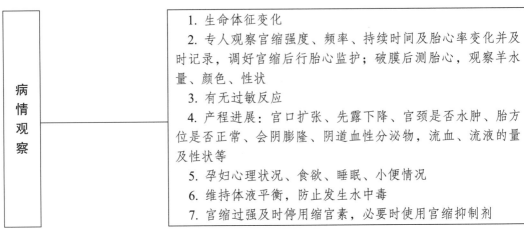

病情观察

1. 生命体征变化
2. 专人观察宫缩强度、频率、持续时间及胎心率变化并及时记录，调好宫缩后行胎心监护；破膜后测胎心，观察羊水量、颜色、性状
3. 有无过敏反应
4. 产程进展：宫口扩张、先露下降、宫颈是否水肿、胎方位是否正常、会阴膨隆、阴道血性分泌物，流血、流液的量及性状等
5. 孕妇心理状况、食欲、睡眠、小便情况
6. 维持体液平衡，防止发生水中毒
7. 宫缩过强及时停用缩宫素，必要时使用宫缩抑制剂

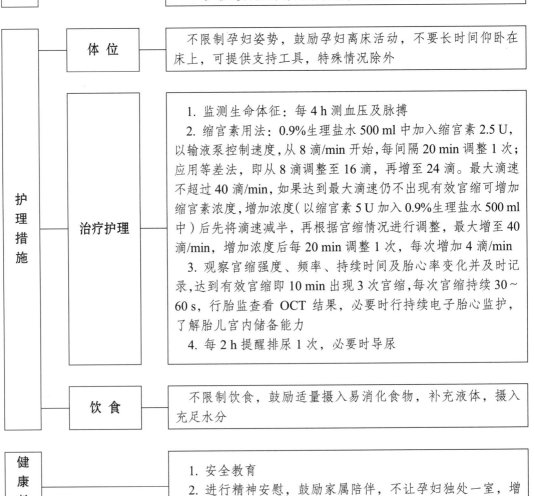

护理措施

体位

不限制孕妇姿势，鼓励孕妇离床活动，不要长时间仰卧在床上，可提供支持工具，特殊情况除外

治疗护理

1. 监测生命体征：每 4 h 测血压及脉搏
2. 缩宫素用法：0.9% 生理盐水 500 ml 中加入缩宫素 2.5 U，以输液泵控制速度，从 8 滴/min 开始，每间隔 20 min 调整 1 次；应用等差法，即从 8 滴调整至 16 滴，再增至 24 滴。最大滴速不超过 40 滴/min，如果达到最大滴速仍不出现有效宫缩可增加缩宫素浓度，增加浓度（以缩宫素 5 U 加入 0.9% 生理盐水 500 ml 中）后先将滴速减半，再根据宫缩情况进行调整，最大增至 40 滴/min，增加浓度后每 20 min 调整 1 次，每次增加 4 滴/min
3. 观察宫缩强度、频率、持续时间及胎心率变化并及时记录，达到有效宫缩即 10 min 出现 3 次宫缩，每次宫缩持续 30~60 s，行胎监查看 OCT 结果，必要时行持续电子胎心监护，了解胎儿宫内储备能力
4. 每 2 h 提醒排尿 1 次，必要时导尿

饮食

不限制饮食，鼓励适量摄入易消化食物，补充液体，摄入充足水分

健康教育

1. 安全教育
2. 进行精神安慰，鼓励家属陪伴，不让孕妇独处一室，增强孕妇对阴道分娩的信心

（六）子宫内膜病变宫腔镜手术

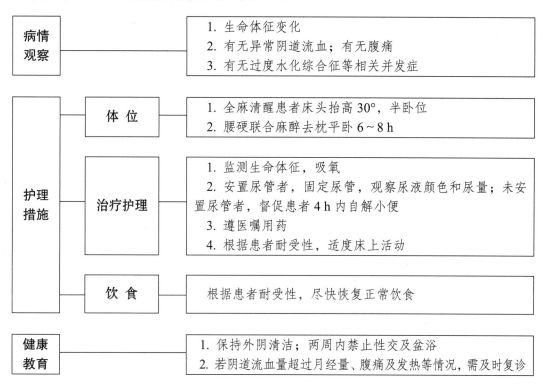

病情观察		1. 生命体征变化 2. 有无异常阴道流血；有无腹痛 3. 有无过度水化综合征等相关并发症
护理措施	体 位	1. 全麻清醒患者床头抬高30°，半卧位 2. 腰硬联合麻醉去枕平卧 6~8 h
	治疗护理	1. 监测生命体征，吸氧 2. 安置尿管者，固定尿管，观察尿液颜色和尿量；未安置尿管者，督促患者 4 h 内自解小便 3. 遵医嘱用药 4. 根据患者耐受性，适度床上活动
	饮 食	根据患者耐受性，尽快恢复正常饮食
健康教育		1. 保持外阴清洁；两周内禁止性交及盆浴 2. 若阴道流血量超过月经量、腹痛及发热等情况，需及时复诊

（七）子宫肌瘤腹腔镜手术

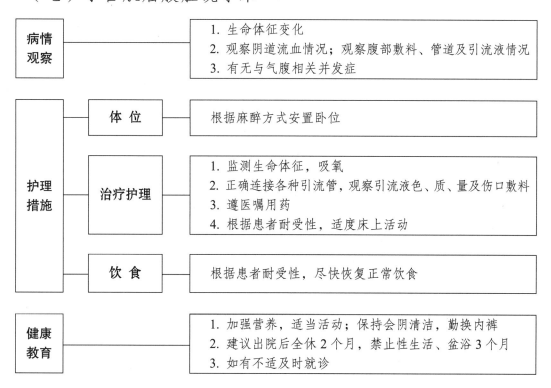

病情观察		1. 生命体征变化 2. 观察阴道流血情况；观察腹部敷料、管道及引流液情况 3. 有无与气腹相关并发症
护理措施	体 位	根据麻醉方式安置卧位
	治疗护理	1. 监测生命体征，吸氧 2. 正确连接各种引流管，观察引流液色、质、量及伤口敷料 3. 遵医嘱用药 4. 根据患者耐受性，适度床上活动
	饮 食	根据患者耐受性，尽快恢复正常饮食
健康教育		1. 加强营养，适当活动；保持会阴清洁，勤换内裤 2. 建议出院后全休 2 个月，禁止性生活、盆浴 3 个月 3. 如有不适及时就诊

第九章　儿科护理常规

第一节　儿科护理常规

一、儿科一般护理

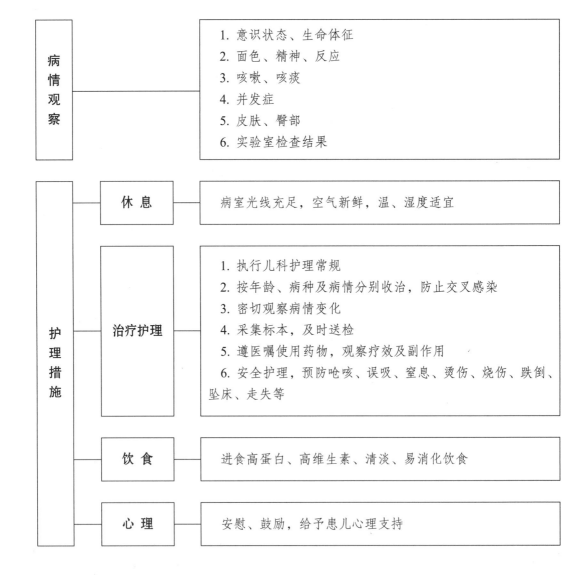

病情观察
1. 意识状态、生命体征
2. 面色、精神、反应
3. 咳嗽、咳痰
4. 并发症
5. 皮肤、臀部
6. 实验室检查结果

护理措施

休息：病室光线充足，空气新鲜，温、湿度适宜

治疗护理
1. 执行儿科护理常规
2. 按年龄、病种及病情分别收治，防止交叉感染
3. 密切观察病情变化
4. 采集标本，及时送检
5. 遵医嘱使用药物，观察疗效及副作用
6. 安全护理，预防呛咳、误吸、窒息、烫伤、烧伤、跌倒、坠床、走失等

饮食：进食高蛋白、高维生素、清淡、易消化饮食

心理：安慰、鼓励，给予患儿心理支持

二、儿科专病护理

（一）支气管肺炎

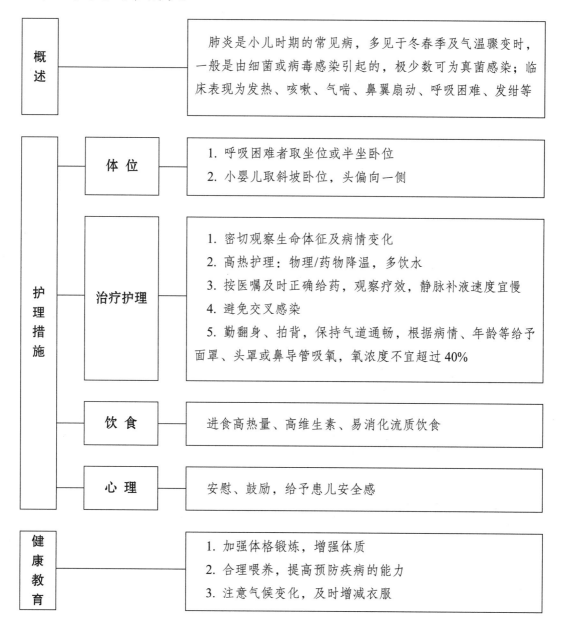

概述	肺炎是小儿时期的常见病，多见于冬春季及气温骤变时，一般是由细菌或病毒感染引起的，极少数可为真菌感染；临床表现为发热、咳嗽、气喘、鼻翼扇动、呼吸困难、发绀等

护理措施

体位	1. 呼吸困难者取坐位或半坐卧位 2. 小婴儿取斜坡卧位，头偏向一侧
治疗护理	1. 密切观察生命体征及病情变化 2. 高热护理：物理/药物降温，多饮水 3. 按医嘱及时正确给药，观察疗效，静脉补液速度宜慢 4. 避免交叉感染 5. 勤翻身、拍背，保持气道通畅，根据病情、年龄等给予面罩、头罩或鼻导管吸氧，氧浓度不宜超过40%
饮食	进食高热量、高维生素、易消化流质饮食
心理	安慰、鼓励，给予患儿安全感

健康教育	1. 加强体格锻炼，增强体质 2. 合理喂养，提高预防疾病的能力 3. 注意气候变化，及时增减衣服

（二）急性上呼吸道感染

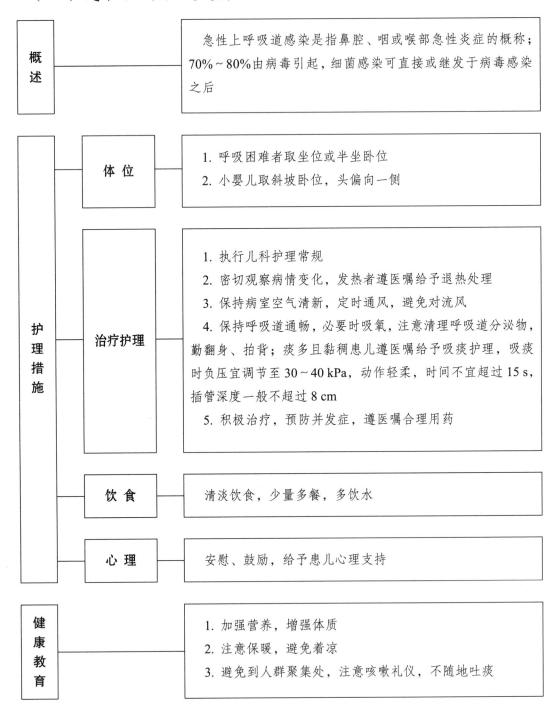

| 概述 | 急性上呼吸道感染是指鼻腔、咽或喉部急性炎症的概称；70%～80%由病毒引起，细菌感染可直接或继发于病毒感染之后 |

护理措施	体位	1. 呼吸困难者取坐位或半坐卧位 2. 小婴儿取斜坡卧位，头偏向一侧
	治疗护理	1. 执行儿科护理常规 2. 密切观察病情变化，发热者遵医嘱给予退热处理 3. 保持病室空气清新，定时通风，避免对流风 4. 保持呼吸道通畅，必要时吸氧，注意清理呼吸道分泌物，勤翻身、拍背；痰多且黏稠患儿遵医嘱给予吸痰护理，吸痰时负压宜调节至 30～40 kPa，动作轻柔，时间不宜超过 15 s，插管深度一般不超过 8 cm 5. 积极治疗，预防并发症，遵医嘱合理用药
	饮食	清淡饮食，少量多餐，多饮水
	心理	安慰、鼓励，给予患儿心理支持

| 健康教育 | 1. 加强营养，增强体质
2. 注意保暖，避免着凉
3. 避免到人群聚集处，注意咳嗽礼仪，不随地吐痰 |

（三）热性惊厥

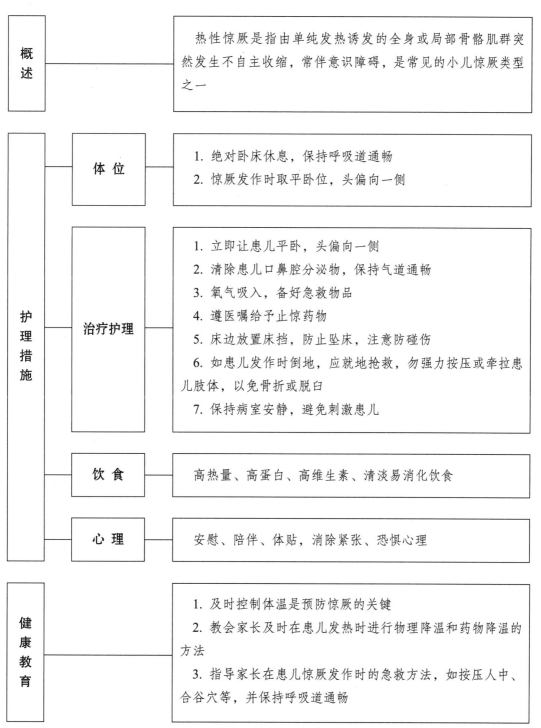

概述	热性惊厥是指由单纯发热诱发的全身或局部骨骼肌群突然发生不自主收缩，常伴意识障碍，是常见的小儿惊厥类型之一
护理措施	**体位** 1. 绝对卧床休息，保持呼吸道通畅 2. 惊厥发作时取平卧位，头偏向一侧
	治疗护理 1. 立即让患儿平卧，头偏向一侧 2. 清除患儿口鼻腔分泌物，保持气道通畅 3. 氧气吸入，备好急救物品 4. 遵医嘱给予止惊药物 5. 床边放置床挡，防止坠床，注意防碰伤 6. 如患儿发作时倒地，应就地抢救，勿强力按压或牵拉患儿肢体，以免骨折或脱臼 7. 保持病室安静，避免刺激患儿
	饮食 高热量、高蛋白、高维生素、清淡易消化饮食
	心理 安慰、陪伴、体贴，消除紧张、恐惧心理
健康教育	1. 及时控制体温是预防惊厥的关键 2. 教会家长及时在患儿发热时进行物理降温和药物降温的方法 3. 指导家长在患儿惊厥发作时的急救方法，如按压人中、合谷穴等，并保持呼吸道通畅

（四）小儿急性肠炎

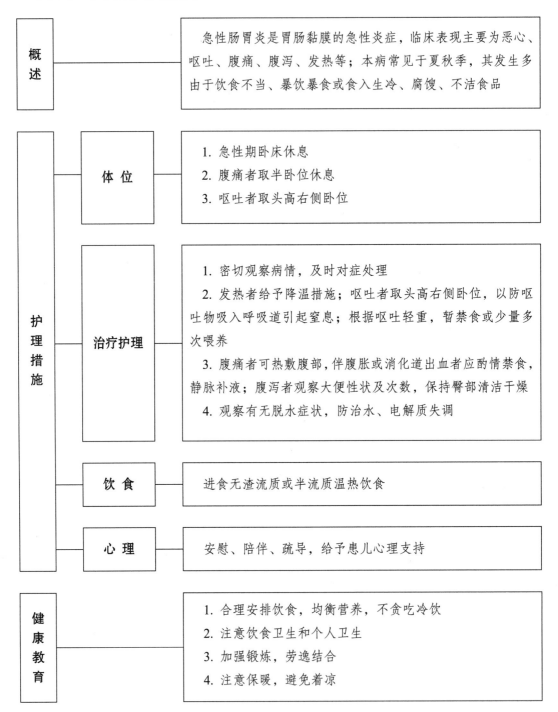

概述		急性肠胃炎是胃肠黏膜的急性炎症，临床表现主要为恶心、呕吐、腹痛、腹泻、发热等；本病常见于夏秋季，其发生多由于饮食不当、暴饮暴食或食入生冷、腐馊、不洁食品
护理措施	体 位	1. 急性期卧床休息 2. 腹痛者取半卧位休息 3. 呕吐者取头高右侧卧位
	治疗护理	1. 密切观察病情，及时对症处理 2. 发热者给予降温措施；呕吐者取头高右侧卧位，以防呕吐物吸入呼吸道引起窒息；根据呕吐轻重，暂禁食或少量多次喂养 3. 腹痛者可热敷腹部，伴腹胀或消化道出血者应酌情禁食，静脉补液；腹泻者观察大便性状及次数，保持臀部清洁干燥 4. 观察有无脱水症状，防治水、电解质失调
	饮 食	进食无渣流质或半流质温热饮食
	心 理	安慰、陪伴、疏导，给予患儿心理支持
健康教育		1. 合理安排饮食，均衡营养，不贪吃冷饮 2. 注意饮食卫生和个人卫生 3. 加强锻炼，劳逸结合 4. 注意保暖，避免着凉

（五）小儿重症肺炎

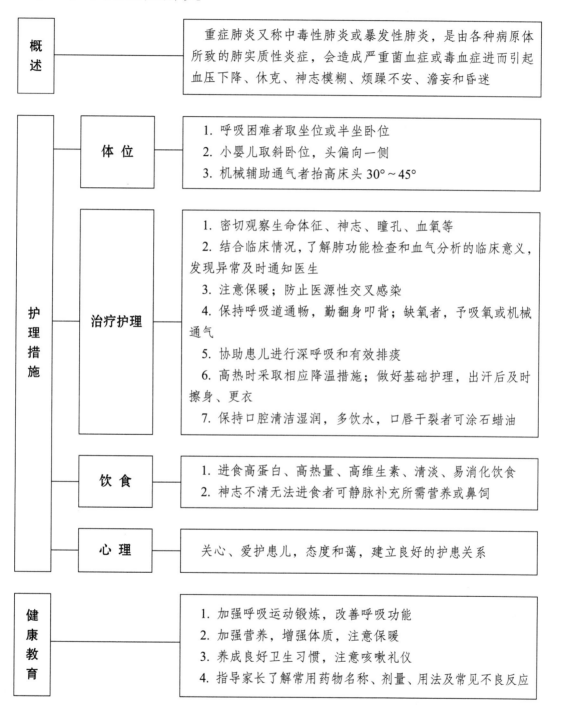

概述		重症肺炎又称中毒性肺炎或暴发性肺炎，是由各种病原体所致的肺实质性炎症，会造成严重菌血症或毒血症进而引起血压下降、休克、神志模糊、烦躁不安、谵妄和昏迷
护理措施	**体位**	1. 呼吸困难者取坐位或半坐卧位 2. 小婴儿取斜卧位，头偏向一侧 3. 机械辅助通气者抬高床头 30°～45°
	治疗护理	1. 密切观察生命体征、神志、瞳孔、血氧等 2. 结合临床情况，了解肺功能检查和血气分析的临床意义，发现异常及时通知医生 3. 注意保暖；防止医源性交叉感染 4. 保持呼吸道通畅，勤翻身叩背；缺氧者，予吸氧或机械通气 5. 协助患儿进行深呼吸和有效排痰 6. 高热时采取相应降温措施；做好基础护理，出汗后及时擦身、更衣 7. 保持口腔清洁湿润，多饮水，口唇干裂者可涂石蜡油
	饮食	1. 进食高蛋白、高热量、高维生素、清淡、易消化饮食 2. 神志不清无法进食者可静脉补充所需营养或鼻饲
	心理	关心、爱护患儿，态度和蔼，建立良好的护患关系
健康教育		1. 加强呼吸运动锻炼，改善呼吸功能 2. 加强营养，增强体质，注意保暖 3. 养成良好卫生习惯，注意咳嗽礼仪 4. 指导家长了解常用药物名称、剂量、用法及常见不良反应

（六）小儿脓毒血症

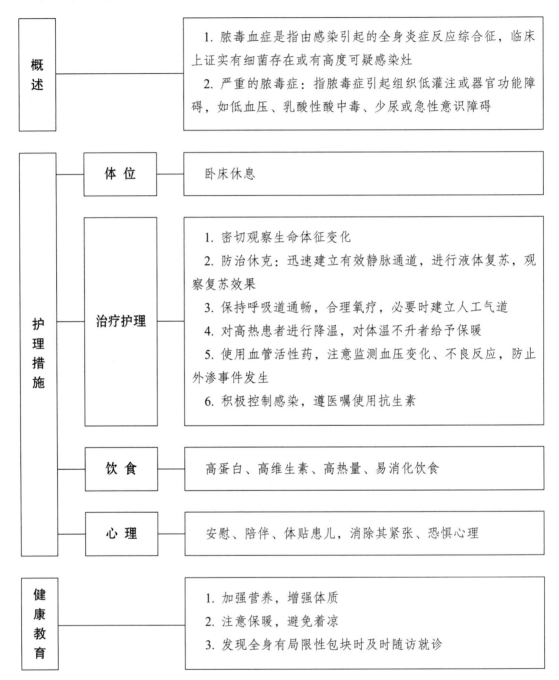

概述	1. 脓毒血症是指由感染引起的全身炎症反应综合征，临床上证实有细菌存在或有高度可疑感染灶 2. 严重的脓毒症：指脓毒症引起组织低灌注或器官功能障碍，如低血压、乳酸性酸中毒、少尿或急性意识障碍

护理措施	体位	卧床休息
	治疗护理	1. 密切观察生命体征变化 2. 防治休克：迅速建立有效静脉通道，进行液体复苏，观察复苏效果 3. 保持呼吸道通畅，合理氧疗，必要时建立人工气道 4. 对高热患者进行降温，对体温不升者给予保暖 5. 使用血管活性药，注意监测血压变化、不良反应，防止外渗事件发生 6. 积极控制感染，遵医嘱使用抗生素
	饮食	高蛋白、高维生素、高热量、易消化饮食
	心理	安慰、陪伴、体贴患儿，消除其紧张、恐惧心理

健康教育	1. 加强营养，增强体质 2. 注意保暖，避免着凉 3. 发现全身有局限性包块时及时随访就诊

第二节 新生儿科护理常规

一、新生儿科一般护理

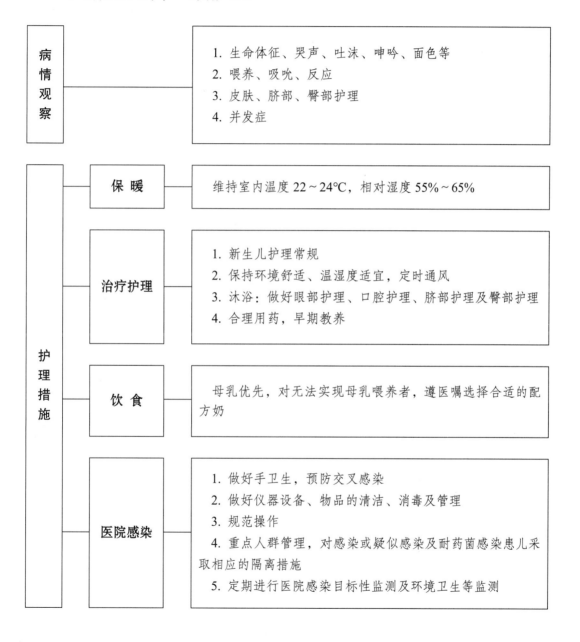

| 病情观察 | 1. 生命体征、哭声、吐沫、呻吟、面色等
2. 喂养、吸吮、反应
3. 皮肤、脐部、臀部护理
4. 并发症 |

护理措施	保暖	维持室内温度 22～24℃，相对湿度 55%～65%
	治疗护理	1. 新生儿护理常规 2. 保持环境舒适、温湿度适宜，定时通风 3. 沐浴：做好眼部护理、口腔护理、脐部护理及臀部护理 4. 合理用药，早期教养
	饮食	母乳优先，对无法实现母乳喂养者，遵医嘱选择合适的配方奶
	医院感染	1. 做好手卫生，预防交叉感染 2. 做好仪器设备、物品的清洁、消毒及管理 3. 规范操作 4. 重点人群管理，对感染或疑似感染及耐药菌感染患儿采取相应的隔离措施 5. 定期进行医院感染目标性监测及环境卫生等监测

二、新生儿科专病护理

（一）新生儿肺炎

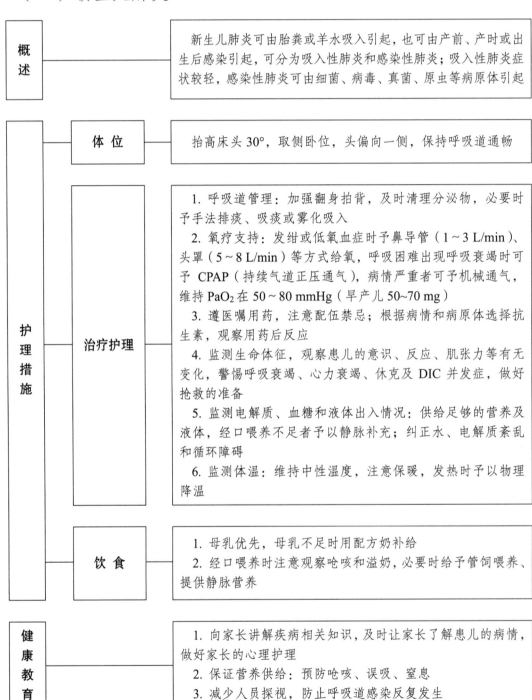

| 概述 | 新生儿肺炎可由胎粪或羊水吸入引起，也可由产前、产时或出生后感染引起，可分为吸入性肺炎和感染性肺炎；吸入性肺炎症状较轻，感染性肺炎可由细菌、病毒、真菌、原虫等病原体引起 |

护理措施

| 体位 | 抬高床头30°，取侧卧位，头偏向一侧，保持呼吸道通畅 |

| 治疗护理 | 1. 呼吸道管理：加强翻身拍背，及时清理分泌物，必要时予手法排痰、吸痰或雾化吸入
2. 氧疗支持：发绀或低氧血症时予鼻导管（1~3 L/min）、头罩（5~8 L/min）等方式给氧，呼吸困难出现呼吸衰竭时可予 CPAP（持续气道正压通气），病情严重者可予机械通气，维持 PaO_2 在 50~80 mmHg（早产儿 50~70 mg）
3. 遵医嘱用药，注意配伍禁忌；根据病情和病原体选择抗生素，观察用药后反应
4. 监测生命体征，观察患儿的意识、反应、肌张力等有无变化，警惕呼吸衰竭、心力衰竭、休克及 DIC 并发症，做好抢救的准备
5. 监测电解质、血糖和液体出入情况：供给足够的营养及液体，经口喂养不足者予以静脉补充；纠正水、电解质紊乱和循环障碍
6. 监测体温：维持中性温度，注意保暖，发热时予以物理降温 |

| 饮食 | 1. 母乳优先，母乳不足时用配方奶补给
2. 经口喂养时注意观察呛咳和溢奶，必要时给予管饲喂养、提供静脉营养 |

| 健康教育 | 1. 向家长讲解疾病相关知识，及时让家长了解患儿的病情，做好家长的心理护理
2. 保证营养供给：预防呛咳、误吸、窒息
3. 减少人员探视，防止呼吸道感染反复发生 |

（二）新生儿高胆红素血症

概述	新生儿高胆红素血症包括高未结合胆红素血症、高结合胆红素血症以及混合高胆红素血症，以高未结合胆红素血症最为常见

护理措施	体位	鸟巢式体位
	治疗护理	1. 光疗患儿注意观察精神状态、哭声、吸吮力、肌张力，判断有无急性胆红素脑病发生，密切观察患儿的体温、脉搏、呼吸状态等 2. 严密观察患儿黄疸变化：皮肤色泽、黄染部位、黄疸出现的时间、范围、程度变化，监测血清胆红素水平 3. 大小便颜色观察：警惕胆管阻塞性黄疸的发生 4. 皮肤护理：保持床单位整洁，皮肤瘙痒者注意清洁皮肤，修剪指甲，必要时手套保护，防止抓伤皮肤 5. 预防感染：注意保暖，防止呼吸道感染；观察脐部、臀部有无潜在感染灶，做好基础护理；加强手卫生，避免交叉感染
	饮食	1. 母乳优先，母乳不足时以配方奶补给，避免呛奶 2. 评估患儿饮入及体重增长情况等，加强喂养，观察有无腹胀、呕吐等情况

健康教育	1. 告知家属高胆红素血症的相关知识，取得治疗和护理的积极配合 2. 新生儿出生后应尽早频繁有效地吸吮母乳，促进胎便的排出，减少胆红素肠肝循环发生 3. 黄疸容易反复，出院后指导家属观察黄疸情况及精神状态等，做好门诊随访，发生胆红素脑病者，进行神经门诊随访 4. 针对性的健康教育：如 G-6-PD 缺陷引起的溶血者，避免进食蚕豆类食品、使用樟脑丸等；半乳糖血症患儿应限制乳类，改用豆浆、米粉等

（三）新生儿溶血病

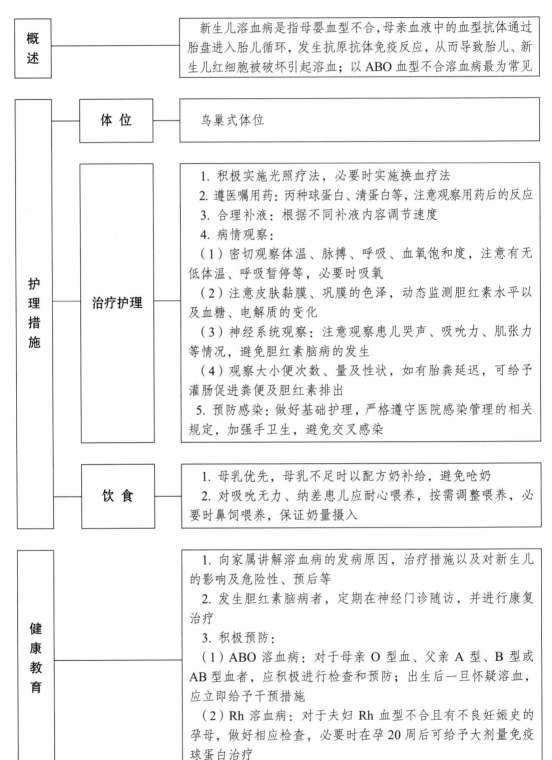

概述		新生儿溶血病是指母婴血型不合,母亲血液中的血型抗体通过胎盘进入胎儿循环,发生抗原抗体免疫反应,从而导致胎儿、新生儿红细胞被破坏引起溶血;以 ABO 血型不合溶血病最为常见
护理措施	**体 位**	鸟巢式体位
	治疗护理	1. 积极实施光照疗法,必要时实施换血疗法 2. 遵医嘱用药:丙种球蛋白、清蛋白等,注意观察用药后的反应 3. 合理补液:根据不同补液内容调节速度 4. 病情观察: （1）密切观察体温、脉搏、呼吸、血氧饱和度,注意有无低体温、呼吸暂停等,必要时吸氧 （2）注意皮肤黏膜、巩膜的色泽,动态监测胆红素水平以及血糖、电解质的变化 （3）神经系统观察:注意观察患儿哭声、吸吮力、肌张力等情况,避免胆红素脑病的发生 （4）观察大小便次数、量及性状,如有胎粪延迟,可给予灌肠促进粪便及胆红素排出 5. 预防感染:做好基础护理,严格遵守医院感染管理的相关规定,加强手卫生,避免交叉感染
	饮 食	1. 母乳优先,母乳不足时以配方奶补给,避免呛奶 2. 对吸吮无力、纳差患儿应耐心喂养,按需调整喂养,必要时鼻饲喂养,保证奶量摄入
健康教育		1. 向家属讲解溶血病的发病原因,治疗措施以及对新生儿的影响及危险性、预后等 2. 发生胆红素脑病者,定期在神经门诊随访,并进行康复治疗 3. 积极预防: （1）ABO 溶血病:对于母亲 O 型血、父亲 A 型、B 型或 AB 型血者,应积极进行检查和预防;出生后一旦怀疑溶血,应立即给予干预措施 （2）Rh 溶血病:对于夫妇 Rh 血型不合且有不良妊娠史的孕母,做好相应检查,必要时在孕 20 周后可给予大剂量免疫球蛋白治疗

（四）感染性腹泻

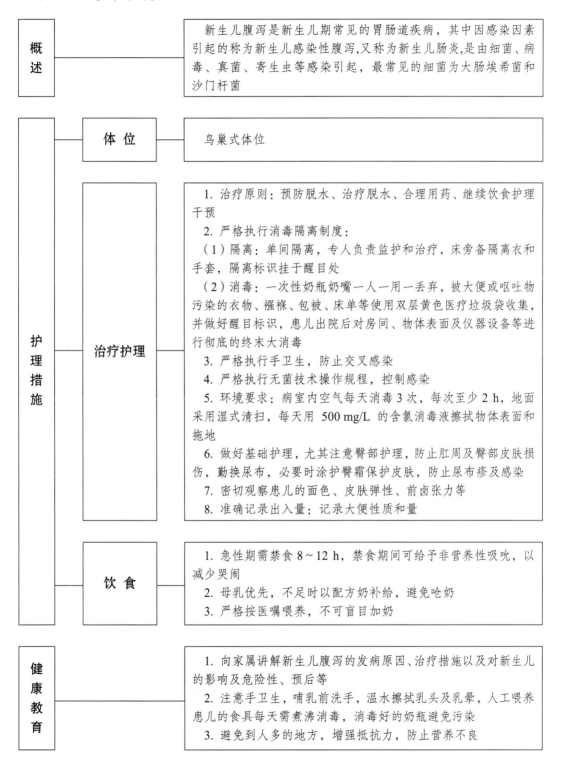

概述	新生儿腹泻是新生儿期常见的胃肠道疾病，其中因感染因素引起的称为新生儿感染性腹泻,又称为新生儿肠炎,是由细菌、病毒、真菌、寄生虫等感染引起，最常见的细菌为大肠埃希菌和沙门杆菌

护理措施	体 位	鸟巢式体位
	治疗护理	1. 治疗原则：预防脱水、治疗脱水、合理用药、继续饮食护理干预 2. 严格执行消毒隔离制度： （1）隔离：单间隔离，专人负责监护和治疗，床旁备隔离衣和手套，隔离标识挂于醒目处 （2）消毒：一次性奶瓶奶嘴一人一用一丢弃，被大便或呕吐物污染的衣物、褯褓、包被、床单等使用双层黄色医疗垃圾袋收集，并做好醒目标识，患儿出院后对房间、物体表面及仪器设备等进行彻底的终末大消毒 3. 严格执行手卫生，防止交叉感染 4. 严格执行无菌技术操作规程，控制感染 5. 环境要求：病室内空气每天消毒 3 次，每次至少 2 h，地面采用湿式清扫，每天用 500 mg/L 的含氯消毒液擦拭物体表面和拖地 6. 做好基础护理，尤其注意臀部护理，防止肛周及臀部皮肤损伤，勤换尿布，必要时涂护臀霜保护皮肤，防止尿布疹及感染 7. 密切观察患儿的面色、皮肤弹性、前卤张力等 8. 准确记录出入量：记录大便性质和量
	饮 食	1. 急性期需禁食 8~12 h，禁食期间可给予非营养性吸吮，以减少哭闹 2. 母乳优先，不足时以配方奶补给，避免呛奶 3. 严格按医嘱喂养，不可盲目加奶
健康教育		1. 向家属讲解新生儿腹泻的发病原因、治疗措施以及对新生儿的影响及危险性、预后等 2. 注意手卫生，哺乳前洗手，温水擦拭乳头及乳晕，人工喂养患儿的食具每天需煮沸消毒，消毒好的奶瓶避免污染 3. 避免到人多的地方，增强抵抗力，防止营养不良

（五）新生儿呼吸窘迫综合征

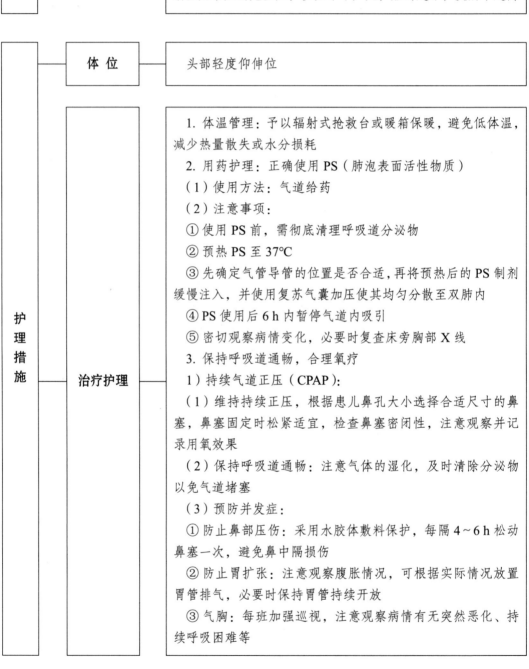

概述	新生儿呼吸窘迫综合征（RDS），又称新生儿肺透明膜病（HMD），是由于肺表面活性物质（PS）缺乏，导致新生儿出生后数小时出现呼吸窘迫，并呈进行性加重的临床综合征，是新生儿常见的危重症，多见于早产儿，胎龄越小，发病率越高

护理措施	体位	头部轻度仰伸位
	治疗护理	1. 体温管理：予以辐射式抢救台或暖箱保暖，避免低体温，减少热量散失或水分损耗 2. 用药护理：正确使用 PS（肺泡表面活性物质） （1）使用方法：气道给药 （2）注意事项： ① 使用 PS 前，需彻底清理呼吸道分泌物 ② 预热 PS 至 37℃ ③ 先确定气管导管的位置是否合适，再将预热后的 PS 制剂缓慢注入，并使用复苏气囊加压使其均匀分散至双肺内 ④ PS 使用后 6 h 内暂停气道内吸引 ⑤ 密切观察病情变化，必要时复查床旁胸部 X 线 3. 保持呼吸道通畅，合理氧疗 1）持续气道正压（CPAP）： （1）维持持续正压，根据患儿鼻孔大小选择合适尺寸的鼻塞，鼻塞固定时松紧适宜，检查鼻塞密闭性，注意观察并记录用氧效果 （2）保持呼吸道通畅：注意气体的湿化，及时清除分泌物以免气道堵塞 （3）预防并发症： ① 防止鼻部压伤：采用水胶体敷料保护，每隔 4~6 h 松动鼻塞一次，避免鼻中隔损伤 ② 防止胃扩张：注意观察腹胀情况，可根据实际情况放置胃管排气，必要时保持胃管持续开放 ③ 气胸：每班加强巡视，注意观察病情有无突然恶化、持续呼吸困难等

护理措施	治疗护理	2）机械通气： （1）气道管理：抬高床头，头部稍后仰，及时清除呼吸道分泌物，保持呼吸道通畅；定时翻身、拍背，翻身时保持患儿头、颈和肩在一条直线上，保持气道湿化，避免过度湿化或湿化不足 （2）气管导管的管理： ①防止非计划性拔管：气管导管插入后用胶布固定，X线定位确定导管尖端位置，并做好记录，每班交接导管长度、胶布有浸湿污染时随时更换，保持患儿安静，必要时可使用镇静剂，更换体位时避免牵拉导管 ②观察有无堵管的发生：出现呼吸机高压报警以及患儿烦躁、青紫、经皮氧饱和度下降时应警惕发生堵管 4.严密观察病情： （1）根据患儿血气结果调整呼吸机参数，尽量减少或避免低氧血症 （2）加强巡视，注意观察患儿意识、反应、肌张力以及有无惊厥、呼吸暂停情况发生，尽量减少刺激 （3）观察有无气漏的发生，患儿表现为青紫、经皮氧饱和度下降，同时伴有胸廓运动不对称，呼吸音不清楚等现象 （4）预防呼吸机相关性肺炎的发生：严格执行消毒隔离制度，落实手卫生，认真执行各项无菌技术操作，抬高床头，加强口腔护理，做好呼吸机管路护理 5.加强基础护理，预防压力性损伤的发生，做好保暖，维持体温正常
	饮食	1.早期全肠外营养加肠内营养 2.吸吮无力患儿应早期训练吸吮功能，按需调整喂养，必要时鼻饲喂养，保证奶量摄入 4.吸吮良好的患儿母乳喂养优先，不足时予以配方奶补给，避免呛奶
健康教育		1.向家属讲解呼吸窘迫综合征的发病原因，阐明治疗过程、病情进展以及疾病预后，以减轻家长焦虑程度 2.向家长解释机械通气对疾病治疗的必要性，减少家长的恐惧心理，争取其密切配合

第十章　眼、耳鼻咽喉头颈、口腔科护理常规

第一节　眼科护理常规

一、眼科一般护理

术前护理	执行眼科手术术前一般护理常规
	全身状况准备：血压、血糖、心脏及肝肾功能的情况是否稳定
	常规检查及眼科专科辅助检查：了解眼科疾病程度、重要脏器功能
	心理护理、术前注视训练及呼吸训练
	术眼准备：滴抗生素眼药、冲洗泪道和结膜囊、术眼标记

术后护理	执行眼科手术术后一般护理常规
	1. 手术情况：麻醉及手术方式、术中情况 2. 身体状况：术后生命体征、术眼敷料情况 3. 患者心理和认知状况 4. 安全评估：预防跌倒坠床及误吸、烫伤等
	防治感染，正确使用眼药水护理：及时更换术眼敷料。注意按无菌操作点眼药水
	基础护理、疼痛护理、心理护理
	根据病情进行饮食指导
	术后适当活动、预防感冒、避免脏水入眼、禁止用手揉眼、保持大便通畅、按时用药、定期眼科门诊复查

二、眼科专病护理

（一）视网膜静脉阻塞

护理评估	1.健康史：了解家庭史，有无高血压、糖尿病、动脉粥样硬化、心脏病，有无嗜酒、使用雌激素、全身脱水等发病的危险因素 2. 身体状况：营养状况、血糖、血压 3. 辅助检查：眼底荧光素血管造影（FFA），视野检查 4. 患者及家属对疾病的认知

护理措施	1. 心理护理：帮助患者和家属调节心理状态，帮助建立战胜疾病的信心 2. 饮食护理：低脂肪、低胆固醇、清淡、易消化食物 3. 观察视力变化，观察药物反应，积极治疗全身疾病 4. 防治感染：保持患眼清洁，点眼药严格手卫生及无菌操作

健康教育	1. 休息：避免精神、体力过度疲劳，避免情绪过度刺激 2. 饮食：少食辛辣食物，戒烟、酒 3. 复查：每3~6个月复查一次，一只眼已患病，应检查另一只眼，积极治疗全身疾病，控制血糖、血压

（二）视网膜动脉阻塞

护理评估	1. 健康史：了解家庭史，有无高血压、糖尿病、动脉粥样硬化、心脏病，有无视力一过性丧失但自行恢复的病史 2. 身体状况：有无突然发生一只眼无痛性视力丧失，瞳孔有无散大，直接间接光反射是否存在 3. 辅助检查：眼底荧光素血管造影（FFA）、视野检查 4. 患者及家属对疾病的认知

护理措施	1. 心理护理：帮助患者和家属调节心理状态，帮助建立战胜疾病的信心 2. 饮食护理：低脂肪、低胆固醇、清淡、易消化食物 3. 急救护理：吸氧，降眼压，降血压，改善微循环 4. 观察视力变化，观察药物反应，积极治疗全身疾病

健康教育	1. 休息：避免精神、体力过度疲劳，避免情绪过度刺激 2. 饮食：少食辛辣食物，戒烟、酒 3. 复查：每3~6个月复查一次，一只眼已患病，应检查另一只眼，积极治疗全身疾病，控制血糖、血压

（三）视神经炎

护理评估	1. 健康史：患者是否有视网膜静脉周围炎、高血压、血液病、糖尿病等病史 2. 身体状况：自觉眼前有大小不等、形状不一的黑影飘动 3. 根据原发病不同，可有程度不等的视力障碍或无视力障碍 4. 辅助检查：血液检查、眼科专科检查 5. 患者及家属对疾病的认知

护理措施	1. 心理护理：急性期患者易出现焦虑情绪，须做好心理疏导，帮助建立战胜疾病的信心 2. 饮食护理：给予清淡、易消化、富含维生素的饮食，忌辛辣刺激性食物 3. 用药护理：遵医嘱按时服用口服药物，使用糖皮质激素的患者按糖尿病饮食及作息要求控制血糖，监测血糖，加强口服激素类药物后不良反应的健康宣教 4. 观察视力变化，观察药物反应，积极治疗全身疾病

健康教育	1. 遵医嘱口服糖皮质激素，不能随意调整剂量或停药 2. 少食辛辣食物，营养均衡，多吃高蛋白及维生素丰富的食品，戒烟、酒 3. 加强身体锻炼，增强机体抵抗力；养成良好的生活习惯 4. 遵医嘱眼科按时复查

（四）玻璃体积血

护理评估

1. 健康史：患者是否有视网膜静脉周围炎、高血压、血液病、糖尿病等病史
2. 身体状况：自觉眼前有大小不等、形状不一的黑影飘动。根据原发病不同，可有程度不等的视力障碍或无视力障碍
3. 辅助检查：血液检查、眼科专科检查
4. 患者及家属对疾病的认知
5. 病情评估：玻璃体积血进展，了解患者视力、眼压等情况

护理措施

1. 心理护理：讲解玻璃体积血的相关知识，消除因对疾病的无知导致的心理压力，帮助建立战胜疾病的信心
2. 体位护理：绝对安静卧床休息，安置半卧位。眼内注入硅油的患者，在硅油未取出前保持俯卧位（脸朝下即可），也可根据医生要求改变卧位，眼内注入气体或硅油的患者尽量避免坐飞机
3. 眼部护理：给予双眼包扎以限制眼球运动，减少出血。指导患者眼部热敷方法，促进积血吸收；需要手术治疗患者，按玻璃体切割术护理
3. 饮食护理：给予清淡易消化食物，保持大便通畅，以免腹压增加，加重出血
4. 用药护理：遵医嘱给予相应药物，减少继续出血；按时点眼药水

健康教育

1. 饮食：给予清淡易消化食物，保持大便通畅；少食辛辣食物，营养均衡，戒烟、酒
2. 运动：根据病情要求，患者卧床或适当下床活动，减少头部活动，避免损害眼球组织影响手术后视力恢复
3. 护眼：避免碰撞术眼，勿过度用眼，注意用眼卫生，勿揉搓双眼，不在暗处逗留过久
4. 复查：糖尿病患者应注意监测血糖的变化，定期复查，出院后如发现眼睛剧烈胀痛，请立即就医

（五）真菌性角膜溃疡

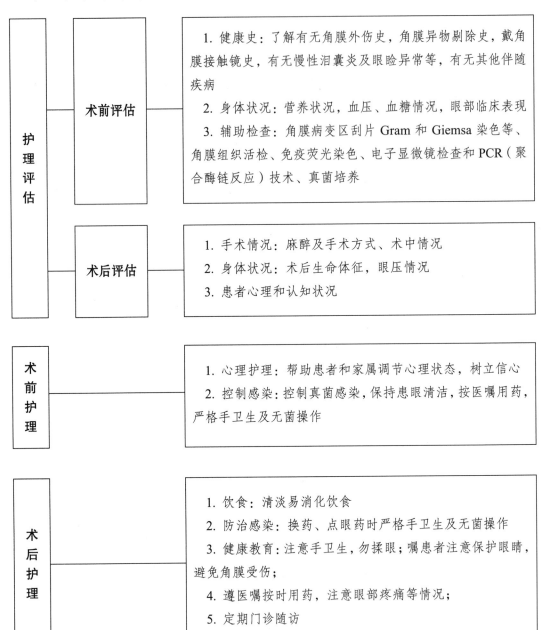

护理评估

术前评估
1. 健康史：了解有无角膜外伤史，角膜异物剔除史，戴角膜接触镜史，有无慢性泪囊炎及眼睑异常等，有无其他伴随疾病
2. 身体状况：营养状况，血压、血糖情况，眼部临床表现
3. 辅助检查：角膜病变区刮片 Gram 和 Giemsa 染色等、角膜组织活检、免疫荧光染色、电子显微镜检查和 PCR（聚合酶链反应）技术、真菌培养

术后评估
1. 手术情况：麻醉及手术方式、术中情况
2. 身体状况：术后生命体征，眼压情况
3. 患者心理和认知状况

术前护理
1. 心理护理：帮助患者和家属调节心理状态，树立信心
2. 控制感染：控制真菌感染，保持患眼清洁，按医嘱用药，严格手卫生及无菌操作

术后护理
1. 饮食：清淡易消化饮食
2. 防治感染：换药、点眼药时严格手卫生及无菌操作
3. 健康教育：注意手卫生，勿揉眼；嘱患者注意保护眼睛，避免角膜受伤；
4. 遵医嘱按时用药，注意眼部疼痛等情况；
5. 定期门诊随访

（六）眼球穿通伤

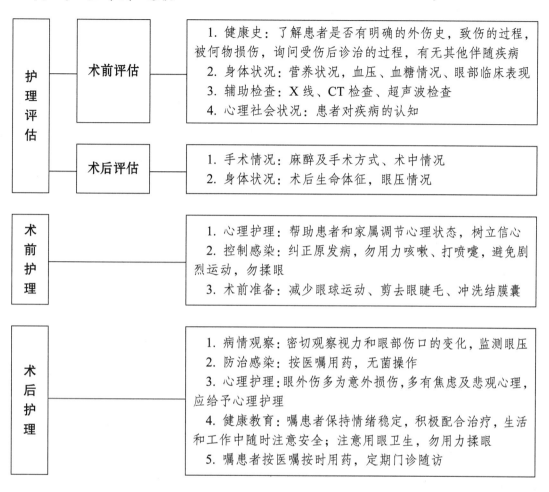

护理评估

术前评估
1. 健康史：了解患者是否有明确的外伤史，致伤的过程，被何物损伤，询问受伤后诊治的过程，有无其他伴随疾病
2. 身体状况：营养状况，血压、血糖情况、眼部临床表现
3. 辅助检查：X线、CT检查、超声波检查
4. 心理社会状况：患者对疾病的认知

术后评估
1. 手术情况：麻醉及手术方式、术中情况
2. 身体状况：术后生命体征，眼压情况

术前护理
1. 心理护理：帮助患者和家属调节心理状态，树立信心
2. 控制感染：纠正原发病，勿用力咳嗽、打喷嚏，避免剧烈运动，勿揉眼
3. 术前准备：减少眼球运动、剪去眼睫毛、冲洗结膜囊

术后护理
1. 病情观察：密切观察视力和眼部伤口的变化，监测眼压
2. 防治感染：按医嘱用药，无菌操作
3. 心理护理：眼外伤多为意外损伤，多有焦虑及悲观心理，应给予心理护理
4. 健康教育：嘱患者保持情绪稳定，积极配合治疗，生活和工作中随时注意安全；注意用眼卫生，勿用力揉眼
5. 嘱患者按医嘱按时用药，定期门诊随访

（七）青光眼

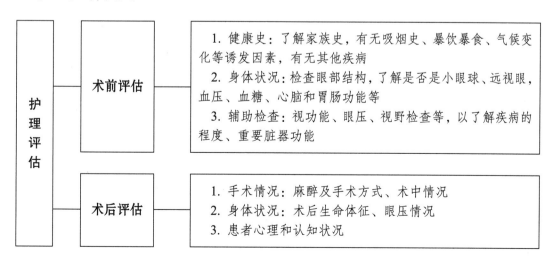

护理评估

术前评估
1. 健康史：了解家族史，有无吸烟史、暴饮暴食、气候变化等诱发因素，有无其他疾病
2. 身体状况：检查眼部结构，了解是否是小眼球、远视眼，血压、血糖、心脑和胃肠功能等
3. 辅助检查：视功能、眼压、视野检查等，以了解疾病的程度、重要脏器功能

术后评估
1. 手术情况：麻醉及手术方式、术中情况
2. 身体状况：术后生命体征、眼压情况
3. 患者心理和认知状况

术前护理	1. 心理护理：帮助患者和家属调节心理状态，树立信心 2. 控制感染：纠正原发病，勿用力咳嗽、打喷嚏，避免剧烈运动，勿揉眼 3. 术前准备：减少眼球运动、剪去眼睫毛、冲洗结膜囊
术后护理	1. 病情观察：密切观察视力和眼部伤口的变化，监测眼压 2. 防治感染：按医嘱用药，无菌操作 3. 心理护理：眼外伤多为意外损伤，多有焦虑及悲观心理，应给予心理护理 4. 健康教育：嘱患者保持情绪稳定，积极配合治疗，生活和工作中随时注意安全；注意用眼卫生，勿用力揉眼 5. 嘱患者按医嘱按时用药，定期门诊随访

（八）白内障

护理评估	术前评估	1. 健康史：了解患者视力下降的时间、程度、发展的速度和治疗经过等；了解患者有无糖尿病、高血压、心血管疾病和家族史等 2. 身体状况：血压、血糖、心及肾的情况是否正常稳定，与白内障是否相关，是否影响白内障手术 3. 辅助检查：了解疾病程度、重要脏器功能
	术后评估	1. 手术情况：麻醉及手术方式、术中情况 2. 身体状况：术后生命体征，术眼敷料情况 3. 患者心理和认知状况

术前护理	1. 介绍手术时机和手术方法 2. 心理护理：帮助患者和家属调节心理状态，树立信心 3. 生活护理：为患者提供帮助
术后护理	1. 防治感染：及时更换术眼敷料，点眼药水，注意无菌操作 2. 病情观察：注意视力、眼压，观察术后并发症，如出血、眼压升高、眼内炎等 3. 健康教育：术后适当活动，避免低头弯腰、提重物；预防感冒，避免咳嗽、打喷嚏，避免脏水入眼，禁止用手揉眼；饮食宜清淡，保持大便通畅；定期门诊复查

（九）泪囊炎

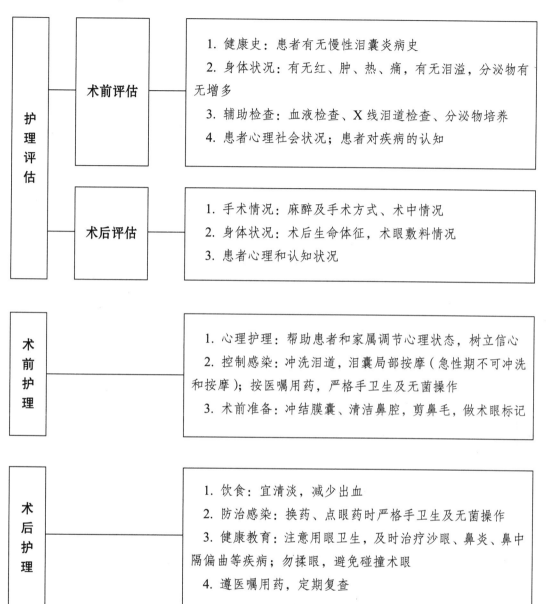

护理评估

术前评估
1. 健康史：患者有无慢性泪囊炎病史
2. 身体状况：有无红、肿、热、痛，有无泪溢，分泌物有无增多
3. 辅助检查：血液检查、X线泪道检查、分泌物培养
4. 患者心理社会状况；患者对疾病的认知

术后评估
1. 手术情况：麻醉及手术方式、术中情况
2. 身体状况：术后生命体征，术眼敷料情况
3. 患者心理和认知状况

术前护理
1. 心理护理：帮助患者和家属调节心理状态，树立信心
2. 控制感染：冲洗泪道，泪囊局部按摩（急性期不可冲洗和按摩）；按医嘱用药，严格手卫生及无菌操作
3. 术前准备：冲结膜囊、清洁鼻腔，剪鼻毛，做术眼标记

术后护理
1. 饮食：宜清淡，减少出血
2. 防治感染：换药、点眼药时严格手卫生及无菌操作
3. 健康教育：注意用眼卫生，及时治疗沙眼、鼻炎、鼻中隔偏曲等疾病；勿揉眼，避免碰撞术眼
4. 遵医嘱用药，定期复查

（十）翼状胬肉

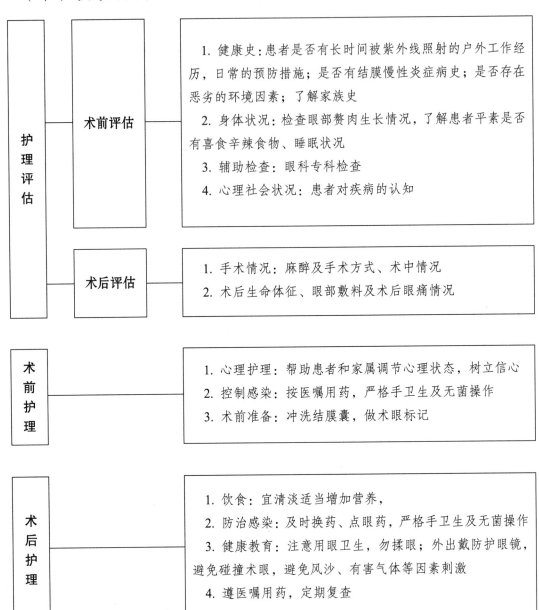

护理评估

术前评估

1. 健康史：患者是否有长时间被紫外线照射的户外工作经历，日常的预防措施；是否有结膜慢性炎症病史；是否存在恶劣的环境因素；了解家族史
2. 身体状况：检查眼部胬肉生长情况，了解患者平素是否有喜食辛辣食物、睡眠状况
3. 辅助检查：眼科专科检查
4. 心理社会状况：患者对疾病的认知

术后评估

1. 手术情况：麻醉及手术方式、术中情况
2. 术后生命体征、眼部敷料及术后眼痛情况

术前护理

1. 心理护理：帮助患者和家属调节心理状态，树立信心
2. 控制感染：按医嘱用药，严格手卫生及无菌操作
3. 术前准备：冲洗结膜囊，做术眼标记

术后护理

1. 饮食：宜清淡适当增加营养，
2. 防治感染：及时换药、点眼药，严格手卫生及无菌操作
3. 健康教育：注意用眼卫生，勿揉眼；外出戴防护眼镜，避免碰撞术眼，避免风沙、有害气体等因素刺激
4. 遵医嘱用药，定期复查

三、眼科操作技术

（一）结膜囊冲洗术

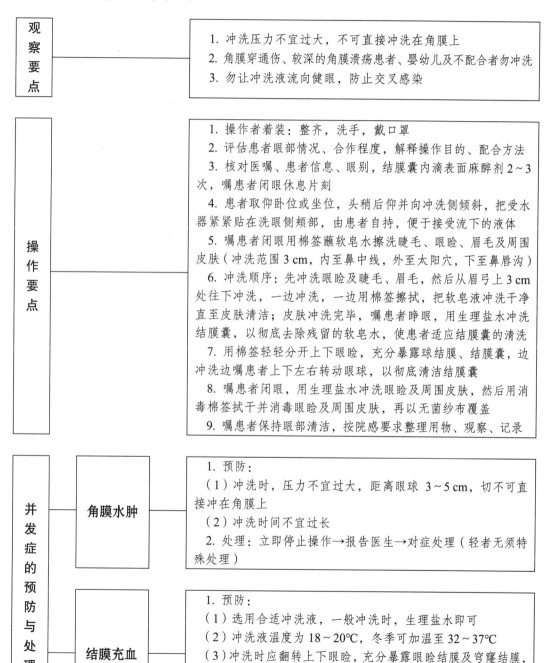

观察要点		1. 冲洗压力不宜过大，不可直接冲洗在角膜上 2. 角膜穿通伤、较深的角膜溃疡患者、婴幼儿及不配合者勿冲洗 3. 勿让冲洗液流向健眼，防止交叉感染
操作要点		1. 操作者着装：整齐，洗手，戴口罩 2. 评估患者眼部情况、合作程度，解释操作目的、配合方法 3. 核对医嘱、患者信息、眼别，结膜囊内滴表面麻醉剂 2～3 次，嘱患者闭眼休息片刻 4. 患者取仰卧位或坐位，头稍后仰并向冲洗侧倾斜，把受水器紧紧贴在洗眼侧颊部，由患者自持，便于接受流下的液体 5. 嘱患者闭眼用棉签蘸软皂水擦洗睫毛、眼睑、眉毛及周围皮肤（冲洗范围 3 cm，内至鼻中线，外至太阳穴，下至鼻唇沟） 6. 冲洗顺序：先冲洗眼睑及睫毛、眉毛，然后从眉弓上 3 cm 处往下冲洗，一边冲洗，一边用棉签擦拭，把软皂液冲洗干净直至皮肤清洁；皮肤冲洗完毕，嘱患者睁眼，用生理盐水冲洗结膜囊，以彻底去除残留的软皂水，使患者适应结膜的清洗 7. 用棉签轻轻分开上下眼睑，充分暴露球结膜、结膜囊，边冲洗边嘱患者上下左右转动眼球，以彻底清洁结膜囊 8. 嘱患者闭眼，用生理盐水冲洗眼睑及周围皮肤，然后用消毒棉签拭干并消毒眼睑及周围皮肤，再以无菌纱布覆盖 9. 嘱患者保持眼部清洁，按院感要求整理用物、观察、记录
并发症的预防与处理	角膜水肿	1. 预防： （1）冲洗时，压力不宜过大，距离眼球 3～5 cm，切不可直接冲在角膜上 （2）冲洗时间不宜过长 2. 处理：立即停止操作→报告医生→对症处理（轻者无须特殊处理）
	结膜充血	1. 预防： （1）选用合适冲洗液，一般冲洗时，生理盐水即可 （2）冲洗液温度为 18～20℃，冬季可加温至 32～37℃ （3）冲洗时应翻转上下眼睑，充分暴露眼睑结膜及穹窿结膜，避免冲洗液残留于结膜囊内 2. 处理：立即停止操作→报告医生→对症处理（轻者无须特殊处理）

（二）泪道冲洗术

观察要点	1. 推注冲洗液时患者自觉有液体流入咽部表示泪道通畅 2. 泪点狭小者，先用泪点扩张器扩大泪点再进行冲洗 3. 进针遇到阻力时，不可暴力推进，以防损伤泪道
操作要点	1. 操作者着装：整齐，洗手，戴口罩 2. 评估患者眼部情况、合作程度，解释操作目的、配合方法 3. 核对医嘱、患者信息、眼别，结膜囊内滴表面麻醉剂 2~3 次，嘱患者闭眼休息片刻 4. 患者取仰卧位或靠背坐位，操作者以棉签挤压泪囊区，排除泪囊内的积液、积脓 5. 头部固定，叮嘱患者冲洗时不要转动眼球，向上注视，根据医嘱抽取冲洗液 6. 操作者右手持泪道冲洗器，左手持消毒棉签拉开下眼睑，暴露下泪点把针头垂直插入下泪点 1~2 mm，然后转为水平方向向鼻侧进入泪小管内 3~5 mm，将冲洗液缓缓注入泪道 7. 询问患者有无液体流入鼻腔或咽部，同时观察泪点处有无液体或分泌物反流，量的多少，分泌物的性质，推注冲洗液时有无阻力，用以判断泪道通畅情况 8. 冲洗完毕；直接退出针头，用棉签擦干流出的液体及分泌物 9. 嘱患者保持眼部清洁，按院感要求整理用物、观察、记录
泪道通畅情况的判断	1. 推注冲洗液时患者自觉有液体流入咽部表示泪道通畅 2. 冲洗时有阻力感觉，要用力加压才有少量液体流到鼻腔或咽部，通而不畅，上泪点也有液体反流，为鼻泪管狭窄 3. 从下泪小管冲洗，能碰到骨壁，液体从上泪点反流，鼻腔及咽部无水，为鼻泪管阻塞。冲洗时如伴有大量黏液或脓性分泌物，则表示有慢性泪囊炎 4. 当冲洗针头插入下泪点转向水平方向进针时有阻力，针头碰不到骨壁，推进冲洗液时阻力大，液体从下泪点反流，但自上泪点冲洗时，泪道通畅，为下泪小管阻塞 5. 从下泪小管冲洗，针头碰不到骨壁，水从上泪点射出阻力大，鼻腔及咽部无水，为泪总管阻塞

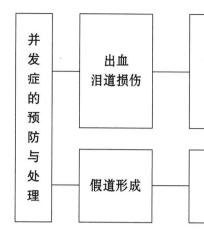

并发症的预防与处理	出血泪道损伤	1. 预防： （1）冲洗时，动作应轻、巧、稳、准 （2）婴幼儿冲洗时，应妥善固定头部，以确保安全 2. 处理：立即停止操作→报告医生→对症处理
	假道形成	1. 预防：进针如遇阻力，不可强行推进 2. 处理：立即停止操作→报告医生→对症处理

（三）睑板腺按摩术

观察要点	1. 遇到不配合的患者，暂停片刻，不可强行操作，避免角膜上皮损伤 2. 对于机械性疼痛，严格按照表面麻醉剂起效时间再操作，以减轻患者疼痛 3. 切勿随意转动眼球及眨眼，以防角膜、结膜的划伤 4. 睑板腺按摩后患者 30 min 内不要揉眼，以免引起角膜内皮损伤
操作要点	1. 操作者着装整齐、洗手、戴口罩；评估患者眼部情况、合作程度，解释操作目的、配合方法 2. 核对医嘱、患者信息、眼别，结膜囊内滴表面麻醉剂2～3次，嘱患者闭眼休息片刻 3. 患者取仰卧位，头稍后仰，在睑板腺上涂抗生素眼药膏 4. 嘱患者向所按睑板相反方向注视，睑板腺板一端轻轻放入眼睑内，在皮肤与睑板腺接触处垫上纱布，向下按压睑板腺使睑板腺板将眼睑撑起，用棉签从睑缘下方向睑缘处进行挤压按摩，将潴留于导管内的分泌物挤压出，使睑板通畅 5. 按摩后取出睑板腺板，滴抗生素滴眼液 6. 观察操作后患者反应：睑板腺按摩后患者 30 min 内不要揉眼，以免引起角膜内皮擦伤 7. 嘱患者保持眼部清洁，按院感要求整理用物、观察、记录

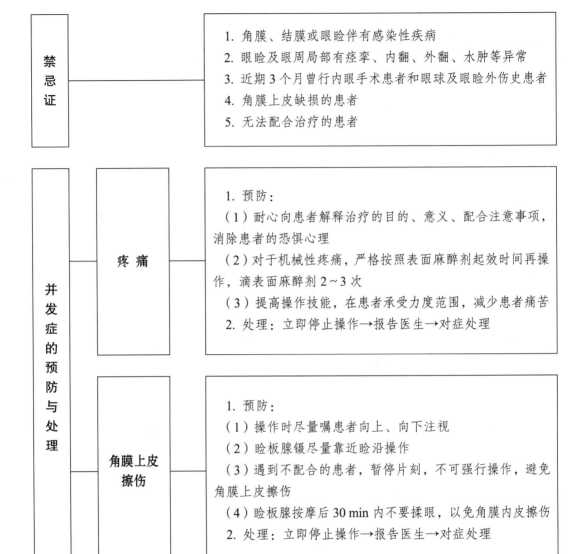

禁忌证	1. 角膜、结膜或眼睑伴有感染性疾病 2. 眼睑及眼周局部有痉挛、内翻、外翻、水肿等异常 3. 近期 3 个月曾行内眼手术患者和眼球及眼睑外伤史患者 4. 角膜上皮缺损的患者 5. 无法配合治疗的患者
并发症的预防与处理	**疼痛**
	1. 预防： （1）耐心向患者解释治疗的目的、意义、配合注意事项，消除患者的恐惧心理 （2）对于机械性疼痛，严格按照表面麻醉剂起效时间再操作，滴表面麻醉剂 2~3 次 （3）提高操作技能，在患者承受力度范围，减少患者痛苦 2. 处理：立即停止操作→报告医生→对症处理
	角膜上皮擦伤
	1. 预防： （1）操作时尽量嘱患者向上、向下注视 （2）睑板腺镊尽量靠近睑沿操作 （3）遇到不配合的患者，暂停片刻，不可强行操作，避免角膜上皮擦伤 （4）睑板腺按摩后 30 min 内不要揉眼，以免角膜内皮擦伤 2. 处理：立即停止操作→报告医生→对症处理

（四）滴眼药水

观察要点	1. 眼药水不要直接滴在角膜上，瓶口勿触及眼睑及睫毛，以免污染 2. 勿压迫眼球，特别是对角膜溃疡、眼球穿通伤及手术后患者 3. 滴药后即刻按压泪囊区 2~3 min，以免经泪道流入鼻腔吸收，引起中毒反应

操作要点		1. 操作者着装整齐、洗手、戴口罩；评估患者眼部情况、合作程度；解释操作目的、配合方法、药物作用及副作用 2. 核对医嘱，确认患者信息、眼别；检查眼药的质量、有效期，准备棉签 3. 患者取仰坐位（头稍后仰）或仰卧位，用消毒棉签擦去患眼分泌物 4. 嘱患者向头顶方向注视，用食指和拇指或消毒棉签拉开患者下眼睑，充分暴露下结膜囊，将眼液滴入下结膜囊内 5. 嘱患者轻闭眼 3~5 min，用消毒棉签压迫泪囊区 2~3 min，每次两种药之间间隔 5~10 min；先滴眼药水后涂眼膏，先滴健眼再滴患眼；眼药瓶口距离眼部 2~3 cm，以防药液被污染 6. 协助患者取舒适体位，观察用药后反应 7. 嘱患者保持眼部清洁，按院感要求整理用物、观察、记录
并发症的预防与处理	过敏反应	1. 预防：点药前仔细阅读说明书，点药前做好查对，询问相关药物性过敏史。 2. 处理：立即停止操作→报告医生遵医嘱对症用药→多饮水促进代谢
	毒性反应	1. 预防：用药后嘱患者闭目 3~5 min，用消毒棉签压迫泪囊区 2~3 min 2. 处理：立即停止操作→报告医生对症处理→多饮水促进代谢
	激素性青光眼	1. 预防：避免长期使用激素类眼药水或眼膏，关注眼压变化 2. 处理：立即停药→报告医生对症处理→遵医嘱行降眼压治疗
	刺痛	1. 预防：遵医嘱合理用药，尽量选择含防腐剂较少的眼液 2. 处理：报告医生→查找原因→必要时更换眼液品种

四、眼科日间手术离院标准化体系

一级指标	二级指标	三级指标	重要性程度				
			5	4	3	2	1
一、个人状态	1. 生命体征	体温、脉搏、呼吸、血压、血氧饱和度、意识	☐	☐	☐	☐	☐
	2. 眼部评估	疼痛评估	☐	☐	☐	☐	☐
		术眼评估	☐	☐	☐	☐	☐
		对侧眼视力	☐	☐	☐	☐	☐
	3. 活动能力	是否步态平稳、是否需要搀扶、是否完全不能行走	☐	☐	☐	☐	☐
	4. 麻醉相关	是否有胃肠道反应（恶心、呕吐）	☐	☐	☐	☐	☐
		是否有呛咳	☐	☐	☐	☐	☐
		是否有声音嘶哑	☐	☐	☐	☐	☐
		是否排小便	☐	☐	☐	☐	☐
		气道管理方式（气管插管，喉罩通气，面罩通气，吸氧）	☐	☐	☐	☐	☐
	5. 饮食评估	是否正常饮食	☐	☐	☐	☐	☐
	6. 心理评估	是否做好出院准备	☐	☐	☐	☐	☐
二、知识储备	1. 生活相关知识	是否知晓饮食要求	☐	☐	☐	☐	☐
		是否知晓日常运动范畴	☐	☐	☐	☐	☐
		是否知晓促进睡眠方法	☐	☐	☐	☐	☐
		是否知晓心理调试方式	☐	☐	☐	☐	☐
	2. 疾病相关知识	是否掌握正确滴眼方法	☐	☐	☐	☐	☐
		是否知晓正确用眼药频次	☐	☐	☐	☐	☐
		是否知晓眼药正确的保存方式	☐	☐	☐	☐	☐
		是否掌握眼部日常防护方法	☐	☐	☐	☐	☐
		是否掌握眼科特殊体位摆放	☐	☐	☐	☐	☐
		是否掌握滤过泡按摩手法	☐	☐	☐	☐	☐
三、预期支持	1. 家庭因素	家庭环境（独居/与照顾者居住）	☐	☐	☐	☐	☐
		家庭照护能力（照顾者生理状态，照顾者应对能力，获取医疗信息能力，照顾者依从性）	☐	☐	☐	☐	☐
		交通工具准备情况	☐	☐	☐	☐	☐
	2. 社会因素	居住地医疗资源能否满足后续复查和治疗的需求	☐	☐	☐	☐	☐
四、应对能力	1. 随访认知	是否掌握门诊随访频次	☐	☐	☐	☐	☐
		是否掌握门诊随访时机	☐	☐	☐	☐	☐
	2. 识别能力	是否能正确识别并发症、能及时门诊就诊	☐	☐	☐	☐	☐
		是否能正确判断急症情况、急诊就诊	☐	☐	☐	☐	☐

第二节　耳鼻咽喉科护理常规

一、耳鼻咽喉头颈外科一般护理

术前护理	协助做好各种常规检查
	告知患者手术注意事项，教会患者正确漱口方式、床上便器的使用
	禁烟、酒及刺激性食物，全麻者术前禁食8h、禁饮6h
	术前备皮、术中用物及用药准备，关注术晨相关药物（高血压等）的服用情况

术后护理	1. 与麻醉师或手术室护士交接 2. 根据不同手术方式和部位选择合适的体位 3. 遵医嘱安置心电监护仪、吸氧 4. 观察伤口渗血情况（通过切口敷料渗透、患者吐出口中分泌物观察）
	呼吸道护理
	合理使用药物，观察用药效果及副作用
	基础护理、疼痛护理、心理护理、根据病情进行饮食指导
	鼓励患者术后早期活动，锻炼术侧肩关节及手臂抬举运动，踝泵运动及早期下床活动，预防下肢深静脉血栓

二、耳鼻咽喉头颈外科专病护理

（一）鼻内镜术

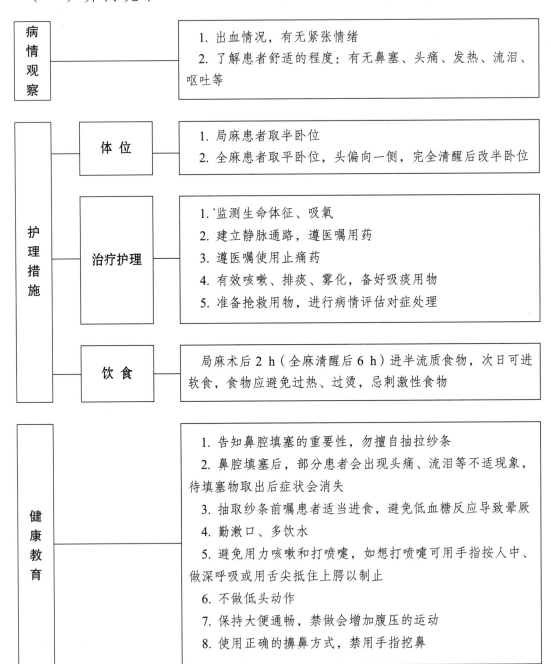

病情观察		1. 出血情况，有无紧张情绪 2. 了解患者舒适的程度：有无鼻塞、头痛、发热、流泪、呕吐等
护理措施	体位	1. 局麻患者取半卧位 2. 全麻患者取平卧位，头偏向一侧，完全清醒后改半卧位
	治疗护理	1. 监测生命体征、吸氧 2. 建立静脉通路，遵医嘱用药 3. 遵医嘱使用止痛药 4. 有效咳嗽、排痰、雾化，备好吸痰用物 5. 准备抢救用物，进行病情评估对症处理
	饮食	局麻术后 2 h（全麻清醒后 6 h）进半流质食物，次日可进软食，食物应避免过热、过烫，忌刺激性食物
健康教育		1. 告知鼻腔填塞的重要性，勿擅自抽拉纱条 2. 鼻腔填塞后，部分患者会出现头痛、流泪等不适现象，待填塞物取出后症状会消失 3. 抽取纱条前嘱患者适当进食，避免低血糖反应导致晕厥 4. 勤漱口、多饮水 5. 避免用力咳嗽和打喷嚏，如想打喷嚏可用手指按人中、做深呼吸或用舌尖抵住上腭以制止 6. 不做低头动作 7. 保持大便通畅，禁做会增加腹压的运动 8. 使用正确的擤鼻方式，禁用手指挖鼻

（二）扁桃体手术

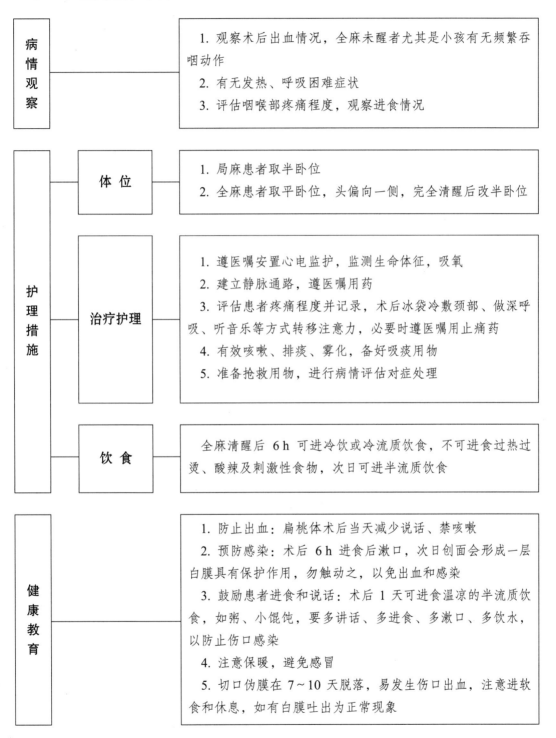

病情观察		1. 观察术后出血情况，全麻未醒者尤其是小孩有无频繁吞咽动作 2. 有无发热、呼吸困难症状 3. 评估咽喉部疼痛程度，观察进食情况
护理措施	体位	1. 局麻患者取半卧位 2. 全麻患者取平卧位，头偏向一侧，完全清醒后改半卧位
	治疗护理	1. 遵医嘱安置心电监护，监测生命体征，吸氧 2. 建立静脉通路，遵医嘱用药 3. 评估患者疼痛程度并记录，术后冰袋冷敷颈部、做深呼吸、听音乐等方式转移注意力，必要时遵医嘱用止痛药 4. 有效咳嗽、排痰、雾化，备好吸痰用物 5. 准备抢救用物，进行病情评估对症处理
	饮食	全麻清醒后 6 h 可进冷饮或冷流质饮食，不可进食过热过烫、酸辣及刺激性食物，次日可进半流质饮食
健康教育		1. 防止出血：扁桃体术后当天减少说话、禁咳嗽 2. 预防感染：术后 6 h 进食后漱口，次日创面会形成一层白膜具有保护作用，勿触动之，以免出血和感染 3. 鼓励患者进食和说话：术后 1 天可进食温凉的半流质饮食，如粥、小馄饨，要多讲话、多进食、多漱口、多饮水，以防止伤口感染 4. 注意保暖，避免感冒 5. 切口伪膜在 7~10 天脱落，易发生伤口出血，注意进软食和休息，如有白膜吐出为正常现象

（三）声带息肉手术

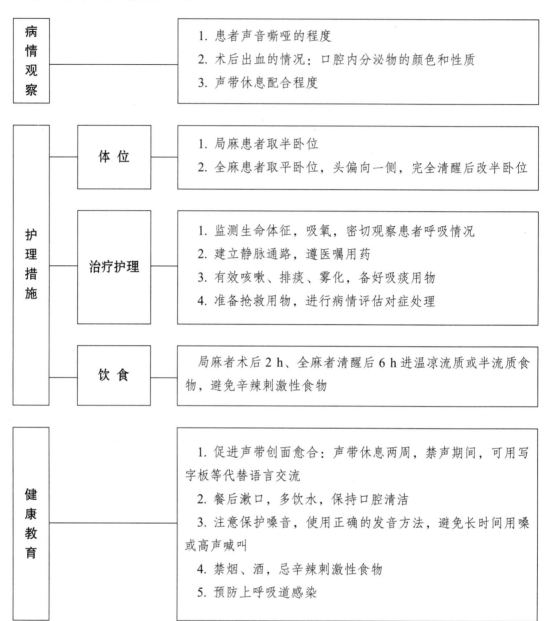

病情观察		1. 患者声音嘶哑的程度 2. 术后出血的情况：口腔内分泌物的颜色和性质 3. 声带休息配合程度
护理措施	体位	1. 局麻患者取半卧位 2. 全麻患者取平卧位，头偏向一侧，完全清醒后改半卧位
	治疗护理	1. 监测生命体征，吸氧，密切观察患者呼吸情况 2. 建立静脉通路，遵医嘱用药 3. 有效咳嗽、排痰、雾化，备好吸痰用物 4. 准备抢救用物，进行病情评估对症处理
	饮食	局麻者术后 2 h、全麻者清醒后 6 h 进温凉流质或半流质食物，避免辛辣刺激性食物
健康教育		1. 促进声带创面愈合：声带休息两周，禁声期间，可用写字板等代替语言交流 2. 餐后漱口，多饮水，保持口腔清洁 3. 注意保护嗓音，使用正确的发音方法，避免长时间用嗓或高声喊叫 4. 禁烟、酒，忌辛辣刺激性食物 5. 预防上呼吸道感染

（四）急性会厌炎

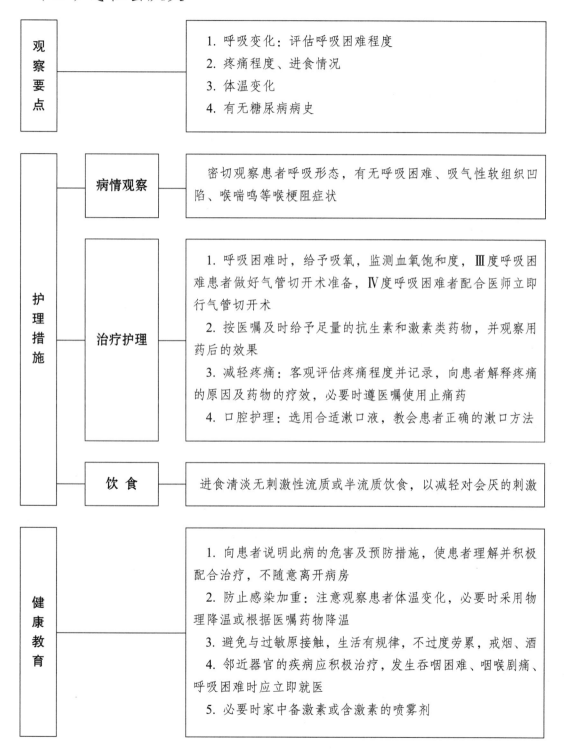

观察要点		1. 呼吸变化：评估呼吸困难程度 2. 疼痛程度、进食情况 3. 体温变化 4. 有无糖尿病病史
护理措施	病情观察	密切观察患者呼吸形态，有无呼吸困难、吸气性软组织凹陷、喉喘鸣等喉梗阻症状
	治疗护理	1. 呼吸困难时，给予吸氧，监测血氧饱和度，Ⅲ度呼吸困难患者做好气管切开术准备，Ⅳ度呼吸困难者配合医师立即行气管切开术 2. 按医嘱及时给予足量的抗生素和激素类药物，并观察用药后的效果 3. 减轻疼痛：客观评估疼痛程度并记录，向患者解释疼痛的原因及药物的疗效，必要时遵医嘱使用止痛药 4. 口腔护理：选用合适漱口液，教会患者正确的漱口方法
	饮食	进食清淡无刺激性流质或半流质饮食，以减轻对会厌的刺激
健康教育		1. 向患者说明此病的危害及预防措施，使患者理解并积极配合治疗，不随意离开病房 2. 防止感染加重：注意观察患者体温变化，必要时采用物理降温或根据医嘱药物降温 3. 避免与过敏原接触，生活有规律，不过度劳累，戒烟、酒 4. 邻近器官的疾病应积极治疗，发生吞咽困难、咽喉剧痛、呼吸困难时应立即就医 5. 必要时家中备激素或含激素的喷雾剂

（五）喉癌手术

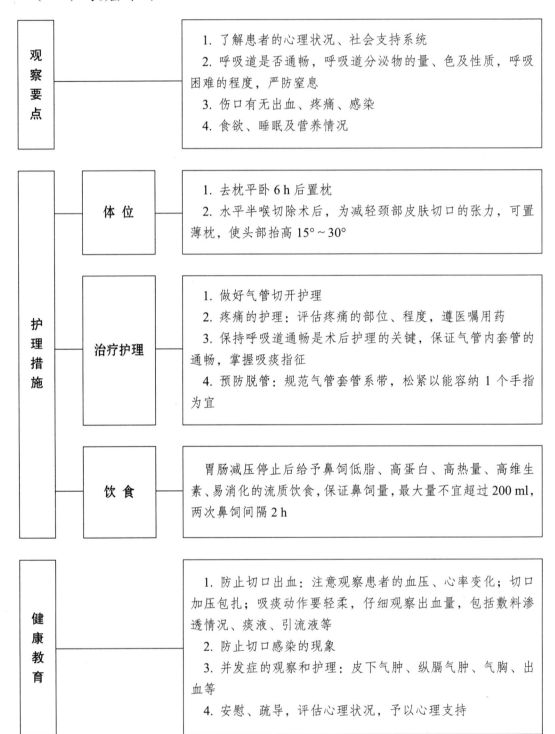

观察要点

1. 了解患者的心理状况、社会支持系统
2. 呼吸道是否通畅，呼吸道分泌物的量、色及性质，呼吸困难的程度，严防窒息
3. 伤口有无出血、疼痛、感染
4. 食欲、睡眠及营养情况

护理措施

体位

1. 去枕平卧 6 h 后置枕
2. 水平半喉切除术后，为减轻颈部皮肤切口的张力，可置薄枕，使头部抬高 15°～30°

治疗护理

1. 做好气管切开护理
2. 疼痛的护理：评估疼痛的部位、程度，遵医嘱用药
3. 保持呼吸道通畅是术后护理的关键，保证气管内套管的通畅，掌握吸痰指征
4. 预防脱管：规范气管套管系带，松紧以能容纳 1 个手指为宜

饮食

胃肠减压停止后给予鼻饲低脂、高蛋白、高热量、高维生素、易消化的流质饮食，保证鼻饲量，最大量不宜超过 200 ml，两次鼻饲间隔 2 h

健康教育

1. 防止切口出血：注意观察患者的血压、心率变化；切口加压包扎；吸痰动作要轻柔，仔细观察出血量，包括敷料渗透情况、痰液、引流液等
2. 防止切口感染的现象
3. 并发症的观察和护理：皮下气肿、纵膈气肿、气胸、出血等
4. 安慰、疏导，评估心理状况，予以心理支持

第三节 口腔科护理常规

一、口腔科一般护理

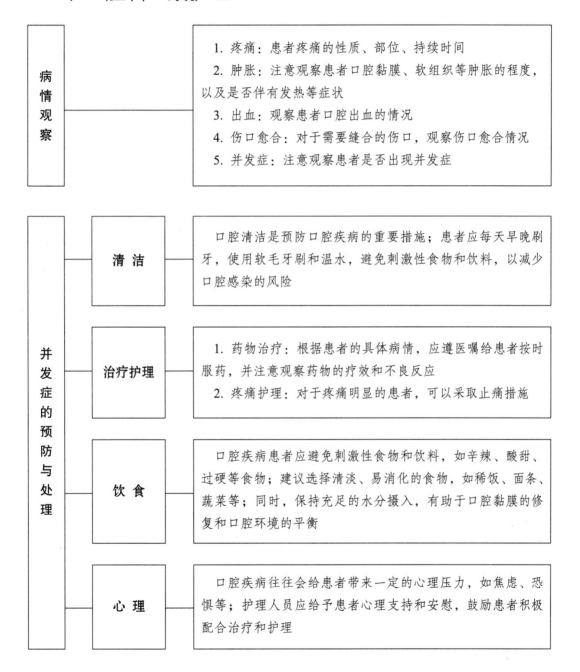

病情观察

1. 疼痛：患者疼痛的性质、部位、持续时间
2. 肿胀：注意观察患者口腔黏膜、软组织等肿胀的程度，以及是否伴有发热等症状
3. 出血：观察患者口腔出血的情况
4. 伤口愈合：对于需要缝合的伤口，观察伤口愈合情况
5. 并发症：注意观察患者是否出现并发症

并发症的预防与处理

清洁

口腔清洁是预防口腔疾病的重要措施；患者应每天早晚刷牙，使用软毛牙刷和温水，避免刺激性食物和饮料，以减少口腔感染的风险

治疗护理

1. 药物治疗：根据患者的具体病情，应遵医嘱给患者按时服药，并注意观察药物的疗效和不良反应
2. 疼痛护理：对于疼痛明显的患者，可以采取止痛措施

饮食

口腔疾病患者应避免刺激性食物和饮料，如辛辣、酸甜、过硬等食物；建议选择清淡、易消化的食物，如稀饭、面条、蔬菜等；同时，保持充足的水分摄入，有助于口腔黏膜的修复和口腔环境的平衡

心理

口腔疾病往往会给患者带来一定的心理压力，如焦虑、恐惧等；护理人员应给予患者心理支持和安慰，鼓励患者积极配合治疗和护理

二、口腔科专病护理

（一）口腔黏膜疾病

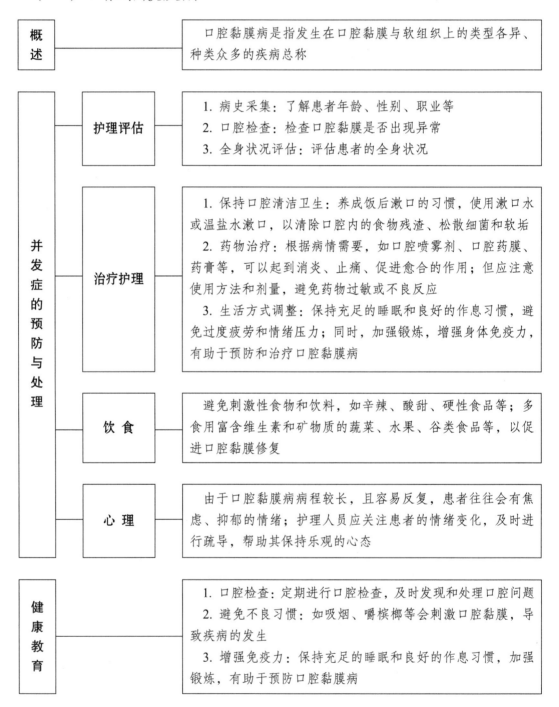

概述		口腔黏膜病是指发生在口腔黏膜与软组织上的类型各异、种类众多的疾病总称
并发症的预防与处理	护理评估	1. 病史采集：了解患者年龄、性别、职业等 2. 口腔检查：检查口腔黏膜是否出现异常 3. 全身状况评估：评估患者的全身状况
	治疗护理	1. 保持口腔清洁卫生：养成饭后漱口的习惯，使用漱口水或温盐水漱口，以清除口腔内的食物残渣、松散细菌和软垢 2. 药物治疗：根据病情需要，如口腔喷雾剂、口腔药膜、药膏等，可以起到消炎、止痛、促进愈合的作用；但应注意使用方法和剂量，避免药物过敏或不良反应 3. 生活方式调整：保持充足的睡眠和良好的作息习惯，避免过度疲劳和情绪压力；同时，加强锻炼，增强身体免疫力，有助于预防和治疗口腔黏膜病
	饮食	避免刺激性食物和饮料，如辛辣、酸甜、硬性食品等；多食用富含维生素和矿物质的蔬菜、水果、谷类食品等，以促进口腔黏膜修复
	心理	由于口腔黏膜病病程较长，且容易反复，患者往往会有焦虑、抑郁的情绪；护理人员应关注患者的情绪变化，及时进行疏导，帮助其保持乐观的心态
健康教育		1. 口腔检查：定期进行口腔检查，及时发现和处理口腔问题 2. 避免不良习惯：如吸烟、嚼槟榔等会刺激口腔黏膜，导致疾病的发生 3. 增强免疫力：保持充足的睡眠和良好的作息习惯，加强锻炼，有助于预防口腔黏膜病

（二）口腔颌面部肿物

概述	颌面部肿物是指发生于口腔颌面部高出皮肤或黏膜的肿块或突起

并发症的预防与处理	护理评估	需要对口腔面部肿物进行临床检查和评估，以确定肿物的性质和病因
	治疗护理	1. 了解麻醉和手术方式、术中情况、切口和引流情况，严密监测生命体征，保持呼吸道通畅，注意观察患者血氧饱和度 2. 观察伤口有无渗血、渗液并做好记录 3. 体位护理：全麻未清醒前，取平卧位，头偏向一侧，有利于口腔分泌物充分流出，防止误吸和窒息；清醒后取半坐卧位，以减轻颌面部的充血、肿胀，利于引流 4. 术区引流观察和护理：密切观察引流液性状、颜色和量并准确记录，保持引流管通畅
	饮食	1. 术后早期饮食：患者的口腔和颌面部可能存在肿胀和疼痛，需要食用软食或流质食物 2. 增加营养摄入：口腔颌面部手术后，患者需要足够的营养支持来促进伤口愈合 3. 控制饮食温度和刺激性：术后应避免过热或过冷的食物，以免刺激伤口引起疼痛
	心理	口腔面部肿物可能会给患者带来一定的心理压力和焦虑情绪；心理护理是治疗护理的重要方面，鼓励患者保持乐观心态，积极配合治疗，同时家属和社会给予支持和关爱

健康教育	1. 定期口腔检查，保持口腔卫生、健康饮食、戒烟限酒、控制慢性炎症、增强免疫力和心理调适等 2. 通过相关措施的实施，可以帮助患者预防和治疗口腔肿瘤，促进口腔健康

（三）龋 齿

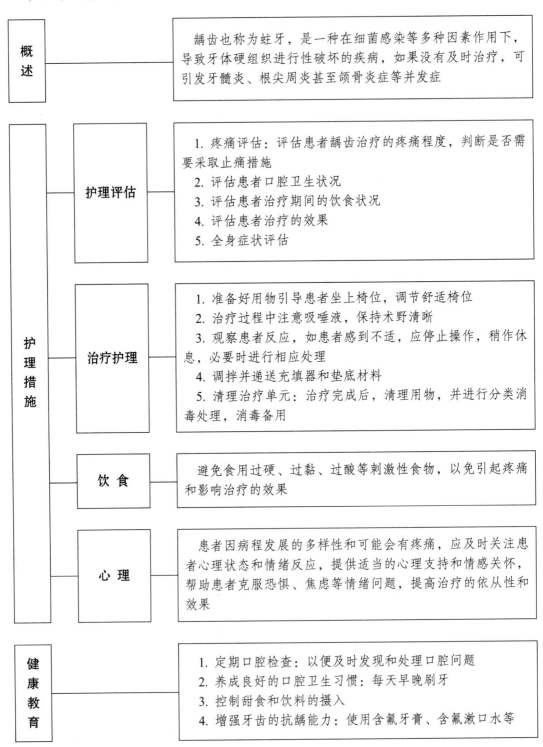

概述	龋齿也称为蛀牙，是一种在细菌感染等多种因素作用下，导致牙体硬组织进行性破坏的疾病，如果没有及时治疗，可引发牙髓炎、根尖周炎甚至颌骨炎症等并发症

护理措施

护理评估	1. 疼痛评估：评估患者龋齿治疗的疼痛程度，判断是否需要采取止痛措施 2. 评估患者口腔卫生状况 3. 评估患者治疗期间的饮食状况 4. 评估患者治疗的效果 5. 全身症状评估
治疗护理	1. 准备好用物引导患者坐上椅位，调节舒适椅位 2. 治疗过程中注意吸唾液，保持术野清晰 3. 观察患者反应，如患者感到不适，应停止操作，稍作休息，必要时进行相应处理 4. 调拌并递送充填器和垫底材料 5. 清理治疗单元：治疗完成后，清理用物，并进行分类消毒处理，消毒备用
饮食	避免食用过硬、过黏、过酸等刺激性食物，以免引起疼痛和影响治疗的效果
心理	患者因病程发展的多样性和可能会有疼痛，应及时关注患者心理状态和情绪反应，提供适当的心理支持和情感关怀，帮助患者克服恐惧、焦虑等情绪问题，提高治疗的依从性和效果

健康教育	1. 定期口腔检查：以便及时发现和处理口腔问题 2. 养成良好的口腔卫生习惯：每天早晚刷牙 3. 控制甜食和饮料的摄入 4. 增强牙齿的抗龋能力：使用含氟牙膏、含氟漱口水等

（四）牙髓根尖周病

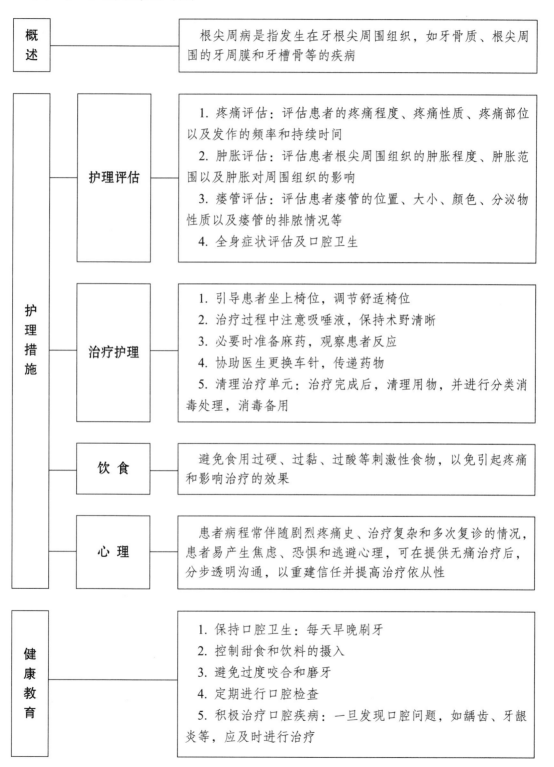

概述		根尖周病是指发生在牙根尖周围组织，如牙骨质、根尖周围的牙周膜和牙槽骨等的疾病
护理措施	护理评估	1. 疼痛评估：评估患者的疼痛程度、疼痛性质、疼痛部位以及发作的频率和持续时间 2. 肿胀评估：评估患者根尖周围组织的肿胀程度、肿胀范围以及肿胀对周围组织的影响 3. 瘘管评估：评估患者瘘管的位置、大小、颜色、分泌物性质以及瘘管的排脓情况等 4. 全身症状评估及口腔卫生
	治疗护理	1. 引导患者坐上椅位，调节舒适椅位 2. 治疗过程中注意吸唾液，保持术野清晰 3. 必要时准备麻药，观察患者反应 4. 协助医生更换车针，传递药物 5. 清理治疗单元：治疗完成后，清理用物，并进行分类消毒处理，消毒备用
	饮食	避免食用过硬、过黏、过酸等刺激性食物，以免引起疼痛和影响治疗的效果
	心理	患者病程常伴随剧烈疼痛史、治疗复杂和多次复诊的情况，患者易产生焦虑、恐惧和逃避心理，可在提供无痛治疗后，分步透明沟通，以重建信任并提高治疗依从性
健康教育		1. 保持口腔卫生：每天早晚刷牙 2. 控制甜食和饮料的摄入 3. 避免过度咬合和磨牙 4. 定期进行口腔检查 5. 积极治疗口腔疾病：一旦发现口腔问题，如龋齿、牙龈炎等，应及时进行治疗

（五）牙缺失

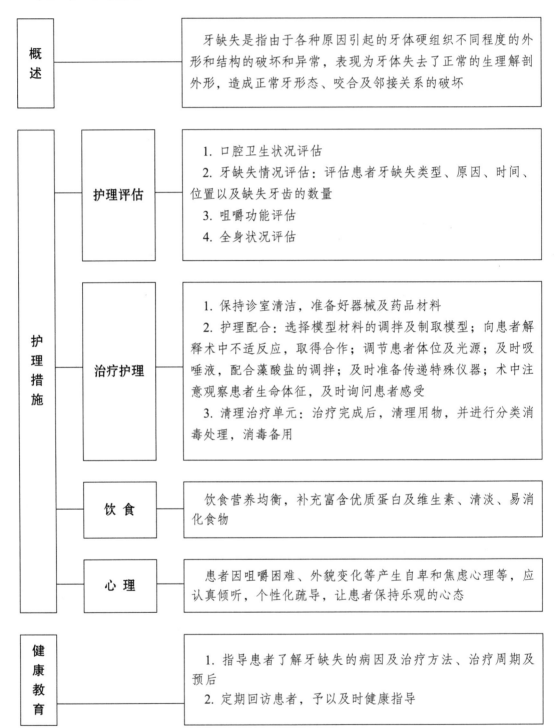

| 概述 | 牙缺失是指由于各种原因引起的牙体硬组织不同程度的外形和结构的破坏和异常，表现为牙体失去了正常的生理解剖外形，造成正常牙形态、咬合及邻接关系的破坏 |

护理措施

| 护理评估 | 1. 口腔卫生状况评估
2. 牙缺失情况评估：评估患者牙缺失类型、原因、时间、位置以及缺失牙齿的数量
3. 咀嚼功能评估
4. 全身状况评估 |

| 治疗护理 | 1. 保持诊室清洁，准备好器械及药品材料
2. 护理配合：选择模型材料的调拌及制取模型；向患者解释术中不适反应，取得合作；调节患者体位及光源；及时吸唾液，配合藻酸盐的调拌；及时准备传递特殊仪器；术中注意观察患者生命体征，及时询问患者感受
3. 清理治疗单元：治疗完成后，清理用物，并进行分类消毒处理，消毒备用 |

| 饮食 | 饮食营养均衡，补充富含优质蛋白及维生素、清淡、易消化食物 |

| 心理 | 患者因咀嚼困难、外貌变化等产生自卑和焦虑心理等，应认真倾听，个性化疏导，让患者保持乐观的心态 |

| 健康教育 | 1. 指导患者了解牙缺失的病因及治疗方法、治疗周期及预后
2. 定期回访患者，予以及时健康指导 |

（六）阻生牙

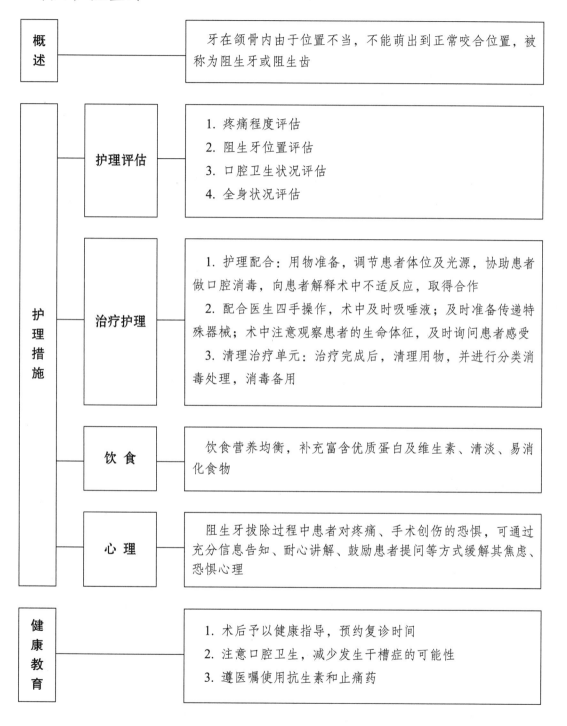

概述	牙在颌骨内由于位置不当，不能萌出到正常咬合位置，被称为阻生牙或阻生齿	
护理措施	**护理评估**	1. 疼痛程度评估 2. 阻生牙位置评估 3. 口腔卫生状况评估 4. 全身状况评估
	治疗护理	1. 护理配合：用物准备，调节患者体位及光源，协助患者做口腔消毒，向患者解释术中不适反应，取得合作 2. 配合医生四手操作，术中及时吸唾液；及时准备传递特殊器械；术中注意观察患者的生命体征，及时询问患者感受 3. 清理治疗单元：治疗完成后，清理用物，并进行分类消毒处理，消毒备用
	饮食	饮食营养均衡，补充富含优质蛋白及维生素、清淡、易消化食物
	心理	阻生牙拔除过程中患者对疼痛、手术创伤的恐惧，可通过充分信息告知、耐心讲解、鼓励患者提问等方式缓解其焦虑、恐惧心理
健康教育	1. 术后予以健康指导，预约复诊时间 2. 注意口腔卫生，减少发生干槽症的可能性 3. 遵医嘱使用抗生素和止痛药	

（七）牙周病

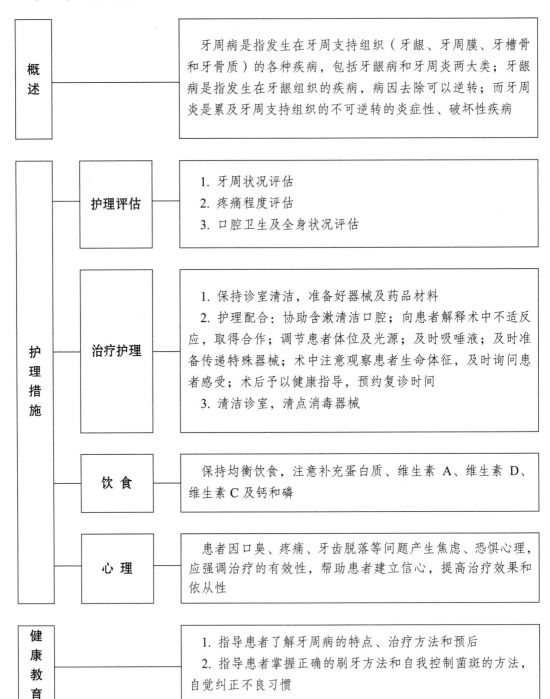

概述　牙周病是指发生在牙周支持组织（牙龈、牙周膜、牙槽骨和牙骨质）的各种疾病，包括牙龈病和牙周炎两大类；牙龈病是指发生在牙龈组织的疾病，病因去除可以逆转；而牙周炎是累及牙周支持组织的不可逆转的炎症性、破坏性疾病

护理措施

护理评估
1. 牙周状况评估
2. 疼痛程度评估
3. 口腔卫生及全身状况评估

治疗护理
1. 保持诊室清洁，准备好器械及药品材料
2. 护理配合：协助含漱清洁口腔；向患者解释术中不适反应，取得合作；调节患者体位及光源；及时吸唾液；及时准备传递特殊器械；术中注意观察患者生命体征，及时询问患者感受；术后予以健康指导，预约复诊时间
3. 清洁诊室，清点消毒器械

饮食　保持均衡饮食，注意补充蛋白质、维生素 A、维生素 D、维生素 C 及钙和磷

心理　患者因口臭、疼痛、牙齿脱落等问题产生焦虑、恐惧心理，应强调治疗的有效性，帮助患者建立信心，提高治疗效果和依从性

健康教育
1. 指导患者了解牙周病的特点、治疗方法和预后
2. 指导患者掌握正确的刷牙方法和自我控制菌斑的方法，自觉纠正不良习惯

（八）牙列不齐

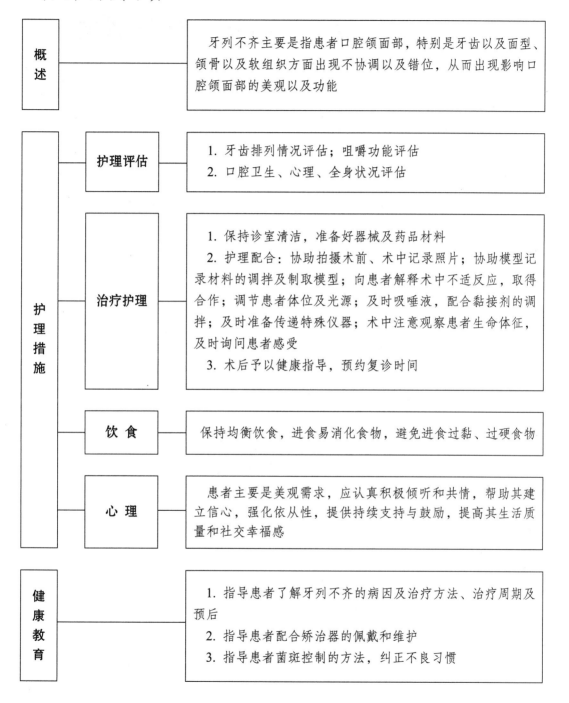

概述	牙列不齐主要是指患者口腔颌面部，特别是牙齿以及面型、颌骨以及软组织方面出现不协调以及错位，从而出现影响口腔颌面部的美观以及功能

护理措施	护理评估	1. 牙齿排列情况评估；咀嚼功能评估 2. 口腔卫生、心理、全身状况评估
	治疗护理	1. 保持诊室清洁，准备好器械及药品材料 2. 护理配合：协助拍摄术前、术中记录照片；协助模型记录材料的调拌及制取模型；向患者解释术中不适反应，取得合作；调节患者体位及光源；及时吸唾液，配合黏接剂的调拌；及时准备传递特殊仪器；术中注意观察患者生命体征，及时询问患者感受 3. 术后予以健康指导，预约复诊时间
	饮食	保持均衡饮食，进食易消化食物，避免进食过黏、过硬食物
	心理	患者主要是美观需求，应认真积极倾听和共情，帮助其建立信心，强化依从性，提供持续支持与鼓励，提高其生活质量和社交幸福感

健康教育	1. 指导患者了解牙列不齐的病因及治疗方法、治疗周期及预后 2. 指导患者配合矫治器的佩戴和维护 3. 指导患者菌斑控制的方法，纠正不良习惯

第十一章　重症医学科护理常规

一、重症医学科一般护理

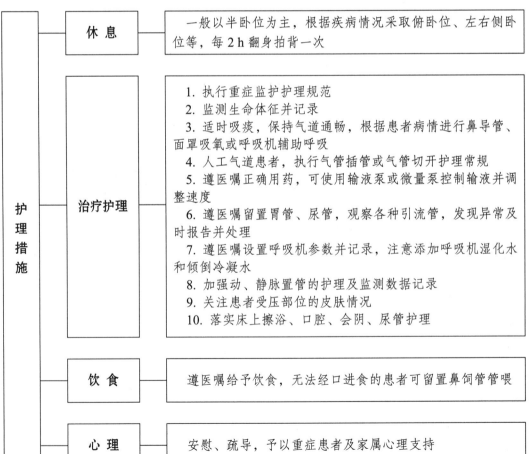

病情观察	1. 意识、瞳孔、生命体征 2. 呼吸机模式及参数；各项监护设备参数、报警值 3. 呼吸道分泌物的颜色、性状和量；记录每小时尿量及 24 h 出入量 4. 各引流管量、颜色、性状、通畅情况 5. 实验室检查结果、危急值、血气结果 6. 治疗效果、不良反应、并发症

护理措施	休　息	一般以半卧位为主，根据疾病情况采取俯卧位、左右侧卧位等，每 2 h 翻身拍背一次
	治疗护理	1. 执行重症监护护理规范 2. 监测生命体征并记录 3. 适时吸痰，保持气道通畅，根据患者病情进行鼻导管、面罩吸氧或呼吸机辅助呼吸 4. 人工气道患者，执行气管插管或气管切开护理常规 5. 遵医嘱正确用药，可使用输液泵或微量泵控制输液并调整速度 6. 遵医嘱留置胃管、尿管，观察各种引流管，发现异常及时报告并处理 7. 遵医嘱设置呼吸机参数并记录，注意添加呼吸机湿化水和倾倒冷凝水 8. 加强动、静脉置管的护理及监测数据记录 9. 关注患者受压部位的皮肤情况 10. 落实床上擦浴、口腔、会阴、尿管护理
	饮　食	遵医嘱给予饮食，无法经口进食的患者可留置鼻饲管管喂
	心　理	安慰、疏导，予以重症患者及家属心理支持

二、重症医学科专病护理

（一）重症肺炎

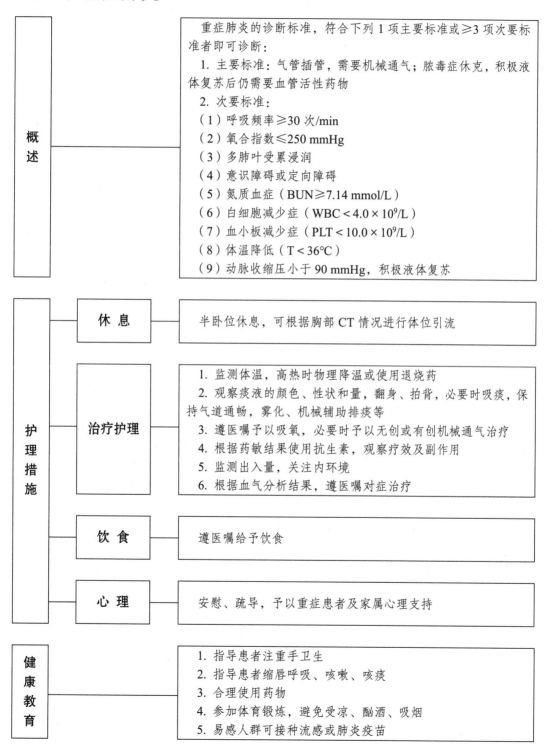

概述		重症肺炎的诊断标准，符合下列 1 项主要标准或≥3 项次要标准者即可诊断： 1. 主要标准：气管插管，需要机械通气；脓毒症休克，积极液体复苏后仍需要血管活性药物 2. 次要标准： （1）呼吸频率≥30 次/min （2）氧合指数≤250 mmHg （3）多肺叶受累浸润 （4）意识障碍或定向障碍 （5）氮质血症（BUN≥7.14 mmol/L） （6）白细胞减少症（WBC＜4.0×10⁹/L） （7）血小板减少症（PLT＜10.0×10⁹/L） （8）体温降低（T＜36℃） （9）动脉收缩压小于 90 mmHg，积极液体复苏
护理措施	休息	半卧位休息，可根据胸部 CT 情况进行体位引流
	治疗护理	1. 监测体温，高热时物理降温或使用退烧药 2. 观察痰液的颜色、性状和量，翻身、拍背，必要时吸痰，保持气道通畅，雾化、机械辅助排痰等 3. 遵医嘱予以吸氧，必要时予以无创或有创机械通气治疗 4. 根据药敏结果使用抗生素，观察疗效及副作用 5. 监测出入量，关注内环境 6. 根据血气分析结果，遵医嘱对症治疗
	饮食	遵医嘱给予饮食
	心理	安慰、疏导，予以重症患者及家属心理支持
健康教育		1. 指导患者注重手卫生 2. 指导患者缩唇呼吸、咳嗽、咳痰 3. 合理使用药物 4. 参加体育锻炼，避免受凉、酗酒、吸烟 5. 易感人群可接种流感或肺炎疫苗

（二）脓毒症

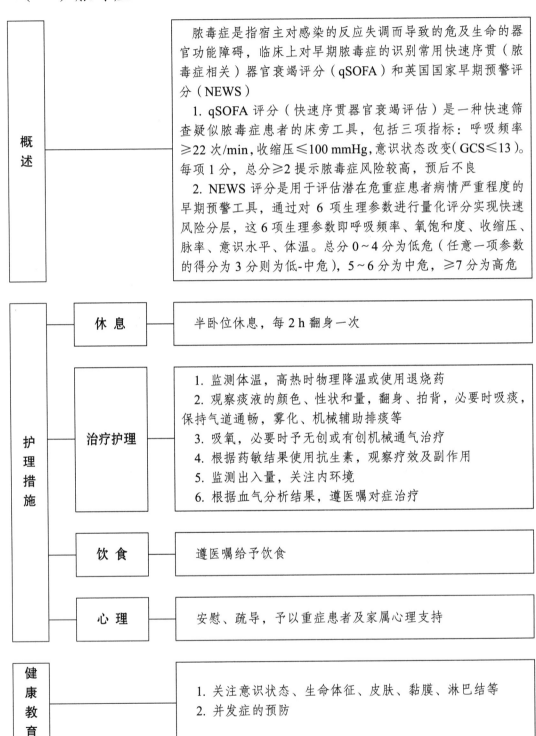

概述

脓毒症是指宿主对感染的反应失调而导致的危及生命的器官功能障碍，临床上对早期脓毒症的识别常用快速序贯（脓毒症相关）器官衰竭评分（qSOFA）和英国国家早期预警评分（NEWS）

1. qSOFA 评分（快速序贯器官衰竭评估）是一种快速筛查疑似脓毒症患者的床旁工具，包括三项指标：呼吸频率 ≥22 次/min，收缩压 ≤100 mmHg，意识状态改变（GCS≤13）。每项 1 分，总分 ≥2 提示脓毒症风险较高，预后不良

2. NEWS 评分是用于评估潜在危重症患者病情严重程度的早期预警工具，通过对 6 项生理参数进行量化评分实现快速风险分层，这 6 项生理参数即呼吸频率、氧饱和度、收缩压、脉率、意识水平、体温。总分 0~4 分为低危（任意一项参数的得分为 3 分则为低-中危），5~6 分为中危，≥7 分为高危

护理措施

休息

半卧位休息，每 2 h 翻身一次

治疗护理

1. 监测体温，高热时物理降温或使用退烧药
2. 观察痰液的颜色、性状和量，翻身、拍背，必要时吸痰，保持气道通畅，雾化、机械辅助排痰等
3. 吸氧，必要时予无创或有创机械通气治疗
4. 根据药敏结果使用抗生素，观察疗效及副作用
5. 监测出入量，关注内环境
6. 根据血气分析结果，遵医嘱对症治疗

饮食

遵医嘱给予饮食

心理

安慰、疏导，予以重症患者及家属心理支持

健康教育

1. 关注意识状态、生命体征、皮肤、黏膜、淋巴结等
2. 并发症的预防

（三）密闭式气管内吸引

观察要点	1. 清除呼吸道分泌物，保持气道通畅 2. 吸痰时注意观察患者生命体征、呼吸模式、血氧饱和度，分泌物颜色、性状和量 3. 有无并发症
操作要点	1. 评估意识状态，听诊双肺呼吸音情况，解释操作目的以取得合作 2. 连接密闭式吸痰管与人工气道，生理盐水通过输液器与密闭式吸痰管的冲洗接头相连 3. 提高吸氧浓度：机械通气患者给予 2 min 纯氧吸入，吸氧患者给予高流量吸氧（5～10 L/min），防止低氧血症 4. 调节负压：成人负压值为 150～200 mmHg，小儿＜150 mmHg 5. 先预冲吸痰管，然后再吸痰，每次吸痰时间不超过 15 s 6. 吸痰后关闭生理盐水，检查密闭性，听诊评价吸痰效果

（四）动脉血压监测（ABP）

观察要点	1. 压力换能器连接是否通畅 2. 动脉循环有无阻塞、肢端末梢血液循环及水肿情况 3. 置管部位有无红肿、渗液 4. 关注波形及数值情况
操作要点	1. 向患者/家属解释操作目的以取得合作 2. 评估桡动脉及 ALLEN 实验 3. 正确连接换能器、电缆线和生理盐水输液器，桡动脉定位、穿刺、连接压力换能器、固定、校正零点（换能器在腋中线第四肋间位置） 4. 严防动脉内血栓形成，调节零点及连接管路时注意防止空气进入 5. 注意无菌操作，预防感染，保持动脉压力监测系统管路密闭

（五）亚低温治疗

观察要点	1. 严密观察意识、瞳孔、生命体征变化 2. 连续监测体温，维持目标体温 3. 根据患者情况使用冬眠合剂 4. 观察降温毯及机器工作情况，注意添加无菌湿化水保证机器运转
操作要点	1. 评估意识状态，解释操作目的以取得合作 2. 遵医嘱给予镇痛、镇静 3. 关注液体情况，保持出入量平衡 4. 心肺复苏后恢复自主循环，尽早目标温度管理（核心温度 33~35℃） 5. 降温或者复温速度应控制在每小时 0.25~0.5℃ 6. 观察患者的皮肤，定时翻身，可使用皮肤保护材料以免冻伤

（六）中心静脉压监测（CVP）

观察要点	1. 严密监测波形及数据 2. 监测系统有无脱落、阻塞 3. 置管部位有无红肿、渗液 4. 注意无菌操作，有无空气栓塞、气胸等并发症
操作要点	1. 向患者/家属解释操作目的以取得合作 2. 正确连接换能器、电缆线与生理盐水输液器 3. 换能器在腋中线第四肋间位置，归零 4. 使用冲洗装置维持整个系统无气泡无扭曲 5. 记录CVP值，遵医嘱进行液体管理

（七）连续性肾脏替代疗法（CRRT）

观察要点	1. 严格遵守无菌操作原则及标准预防原则 2. 开始治疗时血流量可设置为 80～100 ml/min，如患者生命体征稳定，可逐步增加血流量至医嘱要求量 3. 妥善固定体外循环通路，保持体外循环管路密闭、通畅，保持穿刺部位的清洁、干燥，以减少导管相关性感染的发生 4. 严密监测体外循环管路各压力的变化，及时发现管路或滤器凝血，及时更换 5. 开启加温器并监测体温以防医源性低体温
操作要点	1. 操作人员着装整洁，口罩、帽子佩戴完好，洗手 2. 用物准备： （1）准备 CRRT 机、开机自检 （2）备齐用物，检查有效期：配套管路的型号、生理盐水/肝素盐水（根据医嘱，用于预充治疗管路)、置换液、其他物品(一次性换药包、无菌纱布数块、碘伏、生理盐水 1000 ml 两袋、20 ml 注射器两副、5 ml 注射器 1 副、无菌手套等） 3. 评估患者的临床症状、血压、体重等，合理设置脱水量和其他治疗参数；评估血管通路的状态，及时发现相关并发症，并确保通路的通畅 4. 核对医嘱及患者，向清醒患者介绍治疗目的、过程及注意事项，取得合作 5. 根据 CRRT 机提示，正确及牢固连接各治疗管路，及时更换置换液

（八）脉搏指示剂连续心排血量测定（PICCO）

观察要点	1. 由于 ITBV 等参数测定是依赖单一温度稀释技术获得，其准确性易受外源性液体、指示剂注射不当、心内分流、温度额外丢失、体温变差过大、非规范的注射部位、主动脉瓣关闭不全、心脏压塞等因素的影响 2. 给左心室功能减退伴有中度容量不足的患者补充液体时，发现 ITEV 和 GEDV 不如 PAOP、CVP 敏感，其机制可能与左心室功能减退患者心腔多有扩大和顺应性降低、腔径变化明显有关，仍应注重使用充盈压监测
操作要点	1. PICCO 监测仪：在患者的动脉（如股动脉）放置一条 PICCO 专用监测管 2. 熟悉仪器与导管的规格、型号及操作步骤 3. 动脉导管与压力及 PICCO 模块相连接 4. 观察压力波形调整仪器，准备冷注射液测定心排血量 5. 校正脉搏轮廓心排血量，需要完成三次温度稀释心排血量测定

（九）体外膜式氧合器的应用（ECMO）

观察要点

1. 转速与流量的监测：ECMO 管道的管理、镇痛镇静的管理、机械通气与气道管理、温度管理、出入量的管理、皮肤的管理、并发症的管理

2. 转速与流量的监测：转速与血流量是否匹配、管路打折、导管位置、血容量、ECMO 主机

3. 管道的管理：管路接头扎带二次固定、记录置管深度和外露长度，每班交接、翻身、活动专人固定、管道不抽血、输液等

4. 镇痛镇静管理：意识观察、瞳孔、镇静状态、镇静唤醒、评估意识、调整镇静剂用量、BIS

5. 机械通气管理：保护性肺通气策略、呼吸机参数的监测与记录（VT、R、FiO2、Pplat、Ppeak）、2～6 h 血气分析一次、监测呼吸、SVO2

6. 气道管理：按需吸痰，轻柔、浅吸引，吸痰负压小于 150 mmHg，温化、湿化、气囊压力，声门下吸引、体位引流、口腔护理 4 次/d

7. 出入量管理：容量泵匀速、出入量早期负平衡、准确记录出入量、慎用脂肪乳等

8. 皮肤管理：细节、精细化管理

操作要点

1. ECMO 前准备：

（1）既往病史、现病史检查结果

（2）血常规、凝血、胸片 CT、生化、血气分析、心脏彩超等

（3）ECMO 支持方式和途径

（4）签署知情同意书

2. 环境：

（1）单间（best）

（2）不必要的物品撤出病房

（3）床头空间无输液泵、无液体架

（4）ECMO 放置位置

3. 患者：

（1）备皮：双侧腹股沟、头发

（2）置管部位：充分暴露，超声评估血管

（3）气道：插管、切开

（4）动静脉通路：ABP、CVC、PICC 或三通路

（5）ACT、血气分析、凝血指标、血常规、合血

操作要点	4. 设备： （1）两套氧源、压缩空气源、电源 （2）主机、泵头连接、蓄电池电量、水箱提前预热 （3）手摇驱动泵、管钳、ACT 仪 （4）微量泵、容量泵 5. 药物： （1）肌松、镇痛、镇静药 （2）抢救药物（抢救车） （3）肝素稀释液： ① 穿刺：1 支/2 ml（100 mg）+ NS 18 ml（5 mg/ml） ② 维持：1.6 ml（10000 U）+ NS 48.4 ml（200 U/ml） 6. ECMO 建立与配合： （1）人员组成：三名医生、两名护士 （2）分工： 医生 1 号：主刀医生，ECMO 置管，组织安排 医生 2 号：一助，协助 1 号医生置管 医生 3 号：二助，ECMO 建立期间患者的管理，台上协助 护士 1 号：物资准备，ECMO 机器预充，台下协助，管路连接 护士 2 号：生命体征观察，台下协助，记录，计费

（十）气管切开非机械通气

概述	1. 气管切开术：切开颈段气管前壁，置入气管套管，使患者通过重新建立的通道进行呼吸的一种手术 2. 气管造瘘口：气管切开或喉切除术后形成的临时或永久性的与外界大气相通的气道开口 3. 非机械通气：以人工气道维持气道通畅、改善通气和氧合但无须呼吸机等机械装置辅助通气的方式 4. 气道湿化：采用湿化器或各种湿化方式将溶液或水分散成极细微粒，以增加吸入气体温/湿度，使气管和肺部能吸入含足够水分的气体，从而达到湿化气道黏膜、稀释痰液、保持黏液纤毛正常运动的方法 5. 脱管：气管外套管意外脱出气管造瘘口外，或未见脱出但气管外套管实际置于颈前软组织内

观察要点		1. 患者呼吸、咳痰情况，吞咽反射及进食等情况 2. 患者气管导管固定情况，带有气囊的气管切开导管，应动态观察气囊压力，注意气管切开导管是否脱出、敷料及固定带松紧是否适宜 3. 痰液的性质、颜色、量 4. 气管切开周围皮肤是否有红、肿、热、痛等感染征象，气管切开周围皮肤是否有渗血、渗液，分泌物的颜色、性状、量等，气管切开周围敷料是否清洁干燥、固定牢固 5. 气道通畅性、有无脱管及气管切开相关并发症
护理措施	气管切开导管的维护	1. 敷料选择与更换： （1）应使用无菌纱布或医用气切泡沫敷料作为气管套管垫 （2）无菌纱布垫应每日更换，泡沫敷料根据产品说明书使用 （3）应定时检查敷料及气管造瘘口周围皮肤，确保清洁干燥 2. 清洁与消毒： （1）应每日用生理盐水清洁气管造瘘口，并消毒造瘘口皮肤 （2）气管造瘘口清洁前宜进行气道吸引，保持气道通畅 （3）气管造瘘口消毒宜采用含碘类或乙醇类皮肤消毒剂，消毒剂过敏者应采用 0.9%氯化钠溶液 （4）不应使用含矿物油的产品进行气管造瘘口周围皮肤清洁
	气道湿化	1. 气道湿化方式： （1）分为持续气道湿化和间歇气道湿化，可根据病情、活动度、呼吸道功能、痰液的颜色、性状和量等因素综合考虑 （2）术后早期卧床可持续气道湿化，下床时可间歇气道湿化 2. 气道湿化装置： （1）可使用注射器、滴瓶、雾化器、喷瓶等间断湿化装置向患者气道间歇滴入或喷入湿化液 （2）持续气道湿化装置可采用微量泵、输液泵、输液装置、加温湿化系统、湿热交换器等将湿化液持续注入气道内 （3）有明显血性痰液、痰液黏稠的患者不应使用湿热交换器

	气道湿化	3. 气道湿化液 （1）气道湿化液可选用 0.45% 或 0.9% 氯化钠溶液；使用加温湿化系统时应选用灭菌注射用水 （2）感染、痰液黏稠时，遵医嘱使用黏液稀释剂等药物
护理措施	气道吸引	1. 时机： （1）气管造瘘口可见痰液或闻及痰鸣音；血氧饱和度下降至 95% 以下；双肺听诊大量湿啰音，怀疑气道分泌物增多所致 （2）怀疑胃内容物或上气道分泌物反流误吸 （3）咳嗽排痰无力；需要获取痰液标本；带气囊的气管套管放气时 2. 操作要点： （1）吸引管管径不宜超过气管内套管内径的 50%，选择有侧孔的吸引管 （2）吸引前应检查负压，成人负压在 80～120 mmHg，痰液黏稠者可适当增加负压 （3）吸引前后宜给予氧气吸入 （4）进食后 30 min 内不宜进行气道吸引 （5）吸引前不宜向气道内滴入湿化液，仅在气道分泌物黏稠且常规治疗效果有限时，可滴入湿化液 （6）插入吸引管时应零负压 （7）宜浅吸引，效果不佳则可深吸引，每次吸引应在 15 s 内完成，连续吸引应小于 3 次，观察患者呼吸、面色、痰液颜色、性状和量等，如有异常应立即暂停吸引 （8）定时进行声门下分泌物吸引 （9）评估吸引后的效果，观察有无不良反应 （10）记录吸引时间，痰液的颜色、性状和量
并发症护理	气管造瘘口感染	1. 气管造瘘口周围敷料应保持清洁干燥，如潮湿、污染应及时更换 2. 应观察感染的气管造瘘口，记录红肿、肉芽组织、渗出物、异常气味，告知医生 3. 应遵医嘱做好气管造瘘口清创和换药

| 并发症护理 | 气管套管堵塞 | 1. 当内套管堵塞时，应取出内套管、吸氧，清洗消毒内套管并重新置入
2. 当外套管堵塞时，应继续气道湿化与吸引、吸氧，同时立即通知医生，并做好换管或重新置管等用物准备 |
| | 脱管 | 1. 应立即通知医生，并协助重新置管
2. 应使用面罩高流量吸氧，同时做好重新置管的用物准备和急救护理 |

（十一）成人机械通气患者俯卧位

基本要求		1. 遵医嘱对机械通气患者实施俯卧位技术 2. 每次实施俯卧位操作时，均应有医生在场 3. 应备好急救设备和急救药品 4. 呼吸道传染性疾病的患者，隔离要求和操作者的自我防护应符合医院隔离技术规范
评估		1. 评估患者的生命体征、血氧饱和度 2. 机械通气模式、气道压力、报警限设置等参数 3. 评估压力性损伤风险，高风险部位应使用减压工具或器械进行保护 4. 评估患者的管路种类及固定情况，必要时可夹闭 5. 双重固定气管插管，维持气囊压力 25～30 mmHg 6. 充分清理口鼻腔、气道分泌物，俯卧位前呼吸机纯氧通气 2 min
实施要点	操作人数	至少 5 名操作者，若患者正在接受 CRRT、ECMO 等治疗，宜增加操作者 1～2 名
	治疗护理	1. 选择最重要管路的对侧作为翻身方向 2. 去除患者前胸位置的电极片，宜保留有创血压和血氧饱和度监测，翻身过程中，应实时监测血氧饱和度、心率及血压 3. 引流管脱出时，患者屏气，立即用无菌敷料覆盖

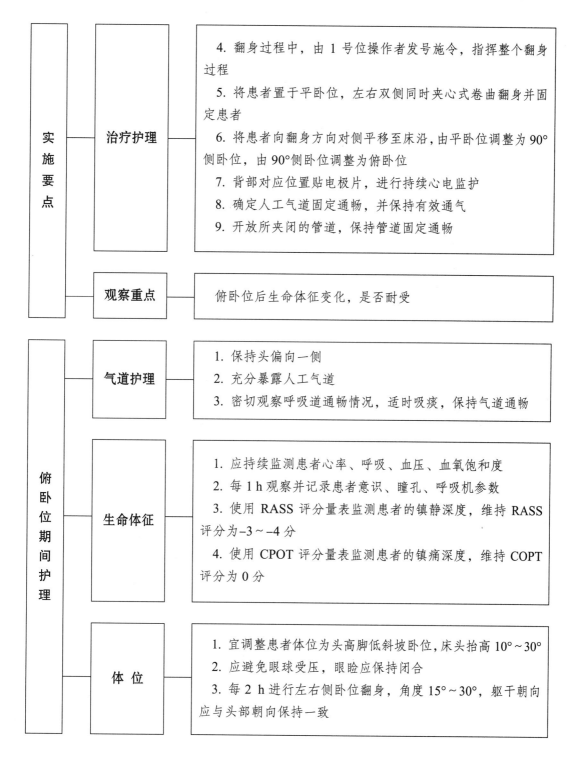

实施要点

治疗护理

4. 翻身过程中，由 1 号位操作者发号施令，指挥整个翻身过程

5. 将患者置于平卧位，左右双侧同时夹心式卷曲翻身并固定患者

6. 将患者向翻身方向对侧平移至床沿，由平卧位调整为 90° 侧卧位，由 90° 侧卧位调整为俯卧位

7. 背部对应位置贴电极片，进行持续心电监护

8. 确定人工气道固定通畅，并保持有效通气

9. 开放所夹闭的管道，保持管道固定通畅

观察重点

俯卧位后生命体征变化，是否耐受

俯卧位期间护理

气道护理

1. 保持头偏向一侧

2. 充分暴露人工气道

3. 密切观察呼吸道通畅情况，适时吸痰，保持气道通畅

生命体征

1. 应持续监测患者心率、呼吸、血压、血氧饱和度

2. 每 1 h 观察并记录患者意识、瞳孔、呼吸机参数

3. 使用 RASS 评分量表监测患者的镇静深度，维持 RASS 评分为 -3 ~ -4 分

4. 使用 CPOT 评分量表监测患者的镇痛深度，维持 COPT 评分为 0 分

体位

1. 宜调整患者体位为头高脚低斜坡卧位，床头抬高 10° ~ 30°

2. 应避免眼球受压，眼睑应保持闭合

3. 每 2 h 进行左右侧卧位翻身，角度 15° ~ 30°，躯干朝向应与头部朝向保持一致

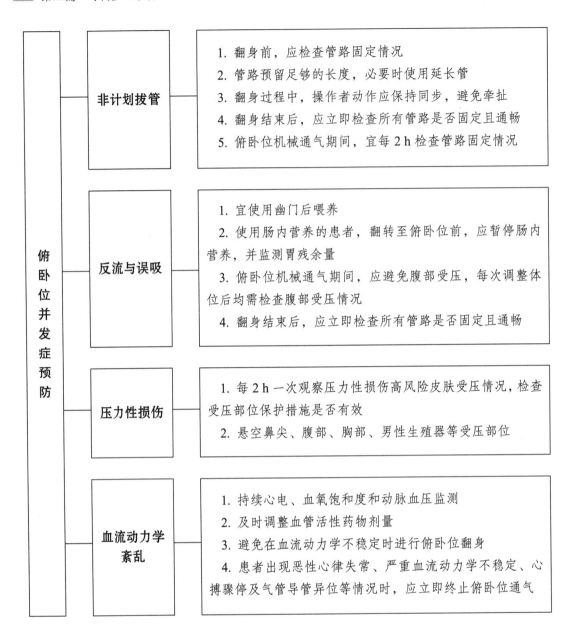

俯卧位并发症预防

非计划拔管
1. 翻身前，应检查管路固定情况
2. 管路预留足够的长度，必要时使用延长管
3. 翻身过程中，操作者动作应保持同步，避免牵扯
4. 翻身结束后，应立即检查所有管路是否固定且通畅
5. 俯卧位机械通气期间，宜每2h检查管路固定情况

反流与误吸
1. 宜使用幽门后喂养
2. 使用肠内营养的患者，翻转至俯卧位前，应暂停肠内营养，并监测胃残余量
3. 俯卧位机械通气期间，应避免腹部受压，每次调整体位后均需检查腹部受压情况
4. 翻身结束后，应立即检查所有管路是否固定且通畅

压力性损伤
1. 每2h一次观察压力性损伤高风险皮肤受压情况，检查受压部位保护措施是否有效
2. 悬空鼻尖、腹部、胸部、男性生殖器等受压部位

血流动力学紊乱
1. 持续心电、血氧饱和度和动脉血压监测
2. 及时调整血管活性药物剂量
3. 避免在血流动力学不稳定时进行俯卧位翻身
4. 患者出现恶性心律失常、严重血流动力学不稳定、心搏骤停及气管导管异位等情况时，应立即终止俯卧位通气

第十二章　平台中心护理常规

第一节　麻醉手术中心护理常规

一、麻醉手术中心护理常规

手术前	1. 术前访视，评估患者身体情况、心理状态，查看病历，了解各项检查结果，特殊情况及阳性结果做好交接 2. 介绍手术医师、护士、手术室环境设备、手术时间、配合要点等，了解患者术前准备情况 3. 确认患者需求，实施术前准备，进行有效的宣教并填写术前访视单 4. 环境清洁，备好手术用物（仪器设备、手术器械、特殊耗材、摆放体位用品等）
手术中	1. 检查手术间温、湿度，物品、仪器设备摆放合理 2. 评估患者术前准备情况 3. 热情接待患者，连接心电监护，根据手术及麻醉需要，开放静脉通道，按照医嘱术前用药；护士与麻醉师、主刀医生进行手术室三方安全检查 4. 协助插管，全麻后完成留置导尿、安置胃管等操作 5. 摆放手术体位，加强观察护理，预防体位并发症 6. 整理无菌台，严格执行手术物品清点制度，加强无菌台分区管理，严格执行无菌及无瘤技术 7. 协助医师消毒、铺巾、穿手术衣上台，连接仪器设备，手术配合 8. 完善各项书写：手术患者护理记录单、安全核查表、手术物品清点单等
手术后	1. 整理管道、注意保暖、安置患者，准备好患者带回病房物品 2. 协助麻醉师、医师、卫生员护送患者至麻醉恢复室或病房，并详细交接签名 3. 手术间物品归位，归还剩余耗材，清洁整理手术间 4. 术后随访，术后 24~48 h 评估患者一般情况、术后宣教、术后指导，评价效果，并制定改进措施

二、全麻患者护理常规

用物准备	1. 麻醉药品及插管用物 2. 负压吸引器、抢救器械及药品

护理常规	1. 麻醉实施前持患者病历与麻醉医师、手术医师共同进行手术安全核查 2. 约束带固定患者四肢以防坠床，注意束缚不可过紧，以免阻断血流，甚至造成骨折 3. 建立两条静脉通道并连接三通阀，有利于静脉给药 4. 连接负压吸引器，准备好急救药品和器材 5. 提醒麻醉医师检查患者口腔有无活动义齿，如有则将其取出 6. 麻醉诱导及插管时，在床旁看护，密切注视插管情况，随时准备抢救。协助气管导管固定，接上呼吸机 7. 麻醉诱导：加强患者安全管理（防坠床），停止不必要的交流，保持室内安静 8. 麻醉苏醒时，在床旁看护，避免因患者烦躁引发坠床和管道脱出 9. 全麻过程中，注意保护患者隐私和安全，加强皮肤护理、眼部护理、体位护理等，避免意外伤害 10. 若全麻插管仅有 1 名医生，协助麻醉医生备齐物品，如气管导管、喉镜、牙垫等，备好固定胶布

三、麻醉手术中心无菌技术操作常规

观察要点	1. 无菌观念强，严格区分无菌区和非无菌区，无菌操作必须在消毒环境下进行 2. 一份无菌物品供一位患者使用，疑似污染的物品应视为污染，及时进行更换 3. 举止端庄，作风严谨，层次分明，动作轻巧 4. 严格执行无菌包查对，确保包装完整，标识、有效期正确 5. 在执行无菌操作时，一旦违反无菌原则，必须立即纠正

操作要点	1. 评估操作环境：布局合理、清洁、宽敞、明亮、定期消毒；无菌操作前 30 min 应停止清扫工作，减少人员走动，避免尘埃飞扬 2. 操作人员着装整齐，洗手，戴帽子、口罩，检查各种物品是否合格 3. 检查无菌包有无松散、潮湿、破损，查对无菌包名称、有效期、灭菌标识，确认符合要求后逐层打开；持无菌钳夹取需要的无菌治疗巾放入治疗盘内或无菌桌上，将余下的无菌治疗巾按原折痕包好，注明开包时间

操作要点	4. 铺置无菌盘,将抽吸后备用的麻醉药及术中用药放于无菌盘内,避免污染
	5. 面向无菌区,与无菌区保持≥30 cm 的距离;持无菌持物前钳打开无菌包第二层或取用无菌物品,避免衣袖、衣服接触无菌物品或跨越无菌区;操作时手臂保持在腰部水平或桌面以上,不可过高或过低
	6. 进行外科手消毒、穿无菌手术衣、戴无菌手套,整理无菌器械台,将无菌物品分类、分区摆放;术中手臂保持在胸前,高不过肩,低不过腰,双手不可交叉放于腋下;无菌器械台面及术野平面以下为有菌区,手术人员的手和器械、物品等都不可低于该平面
	7. 铺设无菌器械台应尽量接近手术开始时间,超过 4 h 未用视为污染;无菌持物钳及容器使用超过 4 h 视为污染,应重新灭菌;无菌物品应在最接近手术使用的时间打开
	8. 手术开始后,无菌器械台固定患者专用,禁止共用;手术物品应一人一用一灭菌,已开启的无菌物品未用时,虽未被污染也不能放回原无菌容器中,应重新灭菌
	9. 一次性无菌物品应一次性使用,开启应检查外包装质量、灭菌日期,以无菌方式打开后使用无菌持物钳或洗手护士用无菌器械夹取,不可将物品倾倒或翻扣在无菌台上
	10. 向无菌台上倾倒溶液时,只许瓶口进入无菌区的边缘;无菌溶液瓶签置于掌心部位,倒出少量溶液冲洗瓶口,再由原处倒出所需溶液至无菌容器内
	11. 避开术野,在无菌区内传递无菌器械和物品,禁止术者自行拿取或从背后传递
	12. 术中及时擦净器械上的血迹及沾染物,保持器械台干燥
	13. 接触过与外界相通的空腔脏器或其他污染部位的器械物品,视为污染,应单独放置,不得与无菌台上的其他物品接触及混放
	14. 术者各项操作应面向无菌区域,需调换位置时应先后退一步,双手抱于胸前,转身背靠背进行
	15. 手术人员不可面向无菌区域咳嗽、打喷嚏、大声谈笑。术中咳嗽、打喷嚏时,应将头转离无菌区,避免飞沫污染;给术者擦汗时应嘱其头转向一侧,避免纱布纤维落入无菌区
	16. 患者体位变动时,应重新消毒,铺设无菌单
	17. 术中如手套破损或接触污染物品时,应立即更换;器械台或术野的无菌单若浸湿应及时加盖无菌单 2 层以上;手术过程中需更换手术衣时,应先脱手术衣,再脱手套,更换手套时应先进行手消毒

四、术中获得压力性损伤预防护理常规

术前评估

1. 一般情况及手术相关情况：年龄、体质指数（BMI）、肢体活动、压力性损伤风险等级，是否有糖尿病、心脑血管疾病病史；手术类型、预计手术时长、手术体位、麻醉方式等

2. 评估全身皮肤颜色、温度、完整性，有无水肿、压痛等，重点评估与手术体位相关的受压部位皮肤

3. 选择适宜的风险评估工具：采用 CORN 术中获得性压力性损伤风险评估量表

术中护理

1. 正确使用合适的减压工具：
（1）正确选择和使用预防性敷料、减压垫等减压工具
（2）安置体位时，正确选择头枕、膝枕、足跟垫等
2. 受压部位间歇减压：
（1）无医学禁忌，遵医嘱至少每 2 h 对受压部位间歇减压、微调整
（2）小范围移动或调整可触及非手术受压部位、体位垫
3. 预防器械相关性压力性损伤
（1）器械类型、材质、型号选择适宜
（2）器械佩戴和固定正确，松紧适宜
（3）器械使用前，可用预防性敷料或衬垫进行保护
（4）在不影响手术情况下，每 2 h 小范围移动器械，根据器械接触处及周围皮肤黏膜颜色、肿胀程度等及时调整
（5）避免各种导管、仪器连线等导致局部皮肤持续受压
4. 预防皮肤浸渍：
（1）在消毒区域皮肤周围垫衬无菌巾，消毒液避免过量
（2）使用含集液袋的医用皮肤保护膜或无菌收集袋等收集术中产生的大量渗出液、渗血及冲洗液
（3）预防性使用一次性无菌防水单、皮肤保护剂
5. 预防术中低体温：
（1）观察体温变化，动态调整保温措施
（2）手术室温度控制在 21～25℃，湿度控制在 30%～60%，严重创伤、大面积烧伤、剖宫产等适当调高室温
（3）注意患者保暖：避免不必要的暴露和术中加温毯、加温液体的使用

术中交接

1. 术毕查看受压部位皮肤情况，并记录
2. 重点交接：有无新发压力性损伤，压力性损伤分期有无加重；手术体位及受压部位、皮肤情况及采取的预防措施，手术时长、术中出血量、生命体征等

五、手术体位摆放技术

观察要点	1. 保持人体正常的生理曲线，维持各肢体关节功能位，防止肢体过度牵拉、扭曲和肌肉、神经损伤；保持患者呼吸道通畅、循环稳定 2. 受压部位保护得当，术中定时巡视并护理，保护患者皮肤完整性 3. 正确约束患者，松紧度适宜（能容纳一指为宜），维持体位稳定，防止术中移位、坠床 4. 操作熟练，与麻醉医生、手术医生配合默契，隐私保护及保暖措施得当，维护患者的尊严
操作要点	1. 根据手术类型、手术需求，选择适宜的体位设备和用品；选择手术床时应注意手术床承载的人体重量参数，床垫宜具有防压力性损伤功能；体位用品宜耐用、防潮、阻燃、透气性好，便于清洁消毒 2. 安置手术体位前，应对眼睛实施保护，以防术中角膜干燥及损伤 3. 根据手术需求安置手术体位：仰卧位、俯卧位、侧卧位及截石位；调节手术床的高度及角度，满足手术操作 4. 移动或安置体位时宜借助工具，确保患者安全，做好保暖及隐私保护 5. 移动或安置体位时，手术团队成员应当互相沟通，核对手术部位标识，确保体位安置正确，各类管路安全，防止坠床 6. 安置体位时，避免患者身体任何部位直接接触手术床金属部分；避免患者裸露的不同部位皮肤之间直接接触，防止发生电灼伤 7. 安置或变换体位后，对患者身体姿势、组织灌注情况、约束带固定位置及所有衬垫、支撑物进行重新评估，观察受压部位情况 8. 术中尽量避免手术设备、器械和手术人员对患者造成的外部压力；压力性损伤高风险的患者，对非手术部位，在不影响手术的情况下，至少应当每隔2 h调整受压部位1次 9. 对于静脉血栓栓塞症中的高危患者，遵医嘱采用防血栓措施及设备，体位安置完成后，由术者证实其正确性 10. 手术完毕，与医生一起检查患者有无压力性损伤；如有异常，及时处理并汇报护士长，重点交接班并做好记录

第二节 内镜中心护理常规

一、内镜中心内镜诊疗护理常规

| 检查前 | 1. 物品准备：内镜、主机、负压吸引装置、吸氧装置、口圈、一次性治疗巾、贮水瓶、灭菌水、含清洗剂纱布、含清洗剂容器纸巾、病理标本瓶
2. 护士准备：注重仪表，七步法洗手，戴口罩、手套
3. 患者准备：评估禁食、禁饮情况，胃肠道准备情况；行无痛检查患者开放静脉通道；隐私保护
4. 环境准备：检查室安静明亮、温度适宜 |

| 检查中 | 1. 核对患者基本信息，确认无误
2. 询问病史、过敏史、手术史、用药及诊疗部位
3. 协助患者摆好诊疗体位
4. 进镜前配合医生确认内镜安装无误，测试光源、注水、注气、吸引装置是否正常
5. 配合医生输入患者的 ID 号码、预使用内镜的编码，再次核对患者信息及检查项目
6. 注意观察患者生命体征、面色、保持呼吸道通畅，诊疗中根据医生诊疗要求进行配合 |

| 检查后 | 1. 观察意识，取下口圈，协助患者起床；无痛患者送复苏室专人看护，加强安全防护，防止坠床
2. 对内镜进行预处理，并转运至洗消室
3. 完成相关记录、病理交接、报告发放 |

二、镜下消化道异物取出操作技术

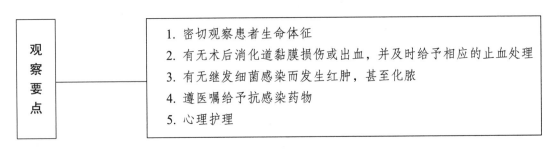

| 观察要点 | 1. 密切观察患者生命体征
2. 有无术后消化道黏膜损伤或出血，并及时给予相应的止血处理
3. 有无继发细菌感染而发生红肿，甚至化脓
4. 遵医嘱给予抗感染药物
5. 心理护理 |

操作要点	1. 做好术前准备：护士、患者、仪器、物品
	2. 通常采用局麻或全麻，根据患者实际情况选择合适的麻醉方式
	3. 严密监测生命体征、血氧饱和度、颜面口唇等
	4. 插入内镜，观察异物的位置、大小、形状等情况，制定取物方案
	5. 使用异物钳或网篮等工具将异物取出，操作时动作轻柔、准确
	6. 若出现出血或取物困难等，及时采取相应的处理措施
	7. 取出后再次插入内镜观察消化道黏膜是否有出血或损伤
	8. 取到异物后，应尽量收紧取物器材并紧贴内镜，有利于同时退出
	9. 向患者及家属讲解注意事项

三、镜下消化道黏膜病变切除操作技术

观察要点	1. 明确患者属于消化道病变黏膜切除术禁忌证
	2. 患者是否口服抗凝或抗血小板药物
	3. 患者是否有贴身佩戴的金属饰品、活动义齿，交家属保管
	4. 有无腹痛、腹胀
	5. 有无呕血、便血

操作要点	1. 做好术前准备：护士、患者、仪器、物品
	2. 告知患者息肉切除术的有关知识，查看是否签署治疗同意书
	3. 严密监测生命体征，建立静脉通路
	4. 准备好止血的药物、器械
	5. 将电极片贴于患者大腿内侧或小腿内侧
	6. 连接高频电工作站，脚踏放于医生方便处
	7. 根据操作医师的指示进入器械到达病灶部位
	8. 使用圈套器套住息肉，缓慢收紧圈套器，动作应小心谨慎，避免划破黏膜，引发出血
	9. 圈下息肉后，回收息肉，放置于专用的标本瓶内
	10. 检查结束后，协助患者起床由工人送回病房；向患者及家属讲解注意事项

四、支气管镜肺泡灌洗操作技术

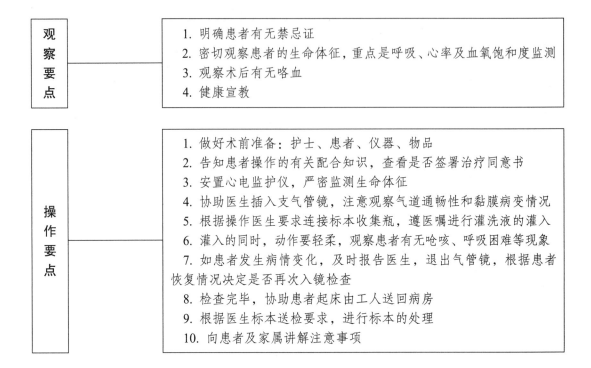

观察要点	1. 明确患者有无禁忌证 2. 密切观察患者的生命体征，重点是呼吸、心率及血氧饱和度监测 3. 观察术后有无咯血 4. 健康宣教

操作要点	1. 做好术前准备：护士、患者、仪器、物品 2. 告知患者操作的有关配合知识，查看是否签署治疗同意书 3. 安置心电监护仪，严密监测生命体征 4. 协助医生插入支气管镜，注意观察气道通畅性和黏膜病变情况 5. 根据操作医生要求连接标本收集瓶，遵医嘱进行灌洗液的灌入 6. 灌入的同时，动作要轻柔，观察患者有无呛咳、呼吸困难等现象 7. 如患者发生病情变化，及时报告医生，退出气管镜，根据患者恢复情况决定是否再次入镜检查 8. 检查完毕，协助患者起床由工人送回病房 9. 根据医生标本送检要求，进行标本的处理 10. 向患者及家属讲解注意事项

五、支气管镜镜下活检操作技术

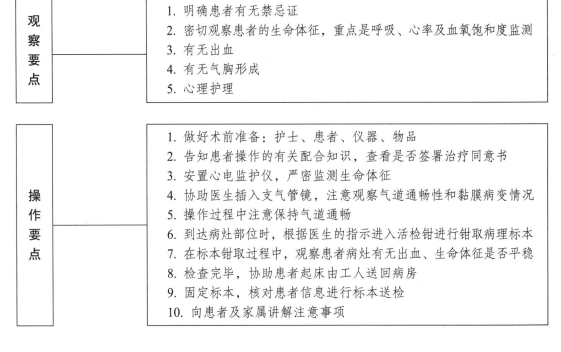

观察要点	1. 明确患者有无禁忌证 2. 密切观察患者的生命体征，重点是呼吸、心率及血氧饱和度监测 3. 有无出血 4. 有无气胸形成 5. 心理护理

操作要点	1. 做好术前准备：护士、患者、仪器、物品 2. 告知患者操作的有关配合知识，查看是否签署治疗同意书 3. 安置心电监护仪，严密监测生命体征 4. 协助医生插入支气管镜，注意观察气道通畅性和黏膜病变情况 5. 操作过程中注意保持气道通畅 6. 到达病灶部位时，根据医生的指示进入活检钳进行钳取病理标本 7. 在标本钳取过程中，观察患者病灶有无出血、生命体征是否平稳 8. 检查完毕，协助患者起床由工人送回病房 9. 固定标本，核对患者信息进行标本送检 10. 向患者及家属讲解注意事项

第三节 介入中心护理常规

一、介入治疗中心护理常规

<table>
<tr><td rowspan="1">介入前</td><td>1. 医生在 HIS 系统提交介入手术申请,介入护士安排、保存、发布手术排班,登记 PACS 系统患者信息
2. 准备介入手术相应的耗材、药品、布类、器械等
3. 开启仪器设备,检查仪器设备性能,给工人打印排班表,工人按要求接介入诊疗患者
4. 准备介入手术相应的无菌台,准备常规的耗材、药品
5. 核对患者身份,协助患者安全转移至诊疗床,交流诊疗过程配合事宜,安置心电监护等
6. 观察初始生命体征情况,协助医师开启诊疗的手术</td></tr>
<tr><td>介入中</td><td>1. 核对患者身份,DSA 上选择患者信息,完善诊疗手术的前期工作
2. 观察生命体征各项指标动态情况
3. 专注诊疗术中医嘱、检查、治疗进程,及时响应需求
4. 专注诊疗术中患者自诉,及时响应患者需求
5. 及时记录诊疗术中情况
6. 全力配合介入术中诊疗、救治,完善诊疗术中记录</td></tr>
<tr><td>介入后</td><td>1. 医师告知诊疗结束,关闭 DSA 射线开关,通知工人
2. 收拾诊疗台面、床面,协助医师压迫止血
3. 取心电监护等,协助患者安全转移至医用转移车
4. 完善介入诊疗记录,完善相关记账情况,关闭仪器设备,指导工人清洁环境</td></tr>
</table>

二、冠状动脉造影/全脑血管造影配合操作技术

观察要点

1. 术前查看：一般情况下，左上肢建立静脉通道
2. 导管路径：
（1）桡动脉—肱动脉—腋动脉—锁骨下动脉—主动脉—冠状动脉
（2）股动脉—髂动脉—腹主动脉—主动脉—脑血管动脉
3. 患者生命体征和有创压力监测情况及患者主诉情况

操作要点

1. 交接及评估：规范交接，评估患者入室情况
2. 术前准备：准备物品、固定管道、监测生命体征、保护隐私等
3. 患者安全及舒适体位：患者安全、保暖、心理护理等
4. 无菌技术：无菌包、无菌器械、无菌液体、一次性物品等操作
5. 术中护理配合及记录：输液情况，规范手术耗材、护理记录单等
6. 术后患者安置整理：拔管止血情况，患者过床，手术间清洁卫生

三、冠状动脉内支架置入配合操作技术

观察要点

1. 术前查看：一般情况下，左上肢、左下肢建立静脉通道
2. 导管路径：
（1）桡动脉—肱动脉—锁骨下动脉—主动脉—冠状动脉
（2）股动脉—髂动脉—腹主动脉—主动脉—冠状动脉
3. 患者生命体征、心电图形态、有创压力监测、双抗服用情况
4. 患者胸闷、胸痛等主诉情况

操作要点

1. 交接及评估：规范交接，评估患者入室情况
2. 术前准备：准备物品、固定管道、监测生命体征、保护隐私等
3. 患者安全及舒适体位：患者安全、保暖、心理护理等
4. 无菌技术：无菌包、无菌器械、无菌液体、一次性物品等操作
5. 术中护理配合及记录：手术进程、输液情况，规范手术耗材、护理记录单，追加肝素并计时情况，心电波形及动脉压力变化情况等
6. 术后患者安置及整理：拔管止血情况，患者过床、宣教等，手术间清洁卫生

四、电生理检查/心脏射频消融配合操作技术

观察要点

1. 术前查看：一般情况下，左下肢建立静脉通道；导管路径：股静脉—下腔静脉—右心房

2. 患者术前生命体征、配合程度、平躺耐受程度等

3. 医师进行房间隔穿刺时，不能打扰，此操作重点关注操作进展，及时判断并发症，同时提醒医师做出必要的应急处理

操作要点

1. 交接及评估：规范交接，评估患者病情、意识、合作程度、管道

2. 术前准备：准备物品、固定管道、监测生命体征、保护隐私，配合工程师连接射频仪、多导仪等

3. 患者安全及舒适体位：注意保暖、心理护理、中性电极等

4. 无菌技术：规范无菌包、无菌器械、无菌液体、一次性物品

5. 术中护理配合及记录：手术进程、输液情况，规范手术耗材、护理记录单，追加肝素并计时情况，耗材登记粘贴情况等

6. 术后患者安置及整理：加压包扎止血情况，患者过床、宣教等，手术间清洁卫生

第四节　消毒供应中心护理常规

一、消毒供应中心护理常规

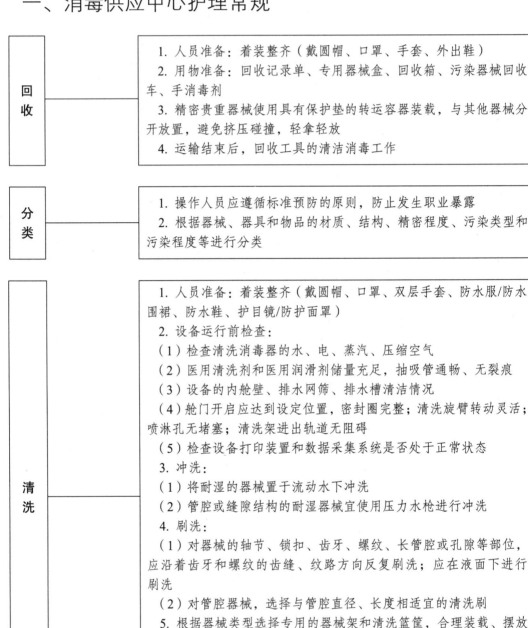

回收
1. 人员准备：着装整齐（戴圆帽、口罩、手套、外出鞋）
2. 用物准备：回收记录单、专用器械盒、回收箱、污染器械回收车、手消毒剂
3. 精密贵重器械使用具有保护垫的转运容器装载，与其他器械分开放置，避免挤压碰撞，轻拿轻放
4. 运输结束后，回收工具的清洁消毒工作

分类
1. 操作人员应遵循标准预防的原则，防止发生职业暴露
2. 根据器械、器具和物品的材质、结构、精密程度、污染类型和污染程度等进行分类

清洗
1. 人员准备：着装整齐（戴圆帽、口罩、双层手套、防水服/防水围裙、防水鞋、护目镜/防护面罩）
2. 设备运行前检查：
（1）检查清洗消毒器的水、电、蒸汽、压缩空气
（2）医用清洗剂和医用润滑剂储量充足，抽吸管通畅、无裂痕
（3）设备的内舱壁、排水网筛、排水槽清洁情况
（4）舱门开启应达到设定位置，密封圈完整；清洗旋臂转动灵活；喷淋孔无堵塞；清洗架进出轨道无阻碍
（5）检查设备打印装置和数据采集系统是否处于正常状态
3. 冲洗：
（1）将耐湿的器械置于流动水下冲洗
（2）管腔或缝隙结构的耐湿器械宜使用压力水枪进行冲洗
4. 刷洗：
（1）对器械的轴节、锁扣、齿牙、螺纹、长管腔或孔隙等部位，应沿着齿牙和螺纹的齿缝、纹路方向反复刷洗；应在液面下进行刷洗
（2）对管腔器械，选择与管腔直径、长度相适宜的清洗刷
5. 根据器械类型选择专用的器械架和清洗篮筐，合理装载、摆放器械、器具和物品
6. 运行结束，检查设备物理参数，确认合格并记录
7. 超声清洗时间不超过 10 min，水温 15～30℃。器械应浸泡在液面下进行超声清洗；器械不应直接放置于超声清洗机槽中

消毒	1. 煮沸槽的温度达到要求时开始计时，中途加入器械后应重新计时 2. 湿热消毒方法的温度、时间应符合要求。消毒后直接使用的诊疗器械、器具和物品，湿热消毒温度应≥90℃，时间≥5 min，或A0值≥3000；消毒后继续灭菌处理的诊疗器械、器具和物品，湿热消毒温度应≥90℃，时间≥1 min，或A0值≥600 3. 75%乙醇属于易燃易爆物品，应按《危险化学品安全管理条例》进行保存 4. 酸性氧化电位水对光敏感，有效氯浓度随时间延长而下降，宜现制备现用
干燥	1. 根据器械的材质选择适宜的干燥温度和时间，金属类干燥温度为70~90℃；塑胶类干燥温度为65~75℃ 2. 不能使用自然晾干的方法 3. 加强职业防护，佩戴隔热手套，防止烫伤
检查与保养	1. 人员准备：着装整齐（戴一次性帽子，穿工作服，穿防滑、防刺伤拖鞋） 2. 准备带光源放大镜和绝缘检测仪，处于备用状态 3. 准备吸水纸巾、器械篮筐、包外标签，根据有效期选择适合的包装材料（棉布、无纺布）、U形架、手工润滑油等 4. 待检查器械应处于充分干燥状态 5. 检查器械清洗质量（有无血渍、污渍、水渍及锈斑），功能性是否完好，器械表面及其关节、齿牙处应光洁 6. 每月应抽查3~5个待灭菌包检查清洗质量，并记录监测结果
包装	1. 环境准备：工作台清洁干燥，环境温度、相对湿度、通风换气次数及照明符合要求 2. 根据器械配置清单进行双人核对器械名称、规格和数量，物品的清洁度、干燥度、完好性、功能状态 3. 盆、盘、碗之间应放置吸水纸巾，盘、碗、药杯应倒放在器皿内，器械应摆放整齐、有序，精密器械应进行保护 4. 根据灭菌方法、器械包的形状、体积、重量等选择其相适应的包装材料（棉布包装材料应一用一清洗，无污渍、无异物、对光检查无破损） 5. 包装完毕后，粘贴待灭菌包的包外标签，标识应齐全、正确、清晰、完整、无涂改，标签应具有可追溯；标识应包括物品名称、检查包装者姓名、灭菌器编号、灭菌批次、灭菌日期、失效日期等相关信息

灭菌	1. 灭菌器应遵循厂家提供的使用说明书，遵循说明书制定的操作规程和定期进行维护保养，应根据不同的灭菌方法采取适宜的职业防护措施 2. 人员准备：着装整齐（戴一次性帽子，穿工作服，穿防滑、防刺伤拖鞋，必要时戴防烫手套） 3. 对灭菌器进行安全检查： （1）检查灭菌器压力表是否归"0" （2）打印装置是否处于备用状态（纸张充足、字迹清晰） （3）水源、电源、气源、压缩空气等运行条件符合设备要求 （4）检查密封圈是否清洁、无污渍、平整无破损，柜门安全锁扣灵活，安全有效 （5）灭菌器柜内壁清洁 （6）柜内冷凝水排出口通畅 4. 进行 B-D 测试，将 B-D 测试包平放于排气口上方（灭菌器内最难灭菌的位置），灭菌器处于空载状态 5. 将待灭菌包正确地摆放在灭菌器层架上，应做到： （1）灭菌包、器械篮筐、层架与柜内壁之间有空隙 （2）将同材质的器械、物品置于同一批次灭菌 （3）器械和纺织类物品混装时，将纺织类放置上层（竖放），金属类器械放置下层（硬质容器应平放） （4）盆、盘、碗应斜放，包内容器开口应朝向一致 （5）底部无孔的玻璃器皿应倒立或斜放 6. 灭菌包体积和重量： （1）下排气式灭菌器，灭菌包体积≤30 cm×30 cm×25 cm；预真空式灭菌器，灭菌包体积≤30 cm×30 cm×50 cm （2）敷料包重量不宜超过 5 kg；器械包重量不宜超过 7 kg 7. 检查待灭菌包包装完好性，标签应清晰完整 8. 根据不同材质选择不同灭菌程序（敷料程序、器械程序、骨科器械程序、敞口液体程序等） 9. 灭菌结束后进行卸载，灭菌包不应直接放置于送风口下方，自然冷却 30 min 10. 灭菌结束后，应由双人核查物理监测、化学监测、生物监测，并进行记录（灭菌阶段的温度、时间、压力等）

储存	1. 人员准备：戴圆帽、穿专用鞋、进行手卫生 2. 卸载无菌包时，应进行质量检查（包装闭合完好性、包外标签是否清晰完整、有无湿包、包外化学指示变色是否合格） 3. 灭菌后物品应分类、分架存放于无菌物品存放区。一次性使用无菌物品应除去外包装后再进入无菌物品存放区 4. 物品存放架或柜应距地面高度≥20 cm，离墙≥5 cm，距天花板≥50 cm 5. 消毒后直接使用的物品应专架存放 6. 灭菌物品储存有效期： （1）储存无菌物品间/室内环境温度应＜24℃、湿度＜70% （2）环境温度、湿度达到 WS 310.1 的规定时，使用普通棉布材料包装的无菌物品有效期宜为 14 天；未达到环境标准时，有效期宜为7 天 （3）医用一次性纸袋包装的无菌物品，有效期宜为 30 天 （4）使用一次性医用皱纹包装纸、医用无纺布、一次性纸塑袋包装的无菌物品，有效期宜为 180 天，硬质容器包装的无菌物品，有效期宜为 180 天
发放	1. 无菌物品发放时，应遵循先进先出的原则 2. 发放时应确认无菌物品的有效性和完整性。植入物及植入性手术器械应在生物监测合格后方可发放 3. 运送无菌物品的器具使用后，应清洁处理，干燥存放备用

二、物品回收分类技术

观察要点	1. 及时进行现场预处理 2. 不应在诊疗场所进行污染诊疗器械、器具和物品的核对、清点 3. 应按规定回收线路进行回收，污染器械放置于封闭容器后才能转运 4. 精密贵重器械应采取保护措施，避免挤压碰撞，轻拿轻放 5. 操作人员的个人防护及着装应符合 WS 310.2 中附录 A 的规定 6. 回收完毕，在 CSSD 去污区进行交接、核对、清点、分类
操作要点	1. 及时回收并清点、核查器械，发现器械缺失等问题及时反馈 2. 转运过程中，应确保回收箱盖子盖紧封闭，车内物品放置稳妥，回收车应保持车门关闭状态 3. 回收精密、贵重器械，应使用具有保护措施的回收容器装载 4. 运输结束后，应做好回收工具的清洁消毒工作

三、物品清洗操作技术（手工）

观察要点

1. 将耐湿的器械置于流动水下冲洗，管腔或缝隙结构的耐湿器械宜使用压力水枪进行冲洗

2. 对器械的轴节、锁扣、齿牙、螺纹、长管腔或孔隙等部位，应沿着齿牙和螺纹的齿缝、纹路方向反复刷洗；应在液面下进行刷洗

3. 超声清洗应选择合适的频率和时间，一般情况下超声清洗时间不宜超过 10 min，水温宜为 15～30℃；器械应浸泡在液面下进行超声清洗；器械不应直接放置于超声清洗机槽中

4. 干燥温度和时间：金属类干燥温度为 70～90℃；塑胶类干燥温度为 65～75℃

操作要点

1. 刷洗应在水面下进行，防止产生气溶胶

2. 清洗过程中注意加强职业防护，避免发生职业暴露

3. 煮沸槽中途加入器械和物品后应重新计时，避免发生烫伤

4. 酸性氧化电位水对光敏感，有效氯浓度随时间延长而下降，宜现制备现用

四、物品清洗操作技术（机械）

观察要点

1. 检查清洗消毒器水、电、蒸汽、压缩空气等是否达到设备工作条件；设备的内舱壁、排水网筛、排水槽清洁情况；密封圈完整、清洗旋臂转动灵活、喷淋孔无堵塞、清洗架进出轨道无阻碍；检查设备打印装置和数据采集系统是否处于正常状态

2. 检查设备物理参数，确认合格并记录

操作要点

1. 定期检查清洗消毒器的清洗剂用量是否正常；观察清洗过程中自动加水、排水工作是否正常；每日清洗结束时应清理舱内杂物，清洁清洗舱

2. 设备运行中出现报警、中断等情况，该批次物品应重新清洗并分析原因

五、物品包装操作技术

<table>
<tr>
<td>观察要点</td>
<td>1. 工作人员着装整齐，戴圆帽，穿工作服，穿防滑、防刺伤拖鞋
2. 环境温/湿度、通风系统、光照是否充足
3. 用物准备是否齐全（封包胶带、包装材料、包内指示卡、可追溯性包外标签、包内器械明细牌、保护套、快速手消毒剂）</td>
</tr>
<tr>
<td>操作要点</td>
<td>1. 按照器械明细牌清点器械名称、数量、规格
2. 双人核对器械名称、数量、规格；包内指示卡以及尖锐器械保护
3. 包装有2层包装材料，分2次包装
4. 包装完毕后粘贴包外标签（再次核对），放置待灭菌区</td>
</tr>
</table>

六、物品灭菌操作技术

<table>
<tr>
<td>观察要点</td>
<td>1. 工作人员着装整齐（戴圆帽，穿工作服，穿防滑、防刺伤拖鞋）
2. 环境温/湿度、通风系统、光照是否充足
3. 用物准备是否齐全（灭菌器处于备用状态，扫码枪、电脑、监测物品、器械篮筐、灭菌层架、防烫手套、快速手消毒剂）</td>
</tr>
<tr>
<td>操作要点</td>
<td>1. 进行手卫生：（内、外、夹、弓、大、立、腕）七步洗手法
2. 将待灭菌包的标签录入电脑系统，以便于追踪
3. 将待灭菌包按照规范要求依次放在灭菌层架上，放置监测物品，推进灭菌器内
4. 根据灭菌物品选择相应的灭菌程序，进行启动
5. 待灭菌结束后，拿出监测物品进行双人核查灭菌结果（物理、化学及生物监测）并记录灭菌器编号、灭菌锅次、灭菌日期，灭菌阶段的时间、压力、温度，双人核查后签名存档
6. 将无菌包卸载后冷却30 min后，检查无菌包的质量（无菌包的完整性、包外标签的完整性、有无湿包以及化学指示变色是否合格）</td>
</tr>
</table>

第五节 健康管理中心护理常规

一、健康管理中心护理常规

检查前	1. 个人健康体检者，由医、护协同制定个性化体检套餐，空腹者当天即可体检 2. 办理入职体检者，按照单位项目开单，核对好检查者信息 3. 前台开单并打印体检指引单，核实项目、价格，如有疑问，耐心解释 4. 加强与食堂负责人联系，合理安排早餐种类，提供多元化、营养丰富的早餐 5. 检查各诊室用品是否齐全，加强巡视工作，排除隐患 6. 根据当天体检情况，提前联系好辅助科室人员安排，告知体检人数及体检项目，做好协调工作 7. 检查功能区域仪器设备，均处于功能状态，维持好环境安全和卫生
检查中	1. 主动热情接待检查者，耐心解答疑问 2. 负责引导检查项目 3. 根据不同岗位完成相应工作 4. 引导空腹项目完成后用早餐 5. 引导体检结束，告知报告领取时间，需邮寄者做好登记 6. 交代妇科未检项目补检的注意事项
检查后	1. 关闭门窗、灯、计算机、检查仪器、空调等；整理清洁各诊室，保持干净整洁 2. 整理各诊室必备用品是否齐全，物归原处 3. 负责各诊室的空气消毒工作并做好记录备案 4. 体检数据的接收、核对、整理、打印、装订；费用的对接，核实人数及项目，将报告送至单位

二、静脉采血操作技术

观察要点	1. 核对检查者与体检指引单上的基本信息是否相符 2. 核对检查者与体检指引单上的项目性别是否相符 3. 核对条码与体检指引单上的项目是否一致 4. 核对条码与试管，注意条码粘贴的方向及项目对应的试管颜色
操作要点	1. 洗手消毒：采集前需要洗手消毒，戴医用手套、口罩，防止交叉感染，避免职业暴露 2. 选择采血部位：评估检查者的皮肤情况，尽可能选择质地柔软和位置较高、较容易施加压力的部位，如内侧肘部静脉 3. 无菌操作：以穿刺点为中心常规消毒、待干，消毒直径范围大于 5 cm 4. 正确选择试管顺序：有多种项目试管时，根据医技要求选择试管顺序，了解真空采血管的功能，正确贴条码 5. 询问：静脉采血前，根据检查者采血项目，询问是否空腹；了解检查者有无晕血、晕针、低血糖情况 6. 一人一用一丢弃：穿刺针、止血带、垫手纸均属于一次性用物，静脉采血后应立即丢弃，避免重复使用 7. 告知检查者，静脉采血后需伸直手臂，用棉签按压采血部位 3～5 min 8. 告知检查者，静脉采血后如无其他空腹项目可进食、进水 9. 告知检查者，静脉采血后如无 C13 检查，可饮少量温开水

三、心电图操作技术

观察要点	1. 核对检查者与体检指引单上的基本信息是否相符 2. 检查者需处于平静状态，避免剧烈活动、情绪激动 3. 了解检查者有无安装心脏起搏器或心脏手术史 4. 女性检查者若穿着连裤袜，应告知需脱下 5. 查看检查者有无义肢

操作要点	1. 洗手消毒：检查前需要洗手消毒，戴 PE 手套、口罩，防止交叉感染 2. 信息登记：正确扫描体检指引单上的检查者信息，避免检查报告信息不能上传 3. 检查部位：正确告知检查者需暴露的部位，言语简单易懂，评估皮肤情况，用酒精棉签清洁安置电极部位皮肤，以减少干扰；正确放置导联、电极 4. 仪器设备：检查前，查看设备正常运行情况；检查中，观察导联线是否连接正常，有无脱落；检查完毕，轻撤导联线，动作轻柔 5. 注意保护检查者隐私；嘱咐检查者携带好随身物品 7. 导联线应摆放有序，不能缠绕、打结 8. 整理好检查床，保持环境整洁，必要时更换床单

四、功能检查操作技术

观察要点	1. 核对检查者与体检指引单上的基本信息是否相符 2. 了解检查者有无用药史，手术史等 3. 仪器设备处于功能状态，将所需物品处于备用状态 4. 检查环境安全，无隐患 5. 保持环境卫生，物品摆放整洁

操作要点	1. 洗手消毒：检查前需要洗手消毒，戴 PE 手套、口罩，防止交叉感染 2. 告知检查注意事项；检查时禁止携带手机和其他电子设备，避免干扰心电图波形 3. 信息登记：认真核对检查者信息，若发现信息错误，及时修改，避免检查报告信息错误 4. 检查部位；正确告知检查者需暴露的部位，言语简单易懂，评估检查部位情况，注意保护检查者隐私；检查中，若是男医师为女性检查，须安排一名女护士陪检 5. 解释配合工作：告知检查者功能检查的常规操作流程，获得检查者的密切配合，提高检查效率，保证报告的准确性 6. 嘱咐检查者携带好随身物品 7. 将检查报告交予检查者，告知一并交前台工作人员 8. 检查者离开后及时整理用物，使功能室处于备用状态 9. 保持环境整洁，必要时更换床单 10. 做好每周设备的校准工作

第十三章 门诊护理常规

一、门诊诊前护理常规

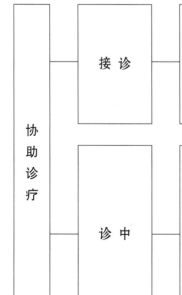

诊前准备

1. 护士按门诊要求规范着装
2. 对着物品交接本清点物品
3. 打开诊区、诊室门窗，根据自然光亮度情况开启照明灯数量
4. 检查诊区、诊室、候诊区环境卫生，保证诊区干净、地面无水迹，候诊区候诊椅、指引牌、宣传架整齐整洁
5. 开启门诊电子叫号、分诊信息系统和诊室电脑、打印机、读片灯等电器
6. 检查各诊室门口当日出诊专家挂牌是否正确，如遇专家临时停替诊，则及时更正
7. 准备诊室诊治所需物品，检查诊区物品是否按6S要求放置

协助诊疗

接诊

1. 热情接待患者，文明礼貌用语
2. 请患者出示挂号单或扫描电子就诊二维码进行报到，如有挂错号的及时纠正
3. 引导患者及家属到相应候诊厅候诊，保持安静，等待叫号，按序就诊

诊中

1. 根据病情需要测量生命体征，并记录
2. 病情突变者，通知医生并遵医嘱抢救，陪同护送至急诊室进行交接后，补充急救物资并补写抢救记录
3. 传染病患者护送至感染科（若是呼吸道传染病患者，应立即给其戴口罩），及时督促医生填写《传染病报告卡》网报
4. 协助医生诊疗
5. 做好复诊患者现场预约挂号工作
6. 指引患者进入下一步诊疗环节

协助诊疗	巡　诊	1. 维持诊室一医一患就诊模式，及时请出诊室过多人员，保护患者隐私和避免交叉感染 2. 耐心解释患者及家属在候诊过程中产生的各种疑问，满足患者及家属的合理要求 3. 加强巡诊，及时纠正不规范叫号现象，并与相应诊室的医师沟通 4. 维持诊间秩序及安全，对于门诊急危重症患者、老年患者、军人、残疾人等开通绿色通道，优先诊治 5. 做好健康宣传教育工作，介绍各专科门诊的特殊检查及流程

二、门诊诊后护理常规

医师工作站	1. 熟悉医师工作站电子信息操作流程 2. 及时协助信息科管理人员处理信息故障 3. 信息系统瘫痪时，启用信息故障应急预案
诊后工作	1. 整理诊室，补充物品，更换床套；更换次日在岗专家牌，确认次日是否有专家停/替诊信息 2. 做好各种登记工作，垃圾分类处置 3. 关闭电子叫号信息系统；指导清洁工对诊室进行清洁消毒；关窗、关门、关灯、关计算机、关空调等
治疗护理	1. 检查治疗室用品是否齐全，无菌物品包装是否完好和在有效期内 2. 接待患者，核对医嘱 3. 解释取得患者配合 4. 落实查对制度，遵医嘱进行相应治疗 5. 严格无菌操作 6. 交代注意事项 7. 医疗废物日产日清 8. 治疗完毕按要求进行消毒处理

消毒隔离	1. 空气消毒：特殊诊区和无窗诊室每日用等离子空气消毒机消毒2次，普通诊室每日用等离子空气消毒机消毒1次，记录消毒时间；有窗诊室每日定时开窗通风 2. 医疗废物处理：普通医疗废物放入医用黄色垃圾桶，锐器使用后放入锐器盒，日产日清，集中处理 3. 桌、椅每日用含氯（500 mg/L）消毒液擦拭一次，有污物及时处理，地面每日用含氯（500 mg/L）消毒液拖擦，分诊台、仪器设备等表面每日用消毒湿巾纸擦拭 4. 血压计袖带的处理：每月清洗一次，有污染及时更换 5. 诊查床隔帘定期清洗，有污染及时更换；诊断床罩每日更换，有污染及时更换
抢救设备管理	1. 急救设施设备每日检查交接，确保处于备用状态 2. 抢救车内的药品、物品标识清晰，按要求分层定位放置 3. 各门诊诊区放置各楼层抢救车分布图 4. 专人管理：每周清点、登记，抢救车使用后及时补全并做好登记 5. 抢救车定点放置
健康教育	**内容**：个人卫生、公共卫生、饮食卫生、常见病、多发病、季节性传染病的防治知识及常见的简单急救知识
	方式： 1. 个别指导：语言通俗易懂，避免医学术语 2. 电视播放：每日播放科普音像资料 3. 健康教育处方：将各科各疾病的健康教育资料印成书面材料，放在健康教育宣传栏内，患者按需取拿 4. 开展各专病诊区健康讲座 5. 把健康宣教知识做成二维码，指导患者扫码阅读

第十四章 急诊护理常规

一、心跳呼吸骤停抢救

病情观察	1. 意识丧失，呼之不应；大动脉搏动消失 2. 无自主呼吸或叹息样呼吸 3. 瞳孔散大，对光反射消失 4. 室扑与室颤、无脉性室速、心脏停搏、无脉性电活动
急救护理措施	1. 评估现场环境安全 2. 判断患者意识丧失，立即启动应急反应系统 3. 判断大动脉搏动和自主呼吸消失（时间不超过 10 s） 4. 充分暴露胸部，松解腰带，取平仰卧位，保证头颈躯干在同一轴线 5. 行胸外心脏按压（部位：两乳头连线中点，胸部正中；按压频率 100～120 次/min，按压深度 5～6 cm，保持胸廓充分回弹） 6. 出现室颤：立即电除颤，单相波 360 J，双相波 200 J 7. 除颤后立即开始胸外心脏按压 30 次 8. 评估颈椎，开放气道，简易呼吸器人工通气 2 次 9. 按压与通气比为 30∶2，按压中断时间不超过 10 s，5 个循环后再次评估是否恢复呼吸和心跳 10. 建立高级气道，使用呼吸机辅助呼吸 11. 建立有效静脉通道，遵医嘱应用肾上腺素、胺碘酮、多巴胺、纳洛酮、脱水剂等抢救药物 12. 留置导尿，准确记录出入量 13. 签署侵入性操作知情同意书 14. 严密观察病情变化，详细记录抢救用药及措施 15. 病情稳定后护送入 ICU 继续治疗 16. 复苏有效指征： （1）能触及颈动脉搏动，上肢收缩压大于 60 mmHg（7.98 kPa） （2）自主呼吸恢复；面色、口唇、甲床及皮肤等色泽转为红润 （4）瞳孔由大变小，对光反射、角膜、睫毛反射出现 （5）意识逐渐恢复，可见患者眼球出现活动，甚至手脚开始抽动

二、急性心肌梗死抢救

病情观察	1. 胸闷、胸痛的部位、性质、程度、持续时间及伴随症状 2. 心电图改变：ST 段弓背抬高等特异性改变 3. 意识状态、生命体征、皮肤色泽、温度、尿量

急救护理措施	1. 绝对卧床休息，避免不良刺激，注意保暖 2. 4～6 L/min 氧气吸入 3. 持续心电监护，10 min 内获取 12 导联或 18 导联床旁心电图 4. 左上肢建立静脉通路，20 min 内获取快速心肌酶谱等检查报告 5. 遵医嘱给予阿司匹林 300 mg、替格瑞洛 180 mg 或氯吡格雷 300 mg 嚼服 6. 使用面部表情及数字评分法进行疼痛评估 7. 遵医嘱予以吗啡镇静、哌替啶镇痛、硝酸甘油扩张冠状动脉等药物治疗 8. 发生呼吸心脏骤停，立即心肺复苏 9. 有介入治疗指征，进行术前准备，快速转运至介入室 10. 无介入治疗指征，遵医嘱进行溶栓等治疗

三、脑卒中抢救

病情观察	1. 使用 BE FAST 口诀快速识别脑卒中： （1）B：BALANCE 难平衡　（2）E：EYES 看不清 （3）F：FACE 面不正　　　（4）A：ARMS 臂不平 （5）S：SPEECH 语不灵　　（6）T：TIME 立即拨打 120 获得医疗救助 2. 意识状态、生命体征、颅内压、瞳孔大小及对光反射、肢体活动情况 3. 有无头痛、呕吐、大小便失禁

急救护理措施	1. 清理呼吸道并保持通畅，1～2 L/min 氧气吸入，根据缺氧程度调整氧流量，必要时建立高级气道，实施机械通气 2. 持续心电监护，有条件时行心电图检查 3. 快速评估肢体有无活动障碍，尽量在左上肢建立 20G 留置静脉通道，采集血标本，15 min 内获取血常规及血糖检验报告 4. 25 min 内完善 CT 检查，必要时行 CTA 5. 昏迷患者留置导尿 6. 缺血性脑卒中有介入手术指征者，送介入室治疗；无介入手术指征者，使用阿替普酶或尿激酶行溶栓治疗，观察有无出血倾向 7. 出血性脑卒中，遵医嘱给予合理控制血压、降低颅内压以及止血药物治疗措施；有外科手术指征者，快速配合术前准备和转运

四、多发伤抢救

<table>
<tr>
<td>病情观察</td>
<td>

1. 有无活动性出血及致命伤
2. 意识状态、生命体征、瞳孔大小及对光反射情况
3. 按顺序检查伤情（CRASHPLAN）：
（1）C=cardiac（心脏）
（2）R=respiration（呼吸）
（3）A=abdomen（腹部）
（4）S=spine（脊柱）
（5）H=head（头颅）
（6）P=pelvis（骨盆）
（7）L=limb（四肢）
（8）A=arteries（动脉）
（9）N=nerves（神经）
4. 伤口部位、大小、深度、出血量、污染程度，有无血肿异物、肢体功能障碍、皮肤颜色、温湿度、毛细血管再充盈状态等
5. 使用面部表情数字评分法进行疼痛评估

</td>
</tr>
<tr>
<td>急救护理措施</td>
<td>

1. 开放气道保护颈椎，1～2 L/min 氧气吸入，根据缺氧程度调整氧流量，必要时建立高级气道，实施机械通气
2. 伤口评估和处置：加压包扎、止血、固定
3. 心电监护，监测生命体征
4. 抗休克治疗，建立多组静脉通道，限制性液体复苏治疗
5. 留置导尿，记录出入量
6. 合血、备血
7. 遵医嘱使用药物止血、止痛
8. 提升室温，使用保温毯保暖，温液仪输液治疗
9. 颅脑损伤防止误吸、降低颅内压、防治脑水肿
10. 胸部开放性创伤，用棉垫紧急封闭创口，张力性气胸紧急行胸腔穿刺，有条件时行胸腔闭式引流术
11. 疑有腹部内脏出血，快速行腹腔穿刺术
12. 疑似骨盆骨折，使用骨盆固定带固定
13. 使用抗生素控制和预防感染
14. 尽快转运至手术室或监护病房

</td>
</tr>
</table>

五、 急性上消化道出血抢救

病情观察	1. 气道通畅情况, 呕吐物是否阻塞呼吸道 2. 意识状态、生命体征及尿量情况 3. 是否存在头晕、恶心、乏力、心悸、腹痛 4. 呕血、便血的颜色、性状、量、次数 5. 口唇、睑结膜、面部等皮肤黏膜、甲床颜色, 四肢温度

急救护理措施	1. 保持气道通畅, 头偏向一侧防止窒息 2. 1~2 L/min 氧气吸入, 根据缺氧程度调整氧流量, 必要时建立高级气道, 实施机械通气 3. 平卧位休息, 禁食、禁饮, 注意保暖 4. 心电监护, 监测生命体征 5. 迅速开放两条静脉通道, 积极补充血容量, 记录出入量 6. 合血、备血 7. 遵医嘱给予艾司奥美拉唑、生长抑素+PPI、氨甲环酸等药物治疗 8. 协助医生进行紧急内镜准备 9. 静脉曲张性出血时, 进行三腔气囊管压迫止血, 胃囊注气 200 ml, 食管囊注气 120 ml 10. 必要时留置导尿, 做好术前准备 11. 向患者及其家属解释检查、治疗的目的, 减轻恐惧心理

六、急性有机磷农药中毒抢救

病情观察	1. 意识状态、生命体征、瞳孔大小及对光反射、皮肤颜色、尿色、尿量, 是否有特殊蒜臭味 2. 恶心、呕吐、腹痛、流涎、多汗、视物模糊、尿失禁等毒蕈碱样症状 3. 肌纤维颤动、全身紧缩或压迫感等烟碱样症状 4. 头痛、头晕、乏力、阵发性抽搐等中枢性症状 5. 心电图改变 6. 有无急性肺水肿、急性脑水肿等并发症

急救护理措施	1. 终止毒物继续吸收，保暖 2. 保持气道通畅，及时有效吸痰，给予高流量吸氧 4～5 L/min，根据缺氧程度调整氧流量，必要时建立高级气道，实施机械通气 3. 心电监护，监测生命体征 4. 建立 2 条有效静脉通路，遵医嘱使用阿托品、胆碱酯酶活性剂、纳洛酮、地西泮、苯巴比妥等药物治疗 5. 采集血标本，必要时留取呕吐物、分泌物送检 6. 充分彻底洗胃，行口腔护理 7. 留置导尿，记录出入量 8. 高热行物理降温并注意阿托品用量 9. 加强患者安全管理，防止舌咬伤及坠床

七、淹溺抢救

病情观察	1. 意识状态、生命体征、瞳孔大小及对光反射，寒战发热等 2. 皮肤发绀、颜面肿胀、球结膜充血、四肢厥冷、腹部膨隆等 3. 口、鼻、眼、耳内有无泥沙等异物阻塞 4. 有无自杀倾向、合并外伤

急救护理措施	1. 清理口鼻泥沙、水草，保持气道通畅 2. 如呼吸心脏骤停，立即实施心肺复苏，室颤时尽早除颤 3. 在不影响心肺复苏前提下更换湿衣裤，保暖 4. 有自主呼吸患者予以 4～5 L/min 高流量吸氧，必要时立即气管插管，实施机械通气 5. 心电监护，监测生命体征 6. 建立有效静脉通道，使用加温输液技术进行复温，淡水淹溺者严控输液速度，海水淹溺者切忌输入生理盐水 7. 怀疑颈部外伤应注意颈椎固定 8. 准确记录尿量、输液量和速度，必要时行 CVP 监测 9. 急性肺水肿时遵医嘱用强心、利尿、扩血管药物 10. 使用高压氧，防治脑水肿 11. 使用抗生素防治肺部感染 12. 实施安全教育及管理，防自杀

八、一氧化碳中毒抢救

病情观察	1. 意识状态、瞳孔及对光反射、生命体征、肌力情况
	2. 有无头痛、头晕、呼吸困难、心悸、恶心等症状
	3. 口唇、皮肤黏膜及甲床颜色
	4. 有无痴呆、谵妄、失语、失明、抽搐、偏瘫、大小便失禁
	5. 呕吐物和排泄物的颜色、气味
	6. 患者的心理状态

急救护理措施	1. 迅速撤离现场，终止 CO 吸入
	2. 解开衣领，松开腰带，保持气道通畅
	3. 面罩吸氧 10 L/min，有条件首选高压氧治疗，生命体征不稳定的患者行气管插管，机械通气
	4. 心电监护，监测生命体征，行心电图检查
	5. 采集动静脉血标本检测电解质、血糖、肝肾功能、血液氧气和二氧化碳含量等指标
	6. 建立有效静脉通道，维持水、电解质酸碱平衡，遵医嘱给予糖皮质激素、脱水剂、神经保护剂等药物治疗
	7. 如呼吸心跳骤停，予以心肺复苏
	8. 高热抽搐者，采用头部降温、亚低温疗法
	9. 对躁动、抽搐者做好防护，加床挡防坠床

九、电击伤抢救

病情观察	1. 了解电流的种类、强度、电压高低、电流接触时间、通电途径等
	2. 意识状态、生命体征、瞳孔大小及对光反射
	3. 皮肤有无烧灼伤及伤口的大小、颜色
	4. 有无短期精神异常、心律失常、肢体瘫痪、继发性出血等

急救护理措施	1. 使患者迅速脱离电源
	2. 如呼吸心跳骤停，立即心肺复苏，室颤尽快给予电击除颤
	3. 保持气道通畅，4~5 L/min 高流量吸氧，必要时建立高级气道，行机械通气
	4. 心电监护，监测生命体征，行心电图检查
	5. 建立有效静脉通道，恢复循环容量
	6. 采集静脉血，检测电解质、心肌酶谱、肾功能等指标
	7. 观察记录尿色、尿量，行尿常规检测
	8. 创面进行消毒包扎，注射破伤风抗毒素
	9. 进行伤口疼痛评估，遵医嘱用止痛药
	9. 如发生颅脑损伤、血气胸、四肢骨盆骨折等合并伤，配合医生做好抢救
	10. 普及安全用电知识

十、热射病抢救

病情观察	1. 患者所在环境的温/湿度、通风情况 2. 意识状况、生命体征、瞳孔、皮肤颜色及温/湿度、尿量 3. 有无全身乏力、出汗、头晕、头痛、恶心、高热、抽搐、咳嗽、腹泻等症状

急救护理措施	1. 脱离高温环境，调节室温为 20～25℃ 2. 保持气道通畅，解开衣领，2～3 L/min 氧气吸入，根据缺氧程度调整氧流量，必要时建立高级气道，行机械通气 3. 监测生命体征，每 15～30 min 测量体温一次，体温下降至 38℃时暂停降温 4. 置于降温毯上，头部戴冰帽，冰袋置于颈、腋下、腹股沟等处，避免局部冻伤 5. 建立静脉通道，使用 4℃、5%的葡萄糖生理盐水静脉滴注 6. 采集动静脉血标本，注意血气分析和血乳酸变化 7. 抽搐、烦躁不安、肌肉痉挛患者遵医嘱使用镇静药物 8. 观察尿量，记录 24 h 出入量 9. 高热大汗者及时更换衣物，注意皮肤清洁护理 10. 高热惊厥时，防止舌咬伤及坠床

十一、急性苯巴比妥类药物中毒抢救

病情观察	1. 意识状态、生命体征、瞳孔大小及对光反射 2. 有无情绪异常表现 3. 判断中毒程度： （1）轻度中毒：呈嗜睡状态，各种反射存在，生命体征正常 （2）中度中毒：呈昏睡或浅昏迷状态，血压正常，呼吸浅慢 （3）重度中毒：呈深昏迷状态，各种反射消失，脉搏细速，血压下降,甚至休克，呼吸浅慢或呈现潮式呼吸、呼吸停止

急救护理措施	1. 保持气道通畅，2～3 L/min 氧气吸入，根据缺氧程度调整氧流量，必要时建立高级气道，行机械通气 2. 心电监护，监测生命体征，行心电图检查 3. 建立有效静脉通道，遵医嘱使用纳洛酮、利尿剂、导泻药等促进排泄 4. 采集动静脉血标本，检测血气及肝肾功能情况 5. 用温开水或 1∶5000 高锰酸钾液洗胃，洗胃结束后注入硫酸钠 10～30 g 导泻 6. 重度中毒者予以血液透析或血液灌流治疗 7. 准确记录 24 h 尿量 8. 高热、惊厥、呼吸困难等情况应给予物理降温、镇静等对症处理 9. 躁动不安或抽搐者，给予约束管理 10. 服药自杀者加强看护，防止再度自杀

参考文献

[1] 王海芳，潘红英，孟华. 临床护理常规手册[M]. 北京：清华大学出版社，2018.

[2] 丁淑贞，姜秋红. 呼吸内科临床护理[M]. 北京：中国协和医科大学出版社，2015.

[3] 赵艳伟. 北京协和医院呼吸内科护理工作指南[M]. 北京：人民卫生出版社，2015.

[4] 尤黎明，吴瑛. 内科护理学[M]. 北京：人民卫生出版社，2017.

[5] 丛丽丽. 慢性阻塞性肺疾病急性加重期患者肺康复护理临床应用的效果观察[J]. 基层医学论坛，2023, 27(33): 111-114.

[6] 吴欣娟. 心血管专科护理[M]. 北京：人民卫生出版社，2023.

[7] 林果为，王吉耀，葛均波. 实用内科学[M]. 北京：人民卫生出版社，2017.

[8] 陆静钰，丁雯，张丽萍. 急、慢性心力衰竭患者氧疗管理的最佳证据总结[J]. 中国医药科学，2023, 13(20): 141-145.

[9] 郭明，丁淑贞，姜秋红. 心血管内科临床护理[M]. 北京：中国协和医科大学出版社，2018.

[10] 闻曲，刘义兰，喻娇华. 肿瘤护理[M]. 北京：人民卫生出版社，2011.

[11] 李乐之，路潜. 外科护理学[M]. 7 版. 北京：人民卫生出版社，2022.

[12] 刘湘国，刘晓红. 恶性肿瘤常见疾病最新诊治指南解读[M]. 长沙：中南大学出版社，2019.

[13] 崔秀敏，李黎，刘霞. 心理护理对食管癌患者心理状态及康复效果的影响[J]. 国际精神病学杂志，2022, 49(6): 1140-1143.

[14] 梅慧芳. 食管癌患者在接受静脉化疗时的安全用药护理管理及效果[J]. 中文科技期刊数据库（全文版）医药卫生，2018: 110-113.

[15] 王晓菊. 舒适护理对急性胰腺炎胃肠减压患者的康复效果分析[J]. 医学食疗与健康，2021, 19(6): 141-142.

[16] 张欢，周颖，梁春妮，等. 优质护理在急性胰腺炎护理中的应用[J]. 医学食疗与健康，2021, 19(15): 154-155.

[17] 文岚. 消化道出血的治疗要点以及注意事项有哪些[J]. 科学养生，2021(1): 58.

[18] 董瑞雪. 阶段性健康教育在上消化道出血康复护理中的应用研究[J]. 中国医药指南，2022, (4): 9-12.

[19] 杜海霞，葛晓霞. 优质护理结合健康教育对消化道出血患者临床效果研究[J]. 甘肃科技，2020, 36(22):132-134.

[20] 徐爱华. 综合护理措施在肝硬化合并上消化道出血患者中的应用分析[J]. 系统医学，2021(6): 181-183.

[21] 丁四清，毛平，赵庆华. 内科护理常规[M]. 长沙：湖南科学技术出版社，2019.

[22] 李小寒，尚少梅. 基础护理学[M]. 6 版. 北京：人民卫生出版社，2017.

[23] 袁丽，武仁华. 内分泌科护理手册[M]. 2 版. 北京：科学出版社，2015.

[24] 葛艳红，张玥. 实用内分泌科护理手册[M]. 北京：化学工业出版社，2019.

[25] 常红. 帕金森病居家照护指导手册[M]. 北京：人民卫生出版社，2019.

[26] 廉羚，姚晓黎. 运动神经元病的鉴别诊断[J]. 中华神经科杂志，2019, 52(10): 841-846.

[27] 蒋红. 神经科临床护理案例精选[M]. 上海：复旦大学出版社，2018.

[28] 郭燕红，李秀华. 脑卒中专科护理[M]. 北京：人民卫生出版社，2016.

[29] 杨蓉，冯灵. 神经内科护理手册[M]. 2版. 北京：科学出版社，2015.

[30] 斯琴格日乐，万珂. 治疗多发性骨髓瘤的用药观察及护理[J]. 中国实用医药，2018, 13(11).

[31] 陈颖颖，屈晓燕，张飞彦. 目标执行理念健康教育对多发性骨髓瘤化疗患者疾病认知度、自护能力及心理状态的调节作用[J]. 川北医学院学报，2023, 38(08): 1140-1149.

[32] 杜雪，等. 医护一体化的预见性护理在骨髓瘤患者化疗前后护理中的应用[J]. 锦州医科大学学报，2023, 44(2): 85-89.

[33] 王晓云. 临床护理路径在特发性血小板减少性紫癜中的应用价值[J]. 中国医药指南，2023, 21(25): 156-158.

[34] 黄晓军，吴德沛. 内科学：血液内科分册[M]. 北京：人民卫生出版社，2015.

[35] 张之南，郝玉书，赵永强. 血液病学[M]. 2版. 北京：人民卫生出版社，2017.

[36] 章雅儒，刘叶荣，赵倩，等. 我国脑卒中吞咽障碍病人康复护理研究的可视化分析[J]. 循证护理，2023, 9(10): 1862-1867.

[37] 罗莹. 颈椎保健操在颈椎病康复护理中的应用与疗效观察[J]. 实用手外科杂志，2018, 32(04): 499-500.

[38] 朱颖. 脑卒中不同程度吞咽障碍的系统化饮食护理[J]. 实用临床医药杂志，2016, 20(24): 126-127.

[39] 江林燕. 早期康复护理对脊髓损伤患者膀胱管理与生活自理能力的影响[J]. 中国民康医学，2020, 32(09): 67-68.

[40] 孙伟，高福强，李子荣. 股骨头坏死临床药物防治专家共识(2022年)[J]. 中国骨伤，2023, 36(08): 724-730.

[41] 邱贵兴，裴福兴，黄强. 骨科加速康复手术切口操作与并发症防治专家共识[J]. 中华骨与关节外科杂志，2022, 15(10): 776-784.

[42] 张伯松，顾航宇，孙志坚，等. 加速康复外科理念下开放性骨折诊疗规范专家共识[J]. 中华骨与关节外科杂志，2020, 13(02): 89-96.

[43] 王金辉，李庭，孙志坚，等. 加速康复外科理念下跟骨关节内骨折诊疗规范专家共识[J]. 中华骨与关节外科杂志，2020, 13(02): 97-108.

[44] 高娜. 北京协和医院骨科护理工作指南[M]. 北京：人民卫生出版社，2016.

[45] 王欣，许蕊凤，郑群怡. 骨科护士规范操作指南[M]. 北京：人民卫生出版社，2017.

[46] 高小雁，韩冰. 积水潭脊柱外科护理与康复[M]. 北京：人民卫生出版社，2016.

[47] 朱小娟. 骨科临床护理手册[M]. 北京：人民卫生出版社，2014.

[48] 刘正勇. 腹腔镜下胆囊切除术治疗胆结石的效果及患者并发症率分析[J]. 智慧健康，2023(13): 81-84.

[49] 王绍波. 胆囊术后并发症的原因分析与防治[J]. 中国现代药物应用，2020(5): 33-34.

[50] 付靖楠. 腹腔镜胆囊切除术后并发症的危险因素分析[J]. 中国当代医药，2023, (26): 17-21.

[51] 陈明侠. 肝癌术后并发上消化道出血的护理体会[J]. 中国民间疗法，2018, 26(08): 105-106.

[52] 龚仁蓉，许瑞华. 肝胆胰脾外科护理新进展[M]. 成都：四川大学出版社，2021.

[53] 魏杰，王翔. 经内镜逆行胰胆管造影术后并发胰腺炎及胆管炎的危险因素分析[J]. 中国普通外科杂志，2023, 32(09): 1415-1420.

[54] 陈小燕. 改良踝泵运动在下肢静脉曲张术后深静脉血栓形成中的应用[J]. 循证护理，2023, 9(19): 3555-3557.

[55] 胡德英，田莳. 血管外科护理学[M]. 北京：中国协和医科大学出版社，2008.

[56] 陆信武，蒋米尔. 临床血管外科学[M]. 5版. 北京：科学出版社，2018.

[57] 娄玉香，孙建红，刘琼妹，等. 快速康复外科护理措施对下肢静脉曲张手术患者术后康复效果的影响分析[J]. 现代诊断与治疗，2023, 34(03): 452-455.

[58] 薛海燕，陈静. 预见性护理干预预防外科术后下肢深静脉血栓形成的价值分析[J]. 当代临床医刊，2023, 36(03): 110-111.

[59] 滕卫平，单忠艳. 甲状腺学[M]. 沈阳：辽宁科学技术出版社，2021.

[60] 胡爱玲，郑美春，李伟娟. 现代伤口与肠造口临床护理实践[M]. 北京：中国协和医科大学出版社，2018.

[61] 余华香，王建宁. 多学科合作模式下快速康复外科在机器人辅助腹腔镜前列腺癌根治术患者中的应用[J]. 齐鲁护理杂志，2018, 24(16): 18-21.

[62] 孙殿钦，雷林，蔡颖，等. 前列腺癌相关危险因素的研究进展[J]. 中国肿瘤，2020, 29(4): 292-298.

[63] 杨乐，朱平宇，李云祥. 显微镜下精索静脉结扎术对精索静脉曲张患者手术时间、睾酮水平及精子质量的影响[J]. 临床和实验医学杂志，2021, 20(5): 515-518.

[64] 李春雨，汪建平. 肛肠外科手术学[M]. 北京：人民卫生出版社，2015.

[65] 安利彬，陆虹. 妇产科护理学[M]. 7版. 北京：人民卫生出版社，2022.

[66] 崔焱，张玉侠. 儿科护理学[M]. 北京：人民卫生出版社，2021.

[67] 张琳琪，王天有. 实用儿科护理学[M]. 北京：人民卫生出版社，2018.

[68] 刘海新. 小儿重症肺炎的治疗进展[J]. 综述与进展，2018, (1): 350-351.

[69] 周桂芹. 小儿重症肺炎40例护理经验总结[J]. 中国实用医学，2016, 11(21): 236-237.

[70] 苏绍玉，胡艳玲. 新生儿临床护理精粹[M]. 北京：人民卫生出版社，2017.

[71] 孙磊. 新生儿黄疸的临床护理方法及效果[J]. 中外女性健康研究，2019, (22): 77-137.

[72] 成守珍，李智英. 新生儿高级护理实践[M]. 北京：人民卫生出版社，2020.

[73] 胡雪，刘雪莲，黄英. 新生儿专科护理服务能力与管理指引[M]. 沈阳：辽宁科学技术出版社，2021.

[74] 尹芬，程锦. 白内障超声乳化联合人工晶状体植入术患者围术期护理[J]. 实用临床医药杂志，2019, 23(2): 129-131.

[75] 雷新建. 翼状胬肉切除联合角膜缘干细胞移植术与单纯翼状胬肉切除术对翼状胬肉患者治愈与复发及术后恢复的影响观察[J]. 贵州医药，2020, 44(4): 613-615.

[76] 张秀丽，杨星，张明，等. 翼状胬肉切除联合自体角膜缘结膜移植术后绷带镜的应用[J]. 国际眼科杂志，2019, 19(5): 867-869.

[77] 王红霞，聂冬丽，姜敏，等. 鼻内窥镜下鼻腔泪囊吻合术治疗慢性泪囊炎疗效及治疗满意度临床观察[J]. 解放军医药杂志，2021, 33(6): 88-91.

[78] 李雪，张萍. 糖尿病视网膜病变的临床治疗新进展[J]. 国际眼科杂志，2019, 19(1): 69-72.

[79] 欧玉仑，周小平，谢丽莲，等. 抗 VEGF 联合激光治疗视网膜静脉阻塞合并黄斑水肿[J]. 国际眼科杂志，2019, 19(7): 1162-1165.

[80] 杨淑颜，邓玲. 护理干预对预防耳鼻咽喉术后疼痛的临床效果[J]. 中国医药指南，2022, 20(29): 161-164.

[81] 魏蓉，杨德芬，黄娇，等. 急性会厌炎急救护理的循证研究[J]. 全科护理，2020, 18(21): 2753-2755.

[82] 杨小燕，陈雅彬，余小丽，等. 精准护理干预在声带息肉患者围手术期的应用效果[J]. 中国当代医药，2023, 30(09): 188-191.

[83] 刘春红. 阻生牙拔除术患者焦虑心理护理的研究进展[J]. 中国城乡企业卫生，2017(3): 40-42.

[84] 谢梦兰，潘远建，郭丽华，等. 精细化护理干预对阻生智齿拔除术患者围手术期的影响[J]. 广东医学，2022, 43(4): 507-510.

[85] 徐莹，韩荣荣，李瑶，等. 综合口腔护理干预对预防儿童龋齿的临床效果探讨[J]. 医药卫生，2022, 7(2): 128-131.

[86] 匡郁吾，温婷，王莉. 系统化口腔护理干预对慢性牙周炎维护期菌斑控制水平和探诊出血的影响[J]. 中外医学研究，2021, 19(13): 102-104.

[87] 于玮. 综合口腔护理干预对预防儿童龋齿的临床效果探讨[J]. 航空航天医学杂志，2021, 32(11): 1367-1368.

[88] 马嫔，徐佳，朱晋芳，等. 口腔颌面部肿瘤术后病人口腔健康相关生活质量现状及影响因素研究[J]. 全科护理，2022, 20(33): 4715-4719.

[89] 管向东，于凯江，陈德昌，等. 重症医学[M]. 北京：中华医学电子音像出版社，2023.

[90] SONG J U, SIN C.K, PARK H K, et al. Performance of the quick Sequential (sepsis-related) Organ Failure Assessment score as a prognostic tool in infected patients outside the intensive care unit: a systematic review and meta-analysis[J]. Critical care (London, England), 2018, 22, 28.

[91] HARUNA J, TATSUMI H, KAZUMA S, et al. Comparison of the National Early Warning Scores and Rapid Emergency Medicine Scores with the APACHE II Scores as a Prediction of Mortality in Patients with Medical Emergency Team Activation: a Single-centre Retrospective Cohort Study[J]. Journal of critical care medicine (Universitatea de Medicina si Farmacie din Targu-Mures), 2021, 7: 283-289.

[92] 刘树元，单毅，林朱森，等. 2015 美国心脏协会心肺复苏及心血管急救指南核心更改解读[J]. 转化医学杂志，2017, 6(02): 122-125.

[93] 李庆印. 连续肾替代治疗法[J]. 重症专科护理，2020, (10): 462-470.

[94] 刘大为，邱海波. 脉搏指示剂连续心排血量测定[J]. 中国重症医学，2018, (9): 92-95.

[95] 高阳，吴慧颖. 眼部预见性护理干预对全身麻醉侧卧位手术患者眼部并发症的影响[J]. 中国医科大学学报，2019, 48(10): 955-957.

[96] 吕慧秀. 标准化处理程序在管腔器械清洗中的研究应用[J]. 基层医学论坛，2023, 27(33): 142-144.

[97] 赵娟娟，唐海侠. 消毒供应流程优化管理对消毒供应中心器械清洗消毒及包装质量的影响[J]. 临床医学研究与实践，2023, 8(24).

[98] 朱云. 复用手术器械包装质量的影响因素分析与对策[J]. 中国医疗器械信息，2023, 29(17).

[99] 孙桂华. 护理风险管理在体检中心静脉采血中的临床价值[J]. 中国医药指南，2023, 21(13): 187-189.

[100] 吴兰兰. 优质护理服务在体检者静脉采血中的应用[J]. 临床医药文献电子杂志，2019, 6(92): 108-109.

[101] 罗晓波，张凤珍. 两种静脉采血进针角度在健康体检人群中探讨[J]. 中国妇幼健康研究，2017, 28(S4): 102.

[102] 叶玉斓，黄菊梅，郑文宇，等. 健康体检成年人群幽门螺杆菌感染的相关因素研究[J]. 中国现代医生，2018, 56(32): 30-33.

[103] 孙琪，金志鹏. 2020年美国心脏协会心肺复苏及心血管急救指南——儿童、新生儿基础和高级生命支持更新解读[J]. 中华实用儿科杂志，2021, 36(5): 321-328.

[104] 邱惠中. 影响呼吸心跳骤停患者心肺复苏成功的因素及应对对策[J]. 牡丹江医学院学报，2019, 40(5): 65-66, 99.

[105] 张凯. 急性心肌梗死患者的临床护理及病情观察[J]. 首都食品与医药，2019, 26(01): 149.

[106] 傅晓明. 观察全面性护理措施对急性心肌梗死患者抢救的效果[J]. 中国医药指南，2021, 19(23): 181-182.

[107] 谢伟宏，梁国源，戚应静，等. 两种液体复苏方式对失血性休克患者肾功能指标及预后的影响[J]. 实用休克杂志(中英文)，2023, 4(2).

[108] 王英姿. 个体化系统护理在上消化道出血急救中的应用效果[J]. 黑龙江中医药，2020, 49(1): 268-269.

[109] 包丽蓉. 急性有机磷农药中毒的抢救及护理观察[J]. 基层医学论坛，2015, 19(22): 3149-3150.

[110] 王聚佳. 重症有机磷农药中毒患者的急诊急救护理干预作用[J]. 黑龙江中医药，2021, 50(02): 317-318.